Dr. Josephine Worseck

DIE HEILKRAFT DER KÄLTE

Bibliografische Information der Deutschen Nationalbibliothek
Die Deutsche Nationalbibliothek verzeichnet diese Publikation in der Deutschen Nationalbibliografie. Detaillierte bibliografische Daten sind im Internet über https://dnb.de abrufbar.

Für Fragen und Anregungen
info@m-vg.de

Wichtige Hinweise
Dieses Buch ist für Lernzwecke gedacht. Es stellt keinen Ersatz für eine individuelle medizinische Beratung dar und sollte auch nicht als solcher benutzt werden. Wenn Sie medizinischen Rat einholen wollen, konsultieren Sie bitte einen qualifizierten Arzt. Der Verlag und die Autorin haften für keine nachteiligen Auswirkungen, die in einem direkten oder indirekten Zusammenhang mit den Informationen stehen, die in diesem Buch enthalten sind.

Ausschließlich zum Zweck der besseren Lesbarkeit wurde auf eine genderspezifische Schreibweise sowie eine Mehrfachbezeichnung verzichtet. Alle personenbezogenen Bezeichnungen sind somit geschlechtsneutral zu verstehen.

Originalausgabe
4. Auflage 2025

Türkenstraße 89
80799 München
Tel.: 089 651285-0

Redaktion: Melanie Schölzke
Umschlaggestaltung: Pamela Machleidt
Umschlagabbildung: Shutterstock/photosoft
Layout: Müjde Puzziferri
Satz: Daniel Förster, Belgern
Druck: Florjancic Tisk d.o.o., Slowenien
Printed in the EU

Wir produzieren nachhaltig
www.m-vg.de

ISBN Print 978-3-7423-1217-4
ISBN E-Book (EPUB, Mobi) 978-3-7453-0890-7

Weitere Informationen zum Verlag finden Sie unter
www.riva-verlag.de
Beachten Sie auch unsere weiteren Verlage unter www.m-vg.de

Dr. Josephine Worseck

DIE HEILKRAFT DER KÄLTE

Mit Kälte das Immunsystem stärken, Stress reduzieren und leistungsfähiger werden

riva

INHALT

VORWORT VON WIM HOF

Schon in meiner Kindheit und Jugend habe ich Erfahrungen in der Kälte gesammelt. Mit sieben Jahren schlief ich bereits im Schnee. Mit elf Jahren wurde ich sogar mit der Ambulanz ins Krankenhaus transportiert, als man mich wieder mal beim Schlafen im Schnee erwischt hatte. Für eine Woche blieb ich dort zur Beobachtung, obwohl es mir gut ging – aber das konnten und wollten die Ärzte einfach nicht verstehen. Später kam ich noch einmal ins Krankenhaus, nachdem Jungs aus dem Viertel mich mit dreckigem Abwasser bespritzt hatten. Meine Eltern befürchteten, ich könnte die damals kursierende Weil'sche Krankheit bekommen. Aber ich blieb gesund – vielleicht lag das schon damals an meinem Kältetraining.

Seit ich denken kann, interessiere ich mich für Esoterik. Ich habe viel darüber gelesen und einiges ausprobiert und praktiziert. Aber erst die Kälte hat mich das Zusammenspiel meines Körpers und Geistes fühlen und verstehen lassen. Im Laufe meines Lebens habe ich viele Kälterekorde aufgestellt, sodass die Wissenschaft anfing, sich zu fragen, wie das eigentlich möglich ist.

Ich denke, dass die Kälte Menschen einfach kräftiger und gesünder macht und ihnen mehr Energie gibt. Dies hat sich für mich immer wieder bestätigt. Tatsächlich habe ich schon vielen Menschen mit körperlichen und psychischen Problemen dabei helfen können, ihre Krankheiten auf einem natürlichen Weg – mit Kälte und Atmung – zu heilen. Darunter sogar Menschen mit Autoimmunerkrankungen, da die Wim-Hof-Methode die meist entzündliche Ursache dieser Krankheiten angeht. Dass die Wim-Hof-Methode selbst bei Depressionen hilft, ist nachvollziehbarer geworden, seit Entzündungen als Ursache depressiver Zustände diskutiert werden.

Die Wim-Hof-Methode kuriert die Ursache und nicht nur die Symptome vieler Krankheiten – der Einfluss auf das Immunsystem und das autonome Nervensystem wurde sogar wissenschaftlich bewiesen. Ja, die Methode, die ich entwickelt habe, befähigt Menschen, einen bewussten Einfluss auf ihr autonomes Nervensystem zu nehmen – etwas, das in der Wissenschaft bisher nicht für möglich gehalten wurde!

Mein ganzes Leben lang bin ich mit Kälte tief verbunden gewesen und werde es wohl immer bleiben. Ich trainiere auch heute noch jeden Winter und verbreite meine Methode inzwischen in der ganzen Welt, mit Workshops, Retreats und Festivals beispielsweise.

Ich liebe die Kälte! Das Kältetraining gibt mir Gesundheit und viel Kraft für das

Sein. Ohne Frage ist die Kälte meine Lehrerin. Sie gibt mir Klarheit und wäscht unsinnige Gedanken weg, sie hilft mir, im Hier und Jetzt zu sein und nirgendwo anders. Jedes Eisbad ist eine tiefe Meditation. In Deutschland kämpfen 18 Millionen Menschen mit Burn-out und 5,3 Millionen mit Depressionen. So einfache Mittel wie Kältetraining und Atemübungen könnten diese Entwicklung stoppen, sie haben oft sogar das Vermögen, diese Zustände zu heilen.

Sobald man anfängt, sich kalt zu duschen, wird man merken, welche positiven Wirkungen bereits diese einfache Methode hat. Jeder kann damit anfangen und sich langsam steigern. Folgt dabei eurem Gefühl und erzwingt nichts. Auch Sportler profitieren von der Kälte, da sie ihr kardiovaskuläres System trainiert, was zu einer besseren Versorgung von Zellen und Muskeln führt. Ich beobachte diese Effekte jedes Mal, wenn Sportler zum Training zu mir kommen.

Kältekammern haben ihre Effekte, aber kaltes Wasser in Seen und Flüssen funktioniert ebenso – kalte Duschen sind noch billiger und einfacher zu haben. Dass diese einfachen natürlichen Methoden von der Pharmazie nicht gutgeheißen werden, dürfte nicht überraschen, es ist eigentlich logisch. In natürlichen Methoden, die den Menschen bewusster machen und ihm seine innere Stärke zeigen, liegt nämlich die Zukunft. Wir Menschen sind viel zu abhängig geworden von Wärme, Kleidung und Medikamenten und müssen erst wieder lernen, die Natur für uns zu nutzen und unsere eigentliche innere Natur zu verstehen.

Es lebe die Kraft der Natur!

Mit Josephine Worseck habe ich an einer Studie zur Wim-Hof-Methode zusammengearbeitet. Wir sind in dieser wissenschaftlichen Aufklärungsmission verbunden und wir sind – was noch besser ist – befreundet. Josephine ist professionell, sie vereint Begeisterung für Wissenschaft und Naturheilkunde und hat einen Weg beschritten, der – wie ich glaube – zum Wohle der Menschheit beitragen wird. Josephine Worseck ist eine richtige Forscherin, die die Kraft alter naturheilkundlicher Verfahren wiederentdeckt hat, um Probleme der modernen Zeit anzugehen. Vernunft, Kraft und (Selbst-)Bewusstsein sind der Weg aus unserer selbst geschaffenen Abhängigkeit. Daran glaube ich!

Wim Hof

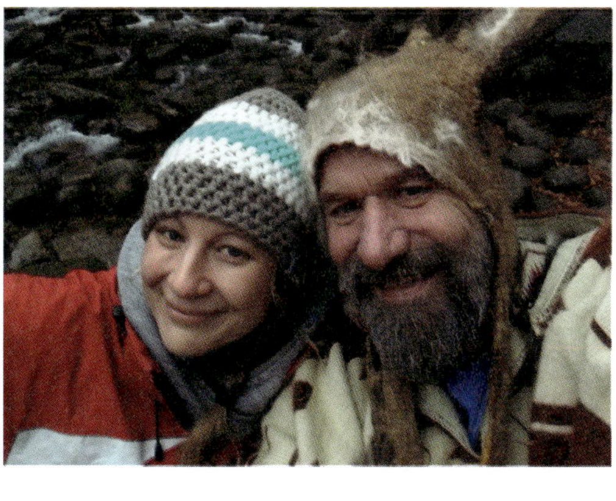

WARUM ICH DIESES BUCH GESCHRIEBEN HABE

Von Josephine Worseck

In diesem Buch gebe ich dir viele praktische Tipps, die dich hoffentlich dazu inspirieren, Kälteanwendungen auszuprobieren und zu nutzen. Genau deshalb habe ich dieses Buch geschrieben: Um dir das Thema Kälte nahezubringen.

Als Wim-Hof-Trainerin vermittle ich nicht nur beruflich die Vorzüge der Kälte. Auch persönlich bin ich als promovierte Molekularbiologin von Kälteanwendungen überzeugt. Durch ihren richtigen Einsatz kannst du deine sportliche Leistung und Regeneration verbessern, dein Immunsystem modulieren, Entzündungen hemmen und Schmerzen reduzieren. Auch wenn du kein Leistungssportler und völlig gesund bist, kannst du von regelmäßigen Kälteanwendungen profitieren, beispielsweise durch besseren Schlaf, geringeres Stressempfinden, mentale Ausgeglichenheit und ein gesteigertes Wohlbefinden.

Damit du besser verstehst, warum ich heute als Heilpraktikerin, Wim-Hof-Trainerin, Yoga- und Meditationslehrerin arbeite, bedarf es eines kleinen Rückblicks. Denn tatsächlich ist es alles andere als selbstverständlich, dass ich als promovierte Molekularbiologin weder im Pharma- noch im Biotech- oder im Forschungsbereich tätig bin.

Wie der menschliche Körper funktioniert hat mich schon immer fasziniert. Ich kann mich noch gut an meine Schulzeit und meine Enttäuschung erinnern, als ich von den Lehrern nur Modelle und Hypothesen als Antworten auf meine Fragen angeboten bekam. Mich stellten diese nicht zufrieden. Ich hatte vielmehr den Drang, den Dingen und meinen weiterhin existierenden Fragen tiefer auf den Grund zu gehen. So kam ich während meines Studiums zur Molekularbiologie, die sich nicht nur mit der zellphysiologischen Ebene beschäftigt, sondern auch mit der darunterliegenden Ebene, der Ebene der Moleküle.

Während meiner Diplom- und Doktorarbeit von 2007 bis 2012 untersuchte ich unter anderem Proteininteraktionen bei humanen Infektionen und neurodegenerativen Erkrankungen. Und obwohl das unglaublich spannende Themen sind, wurde mir während dieser Zeit klar, dass mich eine akademische Laufbahn nicht erfüllen würde. Hinter meiner Zellkulturbank und meinem Rechner vermisste ich den Austausch mit Menschen. Zudem hatte ich mit hohen Idealen begonnen und mir fehlte die erhoffte Anwendbarkeit meiner Forschungsergebnisse. Würden meine Entdeckungen jemals Menschen helfen, gesund zu werden oder zu bleiben?

Ich erlebte, wie Forschung in Deutschland funktioniert und unter welchem Druck und Publikationszwang die meisten Studien veröffentlicht werden. Nur mit Publikationen kann man sich für die nächsten Förderungsrunden qualifizieren und Forschungsgelder erhalten – nicht selten hängt an diesen die eigene Position. Werden unter solchen Bedingungen wirklich verlässliche Ergebnisse publiziert? Und auch Ergebnisse mit praktischer Bedeutung? Tatsächlich ist es so, dass wohl nicht einmal 50 Prozent der Studien bei einer erneuten Durchführung bestätigt werden – ich finde das erschreckend.[1]

Sollte es in der Pharmaindustrie mit der Forschung anders sein? Ich habe es, meiner Intuition folgend, nie ausprobiert und begann nach meiner Promotion – und einer sehr erkenntnisreichen Auszeit – in einem Biotechnologieunternehmen zu arbeiten. Von Februar 2014 bis September 2017 war ich hier im Bereich der Geschäftsfeldentwicklung tätig. Während dieser Tätigkeit im Business Development begleitete ich viele wissenschaftliche Projekte unserer Kunden aus dem Pharma- und Biotechsektor. Fasziniert von bereits existierenden Studien der niederländischen Radboud-Universität über den »Iceman« Wim Hof, initiierte ich in dieser Zeit eine Kooperation zwischen dieser Universität und unserer Firma. Zusammen mit den Forschern der niederländischen Radboud-Universität wollten wir entschlüsseln, wie die von Wim entwickelte Methode aus einem intensiven mentalen Trainingsprogramm inklusive Kälteanwendungen und speziellen Atemtechniken das Immunsystem beeinflusst.

Bereits kurze Zeit später, im Mai 2016, betreute ich nicht nur eine Studie über die Effekte der Wim-Hof-Methode, sondern lernte Wim und die Kraft der Kälte auch persönlich kennen.

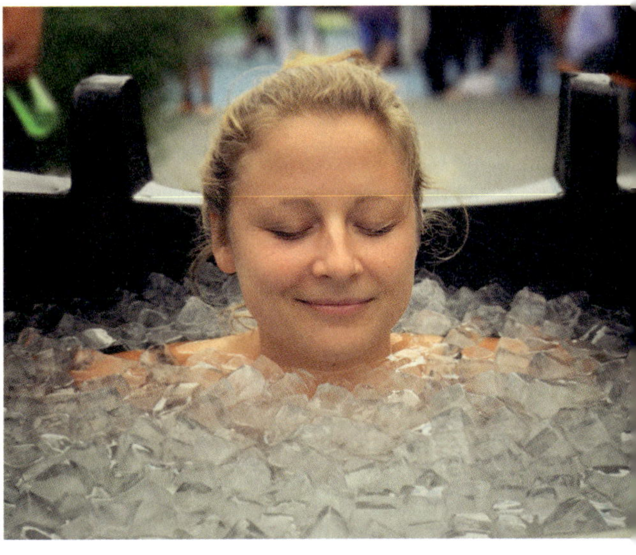

Die Heilkraft der Kälte erlebe ich bei jedem Eisbad erneut. Sie bringt mich zur Ruhe und lässt mich meine innere Stärke spüren.

Überzeugt von den Effekten, begann ich im Februar 2017 die Ausbildung zur Wim-Hof-Trainerin. Im Herbst des gleichen Jahres verließ ich dann meinen sicheren Job, um meiner eigenen Entwicklung und der Arbeit mit Menschen mehr Raum geben zu können. Ende 2017 legte ich die Prüfung zur Heilpraktikerin und zur Wim-Hof-Trainerin ab. So wurde ich zur ersten weiblichen Wim-Hof-Trainerin in Deutschland. In meiner Tätigkeit als Heilpraktikerin, Wim-Hof-Trainerin, Yoga- und Meditationslehrerin fand ich, was ich vorher vermisste: Ich erlebe direkt, welche positive Wirkung die Kälte und die von mir vermittelten Techniken auf Menschen haben. Es erfüllt mich mit Freude zu sehen, wie Menschen diese einfachen Methoden für sich entdecken, und zu beobachten, wie diese Menschen erwachen, um nicht nur ihre Gesundheit und ihr Wohlbefinden, sondern oft auch ganz andere Lebensaspekte wieder in die eigenen Hände zu nehmen.

WAS DICH IN DIESEM BUCH ERWARTET

Mit meinem Wissen aus der Molekularbiologie gebe ich dir einen kleinen Einblick in die aktuelle Forschung, erkläre die Effekte der Kälte und gebe Antwort darauf, warum Körper wie Psyche gleichermaßen von Kälteanwendungen profitieren. Zudem erhältst du einen Überblick über die aktuellen Methoden der Kälteanwendung und darüber, wie diese gewinnbringend im Sport, bei Erkrankungen oder im Alltag eingesetzt werden können. Viele praktische Übungen ergänzen die Theorie und geben dir einen sicheren und zielführenden Einstieg in die eigene Kältepraxis. Dabei gehst du Schritt für Schritt vor, in sechs Kapiteln gibt dir dieses Buch einen Überblick über beinahe alles, was du über Kälte und ihre Wirkung auf den menschlichen Körper wissen solltest.

- **Kapitel 1:** Hier findest du einen Einblick dazu, wie sich unser Körper an wechselnde Umgebungstemperaturen anpasst. Du liest über die positiven Effekte der Kälte und erhältst erste Tipps, wie du diese Effekte zum Beispiel in Form von kalten Duschen in deinem Alltag nutzen kannst. Dieses Kapitel klärt auch über die Gefahren der Kälte auf und gibt dir so das Grundlagenwissen für einen sicheren Umgang mit Kälteanwendungen aller Art.

- **Kapitel 2:** Was ist der Unterschied zwischen Kältekammer und Kryosauna? Wie kann ich im Sommer Eisbaden? Wie werden Kälteanwendungen therapeutisch in Medizin und Ästhetik eingesetzt? Antworten auf diese Fragen findest du im zweiten Kapitel, das dir nicht nur einen theoretischen Überblick über die gängigen Methoden der Kälteanwendungen gibt, sondern dich auch mit praktischen Tipps auf deinen ersten Besuch in der Kältekammer oder dein erstes Eisbad vorbereitet.

- **Kapitel 3:** Dieses Kapitel widmet sich dem Themengebiet Kälteanwendungen im Sport und vermittelt, wie diese – richtig eingesetzt – zur Leistungssteigerung, Regeneration und langfristigen Leistungsentwicklung beitragen können. Da Experten für die drei genannten Teilbereiche recht unterschiedliche Anwendungsprotokolle empfehlen, findest du in diesem Kapitel auch Informationen darüber, welche Maßnahme wann die beste Wirkung für dich erzielt.

- **Kapitel 4:** Wie beeinflussen Kältereize unsere körpereigene Immunabwehr? Warum profitieren sowohl Menschen mit chronisch entzündlichen Erkrankungen als auch völlig gesunde Menschen von Kälteanwendungen? Wann macht Kälte krank? Dieses Kapitel erklärt die Funktionsweise unseres Immunsystems und zeigt, wie Kälteanwendungen zur Abhärtung und zur förderlichen Beeinflussung des Immunsystems beitragen – und dass Mehr nicht immer besser ist. Ja, auch bei der Kälte macht die Dosis das Gift.

- **Kapitel 5:** Wie du Kälte im Alltag, für deinen Körper, deinen Geist und zum seelischen Ausgleich nutzen kannst, darüber handelt dieses letzte Kapitel. Auf diesen Seiten erfährst du, wie Kältereize den menschlichen Körper bei Schmerzen, im Stress und bei Depressionen dabei helfen können, wieder in Einklang zu kommen. Am Ende dieses Kapitels findest du auch ein mögliches Einstiegsprogramm, das dich über sechs Wochen ganz langsam mit kalten Duschen und immer kälter werdenden Vollbädern auf dein erstes Eisbad vorbereitet.

Und damit du richtig motiviert bist, auch deine ersten Kälteerfahrungen zu sammeln, habe ich gleich ab Seite 14 über 20 Erfahrungsberichte von Freunden, Familie und Kursteilnehmern gesammelt. All diese Menschen möchten ihre persönlichen Erfahrungen mit dir teilen – lies selbst, was sie über die Heilkraft der Kälte zu berichten haben.

Ich wünsche dir viel Spaß beim Lesen – und Eisbaden!

Dr. Josephine Worseck

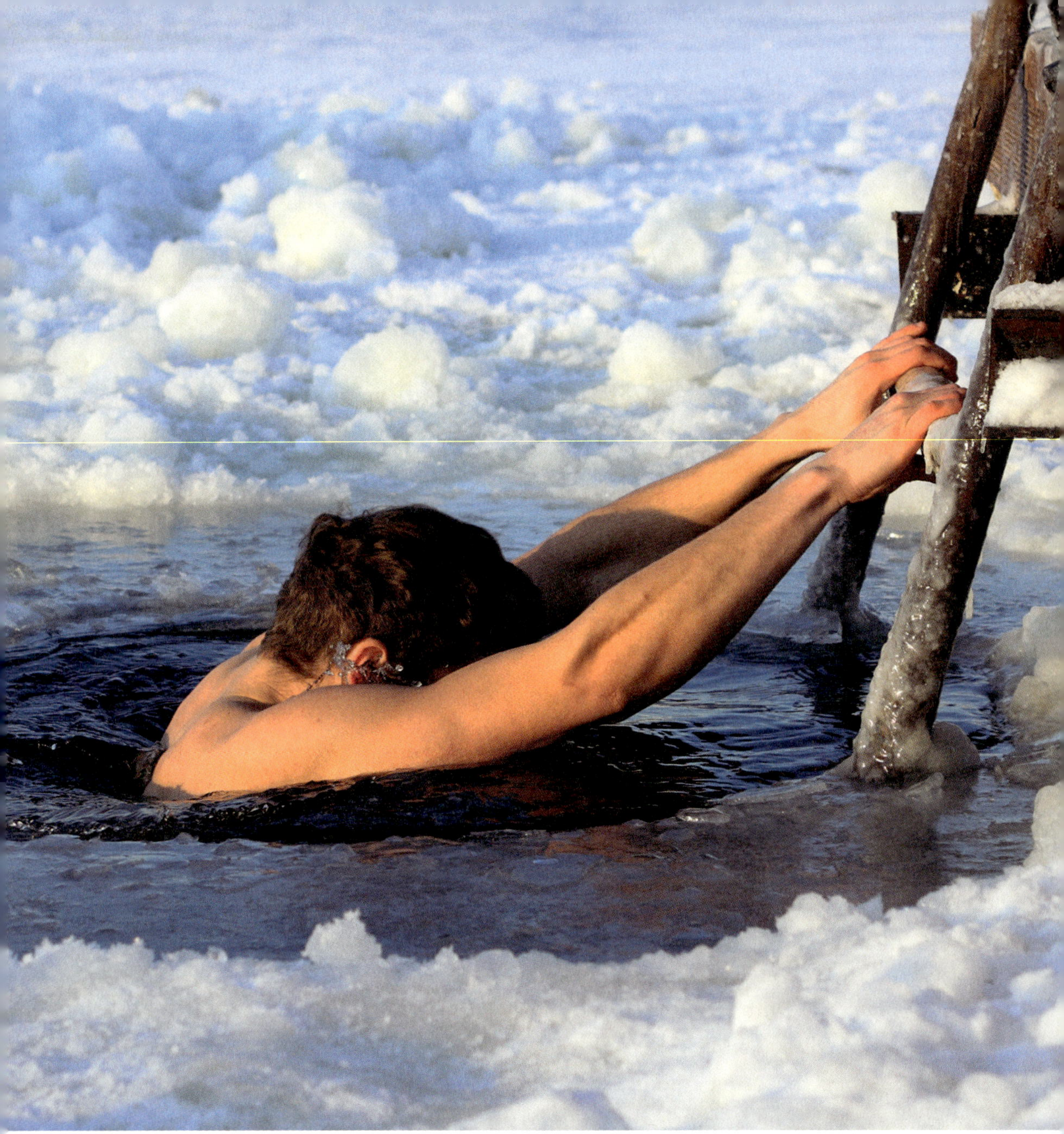

WICHTIGE HINWEISE UND ERFAHRUNGSBERICHTE

EINIGE WICHTIGE HINWEISE VORAB

1. Die im Buch aufgeführten Übungen – mit oder ohne Kälteanwendung – stellen keinen Ersatz für eine konventionelle Therapie dar.
2. In den folgenden Kapiteln werden viele Anwendungsgebiete der Kälte vorgestellt, deren Einsatz noch nicht vollständig wissenschaftlich abgesichert ist. Wissenschaftlich nicht vollständig abgesichert bedeutet, dass es bisher nur wenige gute Studien gibt, die den Effekt von Kälteanwendungen untersucht haben. Die Betonung liegt dabei ganz klar auf dem Wort »gut«: Es geht also um den Mangel an Studien, die wichtige Kriterien – wie zum Beispiel eine ausreichende Gruppengröße und das Vorhandensein von Kontrollgruppen – erfüllen und optimalerweise über einen längeren Zeitraum stattgefunden haben. Allerdings gilt auch: Je mehr Menschen in einer Studie untersucht werden und je länger die Studie läuft, desto mehr Geld und Zeit kosten sie. Forschungsgeld ist in Deutschland allerdings rar. Nicht zuletzt deshalb bleibt die wissenschaftliche Anerkennung von Kälteanwendungen weiterhin umstritten.
3. Ich habe dieses Buch einerseits geschrieben, um dich anzuregen, die Heilkraft der Kälte für dich selbst auszuprobieren und zu nutzen. Andererseits will ich dir aber auch einen Einblick in den aktuellen Wissenstand der Kälteforschung geben. Dabei ist der Spagat zwischen »einfach verständlich« und »wissenschaftlich korrekt« nicht immer leicht gewesen. Wann immer ich meine Erklärungen gekürzt habe, um sie einfacher verständlich zu machen, findest du eingeklammert ein Stichwort zur weiteren Recherche. Solche Stichworte hätten mich in meiner Schulzeit gefreut, denn sie geben allen Interessierten die Chance, einige Themen noch tiefgreifender zu ergründen.
4. Als Molekularbiologin und Wim-Hof-Trainerin bin ich von der Heilkraft der Kälte überzeugt. Trotzdem sollten Kälteanwendungen immer nur als Ergänzung zu einem gesunden Lebensstil mit ausgewogener Ernährung, regelmäßiger Bewegung sowie ausreichend Erholung und Schlaf angesehen werden. Es bringt wenig, mit all seiner Energie an der kleinen Stellschraube »Kälte« zu drehen, wenn die großen Stellschrauben – Sport, Ernährung und Schlaf – eingerostet bleiben.
5. Sieh dieses Buch sowie alle hierin enthaltenen Übungen als Leitfaden an. Nicht mehr und nicht weniger ist es. Folge deinem eigenen Gefühl und finde heraus, welche Variationen der Übungen für dich persönlich zu spürbar positiven Effekten führen.

ERFAHRUNGSBERICHTE

Mit den folgenden Erfahrungsberichten von Freunden, Familienmitgliedern und Kursteilnehmern möchte ich dir zeigen, welche Effekte Kälteanwendungen haben und wie unterschiedlich sie eingesetzt werden können. All diese Menschen sind von den positiven Wirkungen der Kälte überzeugt und teilen ihre persönlichen Erfahrungen, um dich zu inspirieren.

MENTALE ASPEKTE

Douwe van den Berg, Wim-Hof-Instruktor und Gründer von The Cool Way: »Es gibt viele rationale Gründe, ein Eisbad zu nehmen, zum Beispiel die Optimierung der Gesundheit, das Steigern der sportlichen Leistung und das Überwinden von Ängsten. Mein Hauptgrund, warum ich Eisbaden gehe, ist jedoch ein anderer: Eisbaden bringt mir Freude, verbindet mich mit mir selbst, anderen und der Natur. Das Schöne daran ist, dass man selbst nach Jahren bei jedem Eisbad erneut etwas Aufregung und die immense Kraft der Kälte spürt. Eisbaden bleibt eine Herausforderung. Wenn man sich bewusst entspannt, taucht man ganz in die Natur ein und fühlt Momente tiefer Verbundenheit mit sich selbst sowie allem um sich herum.«

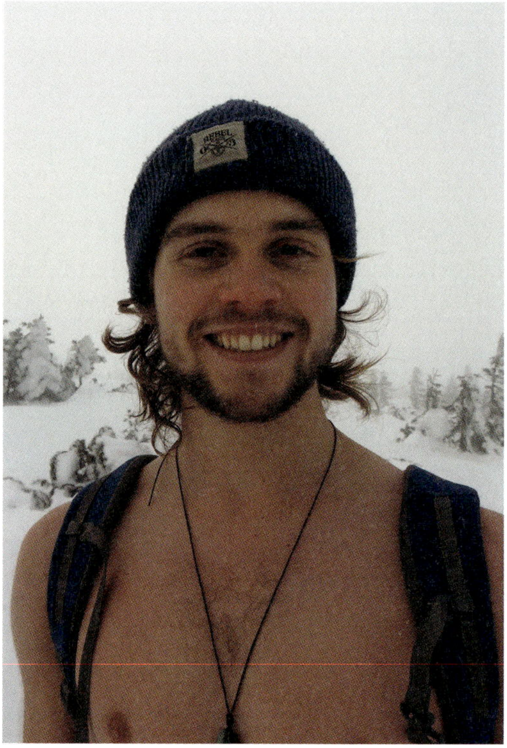

Philipp Heiler, Arzt und Geschäftsführer von brainboost: »Wir haben bei Douwe van den Berg eine Gehirnstrommessung im Eisbad durchgeführt. Die elektrischen Signale des Gehirns zeigen dabei, ob bestimmte Bereiche des Gehirns eher aktiv oder eher ruhig sind. So erhalten wir Auskunft darüber, ob die Versuchsperson angespannt und konzentriert oder eher in einem entspannten, meditativen Zustand ist. Wir haben natürlich erwartet, dass es, ausgelöst durch das Eisbad, erst mal zu einer deutlichen Stressantwort kommt – diese haben wir allerdings nicht gesehen. Das Gehirn war die ganze Zeit eher in einem ausgeglichenen aktiven Zustand, also weder zu gestresst noch zu müde. Den beobachteten Zustand assoziieren wir mit dem Gefühl von Wachheit, Aktivität und Konzentration.«

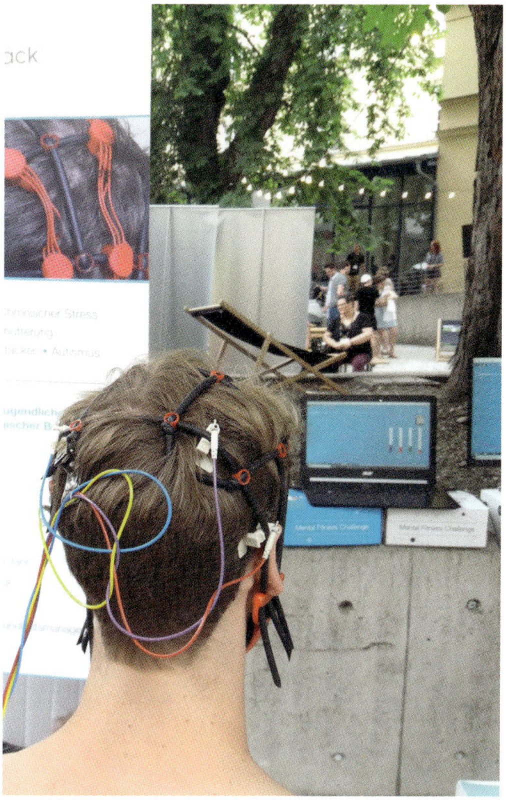

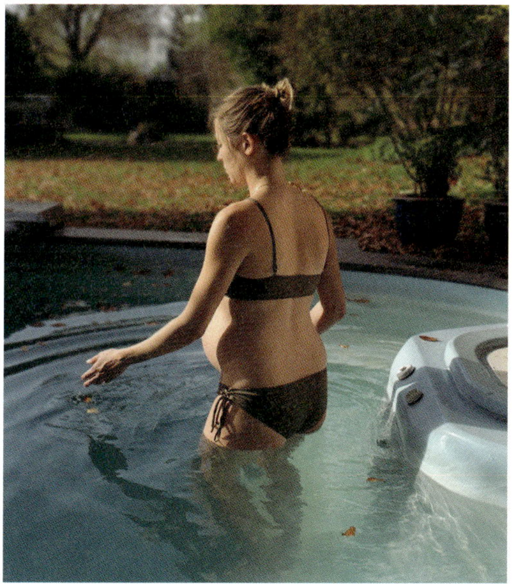

Marie-Sophie Worseck, Psychologin und Hypnotherapeutin: »Bis zum letzten Tag meiner Schwangerschaft bin ich regelmäßig zur Geburtsvorbereitung ins kalte Wasser gegangen. Das mag komisch klingen, aber Geburt und Eiswasser haben doch recht viel gemeinsam. Ich habe geübt loszulassen, die Kälte anzunehmen, ganz bewusst auch körperlich entspannt zu bleiben und langsam und tief weiterzuatmen. Meine Entbindung verlief wie gewünscht schmerzfrei, angstfrei, ohne Komplikationen und war einfach wunderschön. Körper und Geist sind wahre Verbündete.«

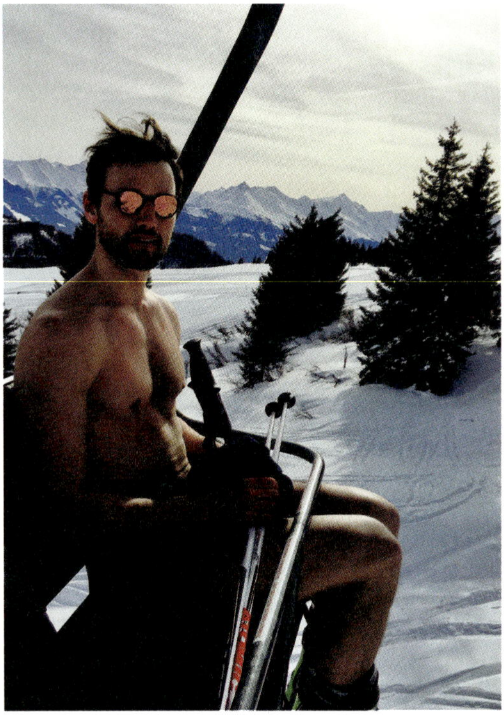

Maximilian Gotzler, Biohacker und Gründer von Flowgrade: »Seitdem ich das erste Mal in das eisige Wasser meines oberbayerischen Heimatsees gesprungen bin, ist die Kälte zusammen mit der Atmung der wichtigste evolutionäre Biohack für mich. Das Gefühl, den anfänglichen Schmerz zu überwinden und daraufhin von Glücksgefühlen durchflutet aus dem Eiswasser zu steigen, ist einfach unbeschreiblich. Die Kälte bringt mich wieder in Balance und ist für mich so wichtig geworden, dass ich sie sogar beim Skifahren nicht missen möchte – seit ein paar Jahren fahre ich hin und wieder in Unterhose die Piste hinunter. Das geht natürlich nicht ohne Risiko, also bitte nur auf eigene Gefahr nachmachen!«

Fabian Foelsch, Gründer von BRAINEFFECT und passionierter Biohacker: »Als Gründer eines Performance-Food- und Biohacking-Unternehmens gehe ich mit unserem Team im Winter im nahe liegenden Berliner Weißensee wöchentlich Eisbaden. Diese extremen Erfahrungen schweißen unser Team zusammen und prägen unsere Unternehmenskultur. Gemeinsam lernen wir, besser mit stressvollen Situationen umzugehen, denn wer sich im 2 °C kalten Wasser entspannen kann, der kann sich auch bei einer Präsentation vor 1000 Personen entspannen.«

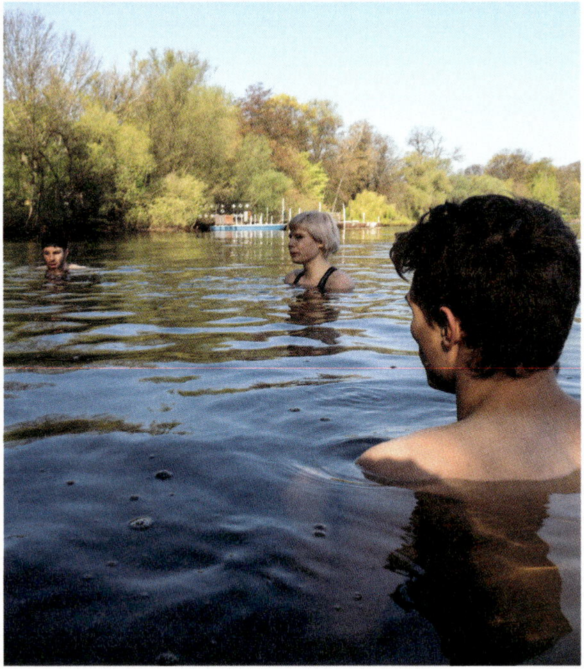

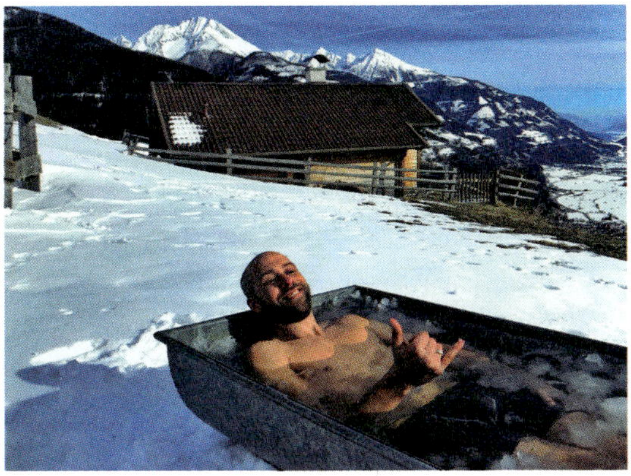

Kasper van der Meulen, Wim-Hof-Instruktor und Gründer von MindLift: »Die Wim-Hof-Methode hat mich gelehrt, meinen Körper besser wahrzunehmen, ihn zu verstehen und ihm zu vertrauen. Da ich verstehe, wie meine Überlebensphysiologie funktioniert und wie mein Körper auf intensive Reize reagiert, habe ich mehr Vertrauen in das, was mein Körper kann, und fühle mich mental und körperlich stärker. Außerdem kann ich besser mit Stress umgehen. Als Wim-Hof-Trainer habe ich mit vielen Menschen weltweit gearbeitet und sie durch intensive Erfahrungen im Eisbad begleitet. Das Erleben Tausender dieser Momente hat mir gezeigt, dass wir Liebe finden, wenn wir unsere Ängste überwinden und teilen. Denn indem wir uns mit anderen Menschen in diesen beängstigenden, verletzlichen Momenten verbinden, stellen wir fest, dass wir alle nicht so unterschiedlich sind.«

LEISTUNGSOPTIMIERUNG IM SPORT

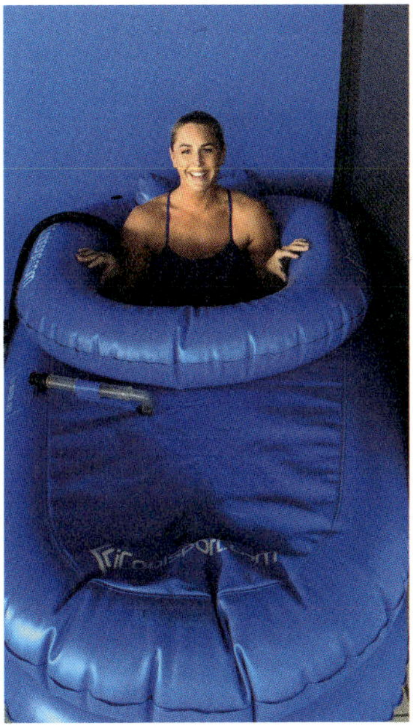

Jeannette Ottesen, olympische Schwimmerin: »Eisbäder mit Temperaturen zwischen 10 bis 14 °C werden von Sportlern aller Sportarten aus vielen Gründen genutzt. Ich benutze sie besonders nach einem harten Training oder nach einem Wettkampf, weil ich das Gefühl habe, danach wieder frisch und fit zu sein. Im Eisbad verengen sich die Blutgefäße, und wenn sich mein Körper nach den drei bis zehn Minuten im 11 °C kalten Wasser wieder aufwärmt, dann spült die einsetzende Durchblutung das müde Gefühl aus meinen Beinen und ich fühle mich fit und erholt. Natürlich werden Eisbäder nicht nur von Profisportlern genutzt. Wer gern rennt, schwimmt oder anderen Freizeitsport macht, kann die immensen Vorteile von Eisbädern selbst erfahren. Sie lindern fast augenblicklich Schmerzen in Gelenken und Muskeln.«

Thomas Brechler, Fußballspieler bei Lichtenberg 47: »Ich benutze die Kältekammer häufig zur Regeneration, bei Verletzungen oder muskulären Problemen. Nach den drei Minuten bei minus 110 °C fühle ich mich deutlich lockerer. Generell kann ich von der Kältekammer nur positiv berichten. Vor etlichen Jahren habe ich auch mal die Kryosauna als Alternative ausprobiert, aber mir persönlich hat es nicht so gut gefallen – zumindest habe ich mich danach nicht so gefühlt wie nach einer Ganzköperkälteanwendung in der Kältekammer.«

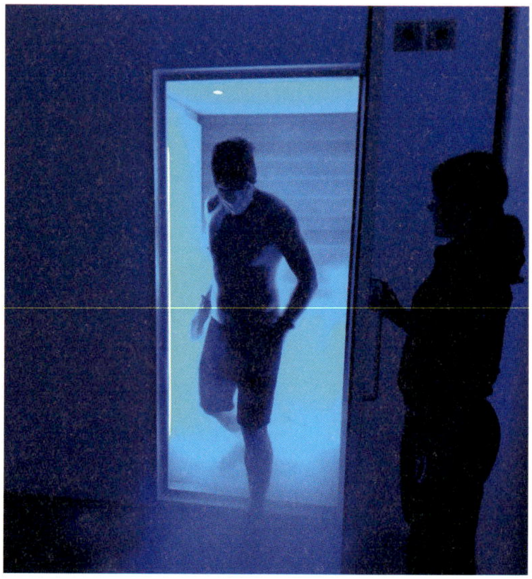

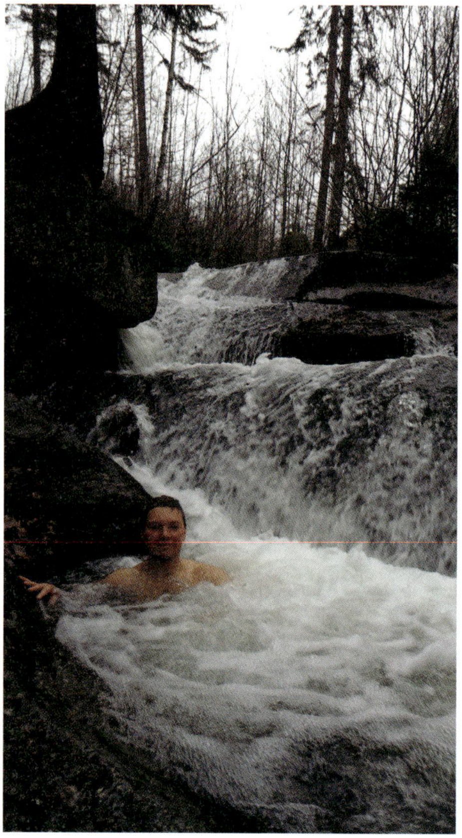

Tim Böttner, Personal Trainer, Coach und Gründer von Think Flow Grow: »Die Kälte ist einer meiner wichtigsten Mentoren. Neben den physiologischen Wirkungen stärkt Kälteexposition den Geist enorm. Seien wir ehrlich – ein Eisbad tut weh, etwas in uns möchte kämpfen und flüchten, das ist natürlich. Aber wir können unsere emotionale Reaktion auf diesen Reiz wählen. Wir können dem animalischen Trieb widerstehen und einfach unsere Gefühle beobachten. Diese Fähigkeit hilft mir als Coach und Athlet. In harten Workouts oder Wettkämpfen brennt jeder Muskel und der Kopf schreit in Panik: Stopp! Wie im Eis kann ich diese Gefühle beobachten, meinen Geist beruhigen, meine Emotion wählen, lächeln und entscheiden: Alles ist in Ordnung, mir geht es gut, ich arbeite weiter. Wir können unsere Reaktion auf Reize selbst gestalten – das ist meine wichtigste Lektion der Kälte!«

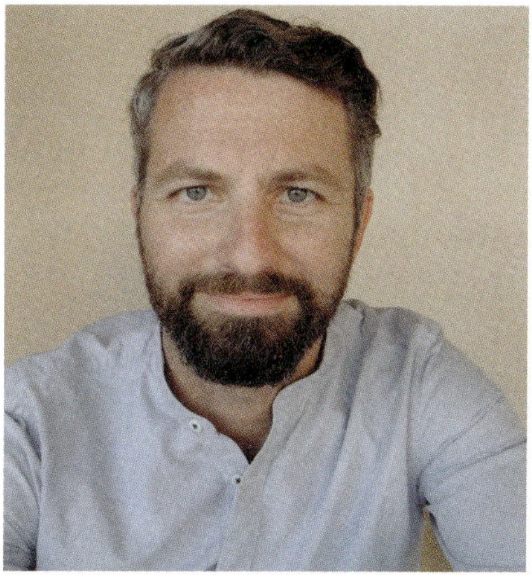

Dr. Matthias Marckhoff, ist Sportwissenschaftler und promovierte am Universitätsklinikum Münster zu den Effekten externer Hautkühlung auf die Ausdauerleistungsfähigkeit im Spitzensport: »Der Einsatz von Kältewesten ist bei großen Leistungssportevents unter Hitzebedingungen schon lange kein Randphänomen mehr. Immer mehr Spitzensportler, vom Radprofi über die Leichtathletin bis zum Beachvolleyballer, kühlen ihre Haut, um den Hitzestress im Wettkampf zu verringern. Die ge-kühlte Haut wirkt dabei wie ein Kältepuffer. Die bei Belastung entstehende Wärme wird mit dem Blut zur Körperoberfläche transportiert und dort vom gekühlten Gewebe aufgenommen. Dadurch steigt die Körperkerntemperatur langsamer und der Athlet erreicht die leitungsschädlichen Temperaturen jenseits der 40 °C erst später oder gar nicht. Das Leistungsfenster kann sich so um die entscheidenden Sekunden und Minuten vergrößern.«

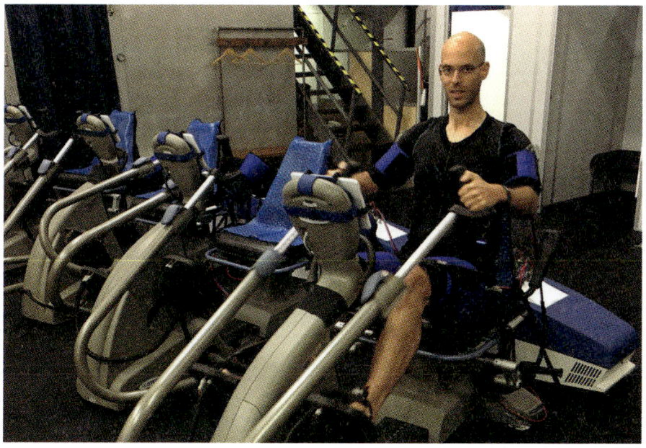

Kay Rathschlag, Sport-Tech-Unternehmer: »Als ich 2016/2017 im Silicon Valley lebte, hatte ich die Chance, bei Vasper Technologies in Mountain View zu trainieren. Vasper kombiniert hochintensives Intervalltraining mit Blood Flow Restriction und einer Ganzkörperkältetechnologie. Man trainiert auf Liegefahrrädern mit Kühlpads an Po und Rücken und breiten kühlenden Manschetten an Oberschenkeln und Oberarmen, die, aufgepumpt, wie bei einer Blutdruckmessung für einen kompressiven Effekt sorgen. Das bedeutet 20 Minuten Training ohne Schwitzen, ohne Muskelkater, dafür mit brutalem Anstieg der Wachstumshormone. Das ist mit Abstand der interessanteste Ansatz, um im Training mit Kälte zu arbeiten, den ich bisher erlebt habe. Gerade für Sportler, die ein hohes Trainingspensum haben, oder für Rehapatienten sowie ältere Menschen bringt diese Kombination der Technologien wirkliche Vorteile.«

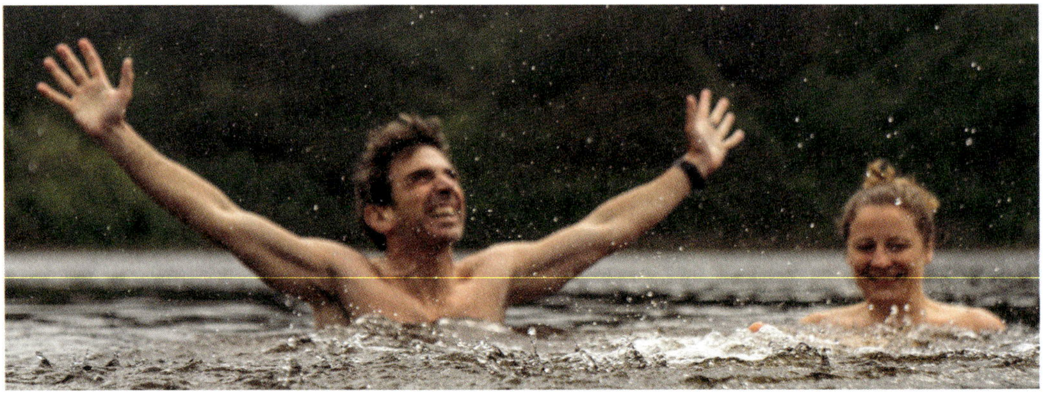

Thomas Wendt, CEO und Co-Founder von SUP Spirit Soul: » Josephine Worseck hat uns als Yogalehrerin schon bei mehreren SUP-Spirit-Soul-Camps begleitet. In Norwegen bot sich mir die Gelegenheit, bei 6 °C Wassertemperatur unter ihrer professionellen Anleitung in einem Bergsee das richtige Eisbaden zu lernen. Die stille Energie der Kälte und der Blick aus dem Bergsee auf den Nordatlantik sind unvergesslich. Als aktiver Sportler und Outdoorfan war aber nicht nur das Naturerlebnis, sondern auch der körperliche Benefit erstaunlich: Trotz mehrerer Stunden SUP und einer ausgedehnten Bergwanderung vor dem Eisbaden schien die Regeneration nach der Aktivität mühelos zu sein und die Energie wirklich lange anzuhalten. In dieser Nacht haben wir fast bis Mitternacht noch geangelt – ohne körperliche oder mentale Müdigkeit.«

EISBADEN IM SOMMER UND IM WINTER

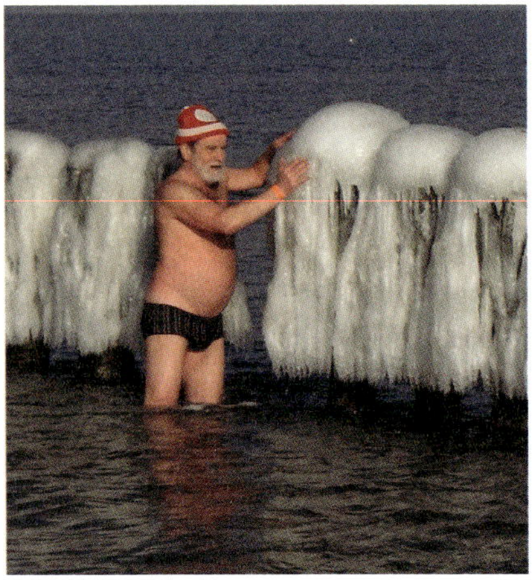

Rüdiger Thiem, Rentner, Mitglied der Potsdamer Havelwale: »Ich gehe seit 34 Jahren einmal in der Woche Eisbaden und bin inzwischen vor Grippe, Husten, Schnupfen und Heiserkeit immun. Aber das Eisbaden bringt nicht nur gesundheitliche Vorteile mit sich, sondern auch gesellschaftliche und soziale Kontakte sowie neue Erfahrungen und Freundschaften mit Gleichgesinnten. Es ist immer wieder ein Erlebnis, mit dem Baden die Lebensgeister zu aktivieren und danach wohlige Entspannungen im Körper fühlen zu können.«

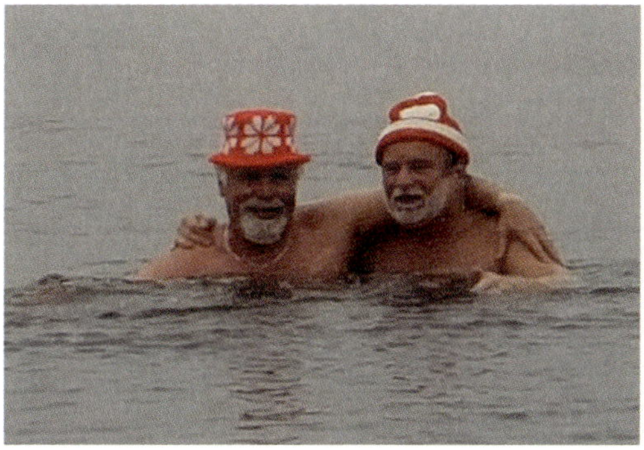

Dieter Lehmann, Rentner, Mitglied der Potsdamer Havelwale: »Im Jahr 1985 schloss ich mich den Havelwalen an, deren Mitglieder sich bis heute einmal wöchentlich zum Eisbaden treffen. Die Saison geht von 1. Oktober bis 1. Mai, Treffpunkt Strandbad Babelsberg. Bis heute bin ich dabei, weil es noch immer Spaß macht – auch mit 70 Jahren! Es gibt hier keinen Zwang und ich muss auch niemandem etwas beweisen. Ich will lediglich meinen inneren Schweinehund überwinden. Jeden Donnerstag um 14 Uhr sage ich mir: Und du gehst da jetzt rein, egal wie kalt das Wasser ist! Und da mir trotz meiner onkologischen Baustellen kein Arzt diesbezüglich Badeverbot erteilt hat, werde ich das so lange wie möglich fortsetzen. Meine Frau mit 74 Jahren begleitet mich seit über 30 Jahren ins kalte Wasser – wir genießen diese gemeinsame Aktivität und trotzen zusammen, gut abgehärtet, den Wintern!«

Anne Rödiger, Fitnessökonomin und Gründerin von Lebe Federleicht: »Eisbaden ist für mich jedes Mal eine Reise nach innen und nach außen. Am liebsten bade ich in der Natur, weil mich ihre Reize positiv beeinflussen. Wind und Regen erfrischen meinen Körper, bevor es überhaupt losgeht. Die Sonne wiederum erleichtert den Einstieg in den See. Mit Mutter Natur schaffe ich es, vollkommen im Jetzt anzukommen und den Ort mit allen Sinnen wahrzunehmen. Das Baden im See fühlt sich immer anders an, weil die natürlichen Bedingungen ständig im Wandel sind. In der Wanne mit Eis hingegen kann ich mich weniger bewegen, bin dadurch aber noch fokussierter. Da ich hier meiner Atmung und meinem Körper maximale Aufmerksamkeit schenke, kommt mein Geist sehr schnell zur Ruhe. Ich spüre aber auch jedes Mal, dass ich in der Wanne ein stärkeres Mindset benötige und nicht ganz so lange wie im See bade.«

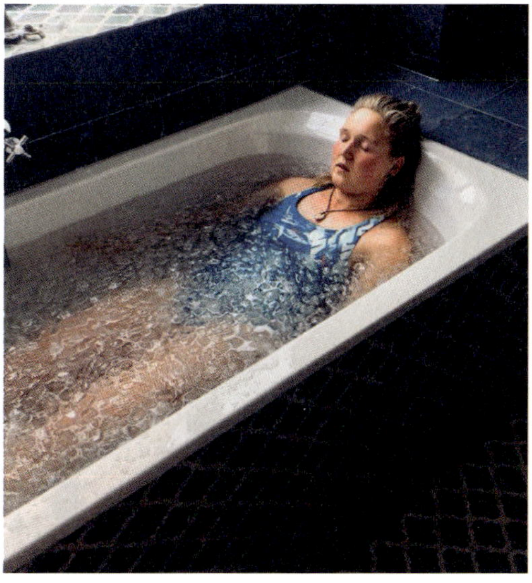

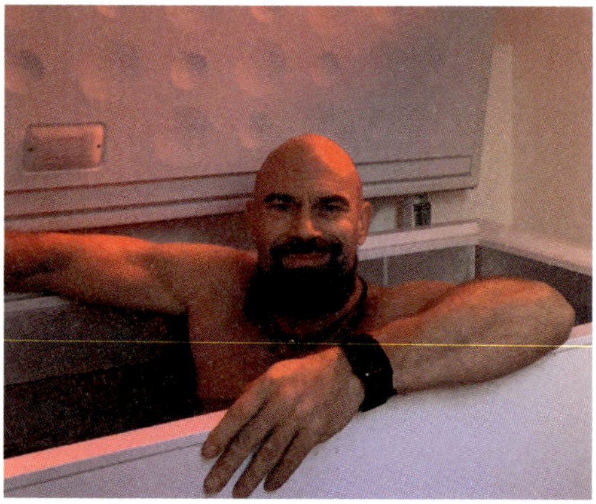

Andreas Breitfeld, KTC Lab München: »Seit rund drei Jahren beschäftige ich mich mit den unterschiedlichsten Ansätzen zum Thema Kältetherapie. Obwohl die Idee, Kälte ohne Wasser zur Anwendung zu bringen – mit Kryosaunen oder Kühlwesten –, faszinierend ist, bleiben für mich Eisbäder das Mittel der Wahl. Nur hier profitieren mein Körper und mein Geist gleichermaßen von der Kälte. Warum? Die nötige mentale Fokussierung entfällt meiner Erfahrung nach bei Kryosaunen oder Kühlwesten. Im KTC Lab kombinieren wir Eisbäder gern mit Rotlicht, um den Weg in die Entspannung zu vereinfachen.«

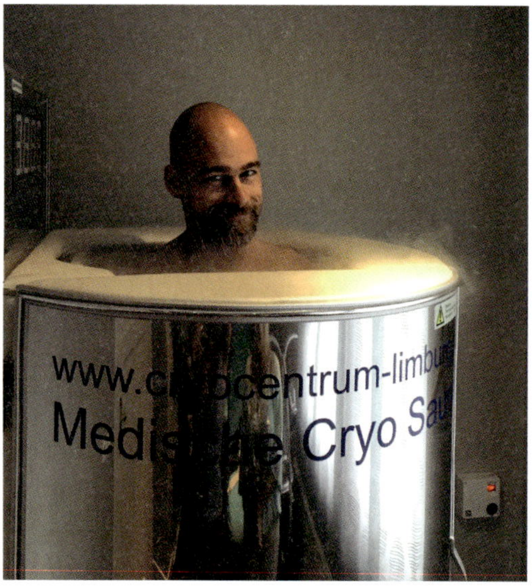

Bart Scholtissen, Neurobiologe und Gründer von Bart Scholtissen – Change & Development: »Im Jahr 2014, als ich langsam aus einer Burn-out-Situation herauskam, inspirierte mich ein Video von Wim Hof dazu, mit Kälteanwendungen zu experimentieren. Von da an ging ich ab und zu Eisbaden, verbrachte täglich Zeit in der Natur und ging regelmäßig in die Kryosauna. Das half mir dabei, zu mir zurückzufinden. Eine der einfachsten Möglichkeiten, extreme Kälte und ihre wohltuende Wirkung zu erleben, ist eine Sitzung in der Kryosauna. Die Vorteile, die ich in dieser Anwendungsform sehe, sind folgende: Erstens ist es nicht so intensiv wie ein Eisbad, zweitens ist es einfach und schnell in der Durchführung, drittens hat es vergleichbare positive physiologische Wirkungen wie ein Eisbad und viertens gibt es mir mit sofortiger Wirkung absoluten Fokus und Energie. Letzteres ist mir am wichtigsten. In der Kryosauna kann ich unliebsame Emotionen und Gedanken loslassen und dadurch wie neugeboren ein zweites Mal in den Tag starten.«

THERAPEUTISCHE KÄLTE

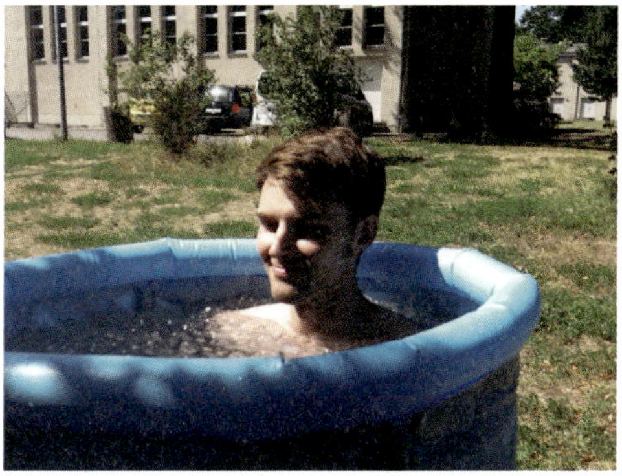

Christoph Papke, Bauingenieur, Wim-Hof-Instruktor und ehemaliger Asthma-bronchiale-Patient: »Die Wim-Hof-Methode hat mich nach nur einem Tagesworkshop mit Josephine so sehr mit mir selbst verbunden, wie ich es vorher nie für möglich gehalten hätte. Ich spürte eine unglaubliche innere Kraft und war überzeugt, dass mich diese Quelle wieder auf die schöne Seite des Lebens zurückführen wird. Also begann ich bald jeden Tag die Atmung zu praktizieren, täglich kalt zu duschen und nach Möglichkeit einmal in der Woche ein Eisbad zu nehmen. Seit diesem Zeitpunkt bin ich weniger anfällig für Stress und Krankheiten, für meine asthmatischen Beschwerden benötige ich bis heute keine Medikamente mehr. Auch meine allergischen Beschwerden haben sich deutlich verringert, sie sind inzwischen nur für ein bis zwei Tage beim Erstkontakt mit den Allergenen spürbar. Ich bin unendlich dankbar für diesen einen Tag in Potsdam und bin inzwischen sogar selbst Wim-Hof-Instruktor.«

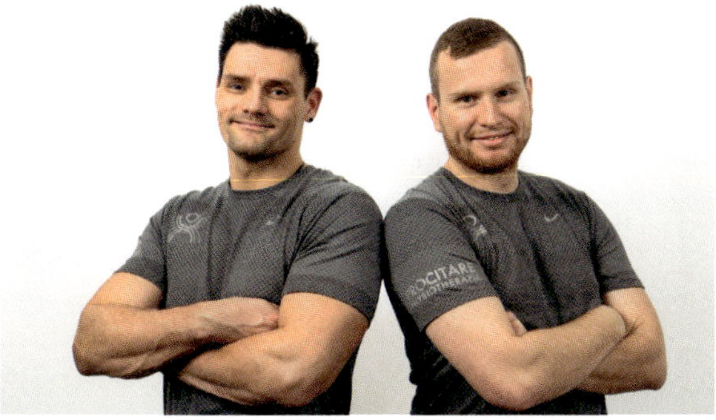

Robert Rafels und Christian Lewin, Physiotherapeuten und Geschäftsführer der ProCitare Physiotherapie: »Mit seriellen Kältekammerbehandlungen und anschließender Physiotherapie erzielen wir bei Patienten des rheumatoiden Formkreises den größten Behandlungserfolg. Der überwiegende Teil unserer Patienten schildert eine Besserung der Schmerzsymptomatik und somit auch eine Verbesserung der Range of Motion im betroffenen Gelenk. Einige dieser Patienten teilten uns im Nachhinein mit, dass es ihnen durch diese Therapieform möglich war, in Absprache mit dem behandelnden Arzt, die derzeit festgelegte Medikation positiv zu beeinflussen. Das Wiedererlangen von Bewegung und die Reduktion der Medikation sind ein klarer Therapieerfolg und bedeuten für die meisten Patienten einen deutlichen Gewinn an Lebensqualität.«

Monique Klück, Veranstalterin von Workshops zum Thema Frauengesundheit: »Oft hatte ich über Tage und Nächte so starke Schmerzen, dass kein Schmerzmittel geholfen hat. Die Schmerzen kommen laut MRT von einer gutartigen Wucherung an der Blase. Fünf Bauchspiegelungen mit Entfernung von Herden habe ich schon hinter mir – eine weitere Operation mit weiterer Narbenentstehung will ich vermeiden. Meiner Intuition und einer lieb gewonnenen Gewohnheit folgend, begann ich im November 2019 damit, auch bei akuten Schmerzen Eisbaden zu gehen. Meist sind meine Schmerzen nach kaum fünf Sekunden im eiskalten Wasser so gut wie weg.«

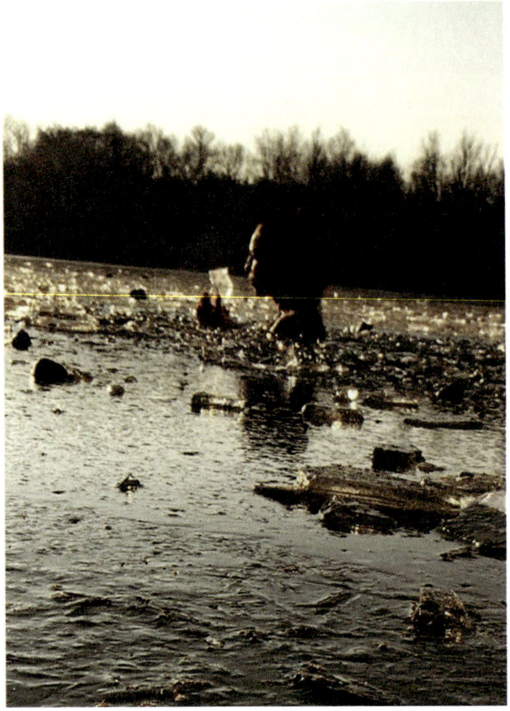

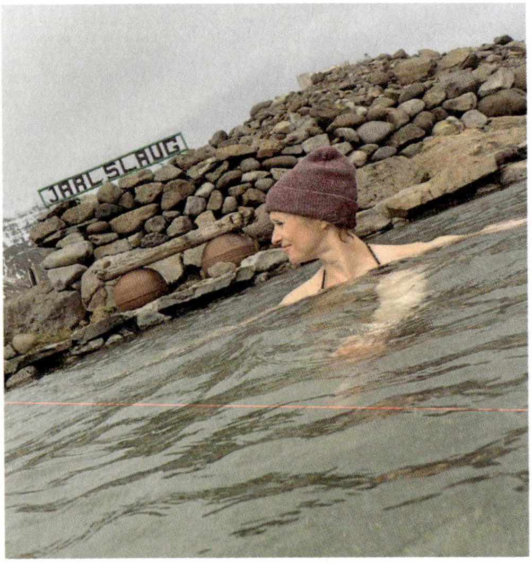

Grit Burmeister, Diplom-Psychologin: »In meiner Tätigkeit als Psychologin arbeite ich unter anderem mit traumatisierten Menschen. Viele Betroffene reagieren auf sehr belastende Erlebnisse mit der Abspaltung von Erinnerungen oder gar ganzen Persönlichkeitsanteilen, um unerträgliche Erfahrungen, sogenannte Dissoziationen, auszublenden. Um dissoziative Zustände zu beenden, die oft von intensiven Gefühlsausbrüchen begleitet werden – eine komplexe Traumatisierung beinhaltet eine Störung der Emotionsregulation –, rate ich meinen Patienten entweder zu Eisbädern oder lasse sie im Akutfall mit den Händen in Eiswasser tauchen. Diese starken körperlichen Reize helfen den Patienten dabei, nicht zu dissoziieren oder aus einem solchen Zustand wieder ins Bewusstsein zu kommen.«

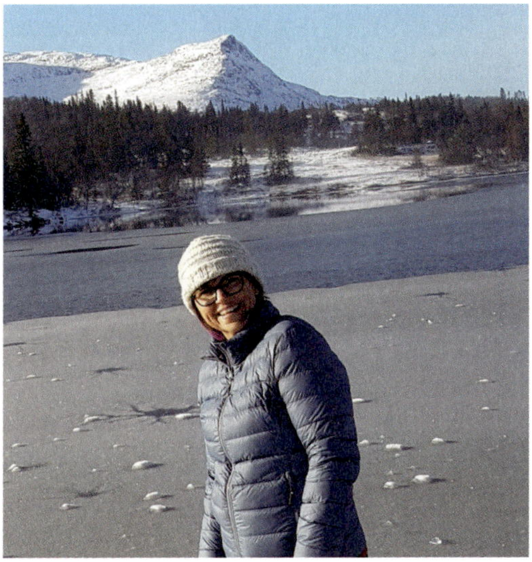

Guri Greiff, Anästhesistin in der Herzchirurgie: »In meinem Krankenhaus haben wir Patienten mit Körperkerntemperaturen von unter 20 °C und sogar unter 15 °C gerettet. Es ist wie ein Wunder, wenn man sieht, wie sich solch stark unterkühlte Patienten, teilweise sogar nach einem langen Herzstillstand, wieder erholen und fast ohne Folgen weiterleben. Tatsächlich unterkühlen wir Patienten bei Thoraxoperationen mit kardiopulmonalem Bypass auch absichtlich. Das Erzeugen einer Unterkühlung bei Operationen mit Herzstillstand schützt lebenswichtige Organe vor Schäden, die ein Sauerstoffmangel ansonsten auslösen würde. Bei Herzoperationen senken wir die Temperatur dafür auf 32 bis 34 °C und bei Aortenoperationen auf etwa 20 °C, sodass die Operation durchgeführt werden kann, ohne die Organe, insbesondere das Gehirn, zu schädigen.«

Prof. Dr. Günther W. Amann-Jennson, Gründer von SAMINA und wissenschaftlicher Projektpartner der Firma RemediCool: »Unsere Testreihe mit 400 Probanden im Bereich der Schlafstörung bestätigt die vielfältigen positiven Wirkungen von Kältekammeranwendungen auf den Körper sowie die psychisch-mentale Regulation. Nach einigen Anwendungen bei minus 85 °C, sobald sich der Körper an die Kälte gewöhnt, nimmt die Aktivität des parasympathischen Systems zu, während die Aktivität des sympathischen Systems abnimmt. Diese Stärkung des Vagustonus fördert die körpereigenen Selbstregulations-, Selbstreparatur- und Selbstheilungskräfte. So können Kälteanwendungen dabei helfen, Stresssymptome, Schlafstörungen, Müdigkeit, Angstzustände, Schmerzen, Entzündungen und Depressionen zu lindern. Tatsächlich kann beinahe jede ärztlich-therapeutische Behandlung positiv durch Kälteanwendungen unterstützt werden.«

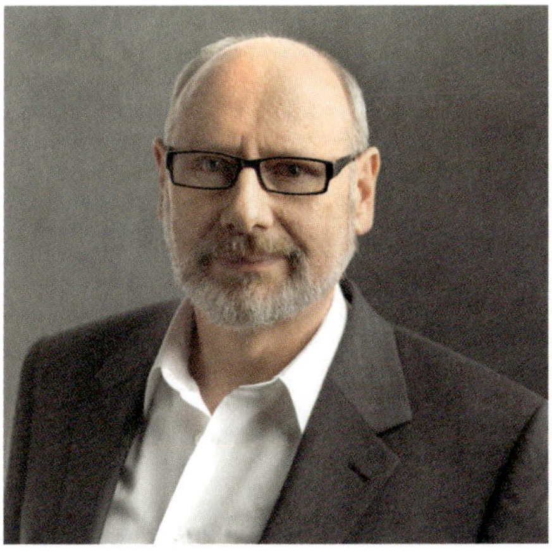

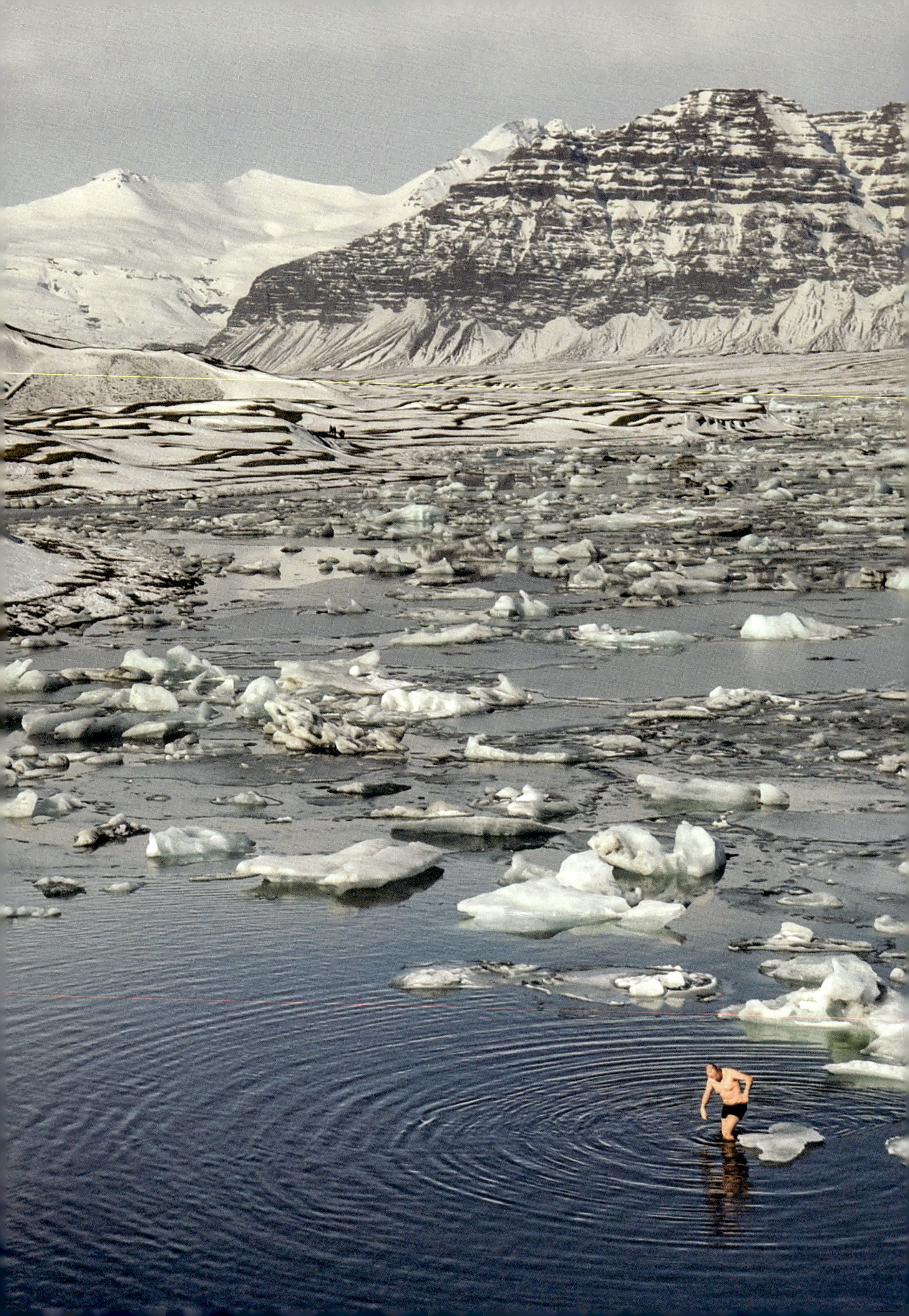

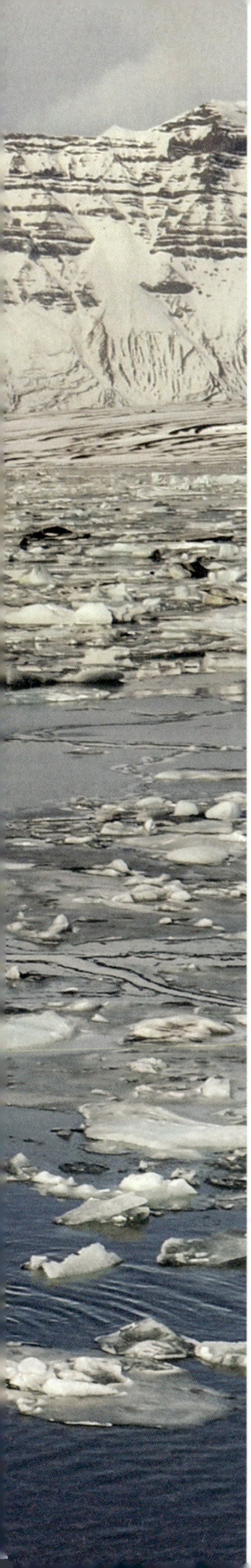

1

WARUM KÄLTE FÜR DEN KÖRPER SO GESUND IST

THERMOREGULATION – EINE ÜBERLEBENSWICHTIGE FUNKTION UNSERES KÖRPERS

Bei Hitze schwitzen wir, wenn uns kalt ist, fangen wir an zu zittern. Mit diesen und anderen Mechanismen stellt unser Körper eine konstante Körperkerntemperatur von 37 °C sicher. Um ganz genau zu sein, variiert die Körpertemperatur abhängig von der Tageszeit und dem weiblichen Menstruationszyklus zwischen 36,4 bis 37,4 °C.[1] Aber warum brauchen wir genau diese Körpertemperatur? Die menschlichen Stoffwechselprozesse sind, wie alle chemischen Reaktionen, temperaturabhängig. Nach der Reaktionsgeschwindigkeits-Temperatur-Regel (RGT-Regel = Van't-Hoff-Regel) bewirkt eine Temperaturänderung um 10 °C eine Änderung der Reaktionsgeschwindigkeit um das Zwei- bis Dreifache.[2]

Eine Körpertemperatur von 37 °C bietet also eine erhöhte Reaktionsgeschwindigkeit im Vergleich zur Umgebungstemperatur und evolutionär anscheinend ein gutes Kosten-Nutzen-Verhältnis für die Körperfunktionen. Gleichwarme Lebewesen – wie Säugetiere und Vögel – profitieren davon, dass sich ihr Stoffwechsel nicht in der Kälte der Nacht oder im Winter verlangsamt. Der Nachteil ist, dass gleichwarme Lebewesen zur Aufrechterhaltung der Körpertemperatur eine konstante Energiezufuhr in Form von Nahrung benötigen. Nicht nur der Stoffwechsel, auch andere Prozesse werden im menschlichen Körper stark von der Temperatur beeinflusst. Zu den wichtigsten temperaturabhängigen Prozessen für Mensch und Tier zählen:

- **Stoffwechsel:** Mit höheren Temperaturen steigen die kinetische Energie der Teilchen, ihre Diffusionsgeschwindigkeit und auch die Reaktionsgeschwindigkeit von enzymatischen Reaktionen.
- **Sauerstofftransport:** Der Sauerstofftransport und die Sauerstoffversorgung des Gewebes sind in mehrfacher Hinsicht temperaturabhängig. Der passive Sauerstoffkonzentrationsausgleich läuft in einer warmen Umgebung schneller ab (Stichwort Diffusion), wohingegen der aktive Sauerstofftransport über die Bindung an das Trägermolekül Hämoglobin in den roten Blutkörperchen mit der Körpertemperatur abnimmt. Daher ist das Abkühlen mit Kühlwesten vor Ausdauerbelastungen leistungssteigernd.
- **Muskelaktivität:** Eine Steigerung der Temperatur erhöht die Elastizität von Muskeln und Sehnen.

Gleichwarme Lebewesen regulieren ihre Körpertemperatur, um äußeren Tempera-

Die optimale Betriebstemperatur von Zellen

Der menschliche Körper besteht aus 100 Billionen Zellen und obwohl alle diese Zellen unterschiedlichste Aufgaben übernehmen, bestehen sie doch meist aus den gleichen Grundbausteinen: einem Zellkern, dem Zytoplasma, der Zellmembran und weiteren Zellorganellen. Der Zellkern enthält den Großteil der genetischen Information einer Zelle und steuert alle Prozesse innerhalb der Zelle. Im Zellplasma spielen sich die Stoffwechselreaktionen ab, und durch die Zellmembran wird kontrolliert, was in die Zelle aufgenommen und was hinaustransportiert wird.
Diese Prozesse haben sich an die relativ gleichbleibende Körpertemperatur angepasst und vertragen Temperaturschwankungen nur in einem sehr engen Rahmen. Der menschliche Stoffwechsel hat quasi eine optimale Betriebstemperatur von 37 °C. Sinkt die Temperatur in den Zellen ab, laufen viele Enzymreaktionen und Transportmechanismen in den Zellen langsamer ab. Wichtige Stoffe werden dadurch nicht oder zu wenig produziert und gelangen nicht mehr an den Ort, an dem sie gebraucht werden. Auch die Proteine unseres Organismus erreichen ihr Aktivitätsmaximum meist zwischen Temperaturen von 35 und 39 °C. Wie eine zu niedrige kann auch eine zu hohe Temperatur (zum Beispiel hohes Fieber) die Proteine und ihre enzymatischen Fähigkeiten negativ beeinflussen und zu einem Zusammenbruch des Stoffwechsels führen. Daher ist die Thermoregulation ein zentraler und lebensnotwendiger Prozess im menschlichen Körper.

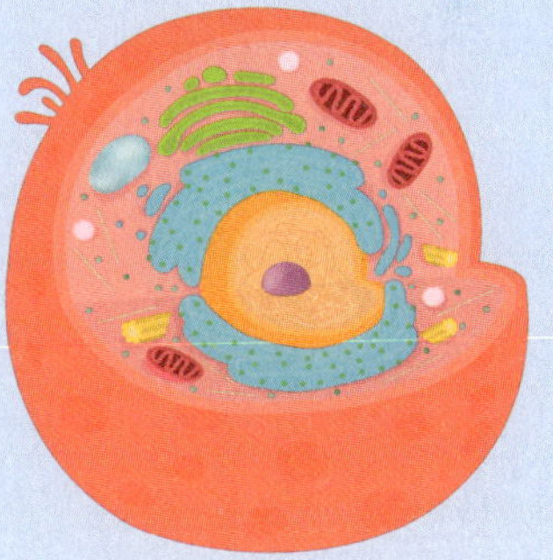

Die circa 100 Billionen Zellen im menschlichen Körper sind mit Zellkern, Zellmembran und weiteren Zellorganellen ausgestattet.

turschwankungen entgegenzuwirken. Mechanismen, die zur Aufrechterhaltung einer konstanten Körperkerntemperatur beitragen, werden dabei als Thermoregulation bezeichnet. Für Vögel und Säuger einschließlich des Menschen gilt, dass lediglich der Körperkern (Gehirn, Brustraum und Bauchraum) gleichförmig warmgehalten wird, die Temperatur der Körperschale (Extremitäten, Haut) nähert sich hingegen nach außen immer mehr der Umgebungstemperatur an. Die Temperaturregulation erfolgt über einen Regelkreis, bei dem Ist- und Solltemperatur ständig miteinander verglichen werden. Dieser Regelkreis besteht aus Sensoren im Körperkern und in der Körperschale (zentrale und periphere Thermosensoren), einem zentralen Temperaturregulationszentrum (Hypothalamus) und den temperaturbeeinflussenden Regulatoren (Muskeln, Hautgefäßsystem und Schweißdrüsen). Bei einer Umgebungstemperatur von 20 bis 30 °C und angemessener Bekleidung hält der menschliche Körper seine optimale Körpertemperatur allein durch die Regulation der Durchblutung im Gleichgewicht. Diesen Temperaturbereich nennt man daher »thermische Neutralzone«.

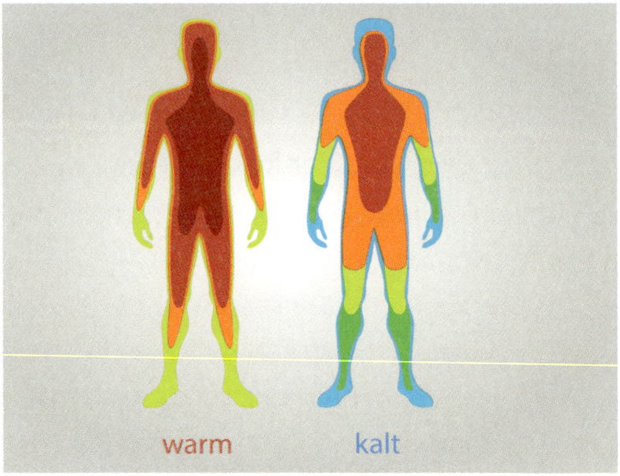

Der Körperkern (Gehirn, Brustraum und Bauchraum) wird unabhängig von der Außentemperatur gleichförmig warmgehalten. Bei warmen Außentemperaturen werden Körperschale und Extremitäten stärker durchblutet (Abbildung links), bei kalten Außentemperaturen weniger (Abbildung rechts).

Für die Praxis: Meditative Momentaufnahme

In diesem Buch gibt es viele Tipps für die Praxis, also Übungen, die du selbst zu Hause durchführen kannst. Folge bei diesen Übungen immer auch deinem eigenen Gefühl. Damit du deinem Gefühl folgen kannst, musst du zunächst lernen, dich selbst wahrzunehmen. Dazu dient diese erste Übung. Sie trainiert deine Wahrnehmung für deinen Körper, deine Gedanken und Emotionen. Nur indem du dich selbst bewusst wahrnimmst, kannst du feststellen, welchen Effekt die kommenden Übungen auf körperlicher Ebene und darüber hinaus haben. Aus diesem Grund beginne und beende ich all meine Workshops meist mit einer sogenannten Momentaufnahme. Durch so eine Momentaufnahme werde ich dich jetzt hindurchleiten und bitte dich, diese erste Übung zu verinnerlichen. Führe sie vor sowie nach den in diesem Buch später noch vorgestellten Übungen durch. Du wirst schnell feststellen, warum sich diese dreiminütige Praxis lohnt.

- Lege oder setze dich bequem hin. Beim ersten Lesen und Verinnerlichen der Übung ist es egal, ob du gerade in der Bahn sitzt oder gemütlich zu Hause. Später empfehle ich diese Übung mit geschlossenen Augen durchzuführen, dafür kann eine digitale Tonaufnahme der folgenden Schritte hilfreich sein. Schnell wirst du jedoch feststellen, dass du die Übung verinnerlicht hast und du sie ohne jeden digitalen Aufwand überall und jederzeit gedanklich abrufen kannst.

- Durchwandere deinen Körper mit Achtsamkeit, beginnend bei den Füßen. Richte deine Aufmerksamkeit dafür zunächst auf deine Fußsohlen und stelle dir vor, wie du barfuß über eine Wiese läufst. Fühle dann deine Füße in ihrer Gesamtheit und nimm deine Knöchel wahr.
- Spüre deine Waden und deine Schienbeine und wandere weiter zu deinen Knien und Oberschenkeln.
- Spüre deine linke und rechte Hüfte und nimm wahr, wie und wo sie in Kontakt mit der Fläche unter dir ist.
- Spüre deinen unteren Rücken und die sanften Bewegungen deines Bauches während der Atmung. Nimm das Heben und Senken deines Brustkorbs wahr und spüre, wie er sich mit jedem Atemzug nach allen Seiten ausdehnt – nutze die Ausatmung und entspanne deine Schultern.
- Wandere nun mit deiner Aufmerksamkeit von den Schultern über die Arme bis in deine Fingerspitzen. Spüre hier nach dem Puls deines Herzschlags und wandere langsam über Unterarme, Ellenbogen und Oberarme wieder zurück zu den Schultern.
- Nimm bewusst deinen Nacken wahr und spüre deinen Hals, dein Gesicht, deine Ohren und deine Kopfhaut.
- Halte dieses Bild deines körperlichen Zustands fest und ergänze es um eine Bestandsaufnahme deines Verstands. Ist dein Verstand laut oder eher leise? Denkst du an morgen oder gestern oder bist du hier im Moment? Bewerte deine Gedanken nicht und verfolge sie auch nicht weiter.
- Spüre deinen Atem und nimm wahr, ob du schnell oder langsam atmest, durch die Nase oder den Mund und ob du eher in deinen Bauch oder deine Brust atmest. Spürst du das Schlagen deines Herzens in deiner Brust? Schlägt es schnell oder langsam, schlägt es gleichmäßig oder nicht?
- Nimm nun auch die Emotionen wahr, die in dir, in deinem Herzraum leben. Nimm sie einfach nur wahr, ohne sie zu bewerten. Ergänze dann das Bild deiner körperlichen Wahrnehmungen um deine Gedanken und Emotionen und halte diese Momentaufnahme fest. Nutze diesen bewussten Moment zu Beginn einer jeden Übung, um eine Intention (einen Wunsch an dich selbst, deinen Körper, deinen Verstand oder deine Emotionen) zu setzen.

DIE REGULATION DER DURCHBLUTUNG

Die Veränderung der Hautdurchblutung ist ein wesentlicher Mechanismus der Thermoregulation und wird situationsbedingt zur Hemmung oder Förderung der Wärmeabgabe eingesetzt:

- Bei kalter Umgebungstemperatur reduziert sich die Hautdurchblutung, sodass die Blutzirkulation in den tiefen Blutgefäßen erfolgt und weniger Wärme abgestrahlt wird.
- Bei hoher Umgebungstemperatur ist die Haut auch oberflächlich stark durchblutet, sodass viel Wärme abgestrahlt wird.

Diese als Vasokonstriktion (Verengung der Blutgefäße) und Vasodilatation (Erweiterung der Blutgefäße) bezeichneten Vorgänge kann man sich gut versinnbildlichen, wenn man an hochrote, verschwitzte Gesichter beim sommerlichen Ausdauersport und an die weiß-blassen Finger beim winterlichen Schneeballformen denkt. Aber was passiert hierbei eigentlich genau?

Die Blutgefäße sind von glatten Muskelzellen umhüllt, die bedarfsweise kontrahieren und so die Blutgefäße verengen. Die Kontraktion dieser Muskelzellen wird durch die Ausschüttung von Noradrenalin reguliert und stellt eine Antwort des sympathischen Nervensystems auf den Kältereiz dar.[3] Die Regulation der Durchblutung ist körperregionsspezifisch unterschiedlich stark ausgeprägt und variiert besonders im Bereich der Hände, Finger, Füße und Zehen. Die Hautdurchblutung kann so stark beeinflusst werden, dass sich dieser Effekt auf das physikalische Prinzip der Wärmeabgabe via Konvektion auswirkt.

Bei der Konvektion wird Wärme dadurch abgegeben, dass sich der warme Körper – das Blut – relativ zur Umgebung bewegt. Der Fahrtwind auf dem Rad hat wahrscheinlich jedem schon mal gezeigt, dass dabei der abkühlende Effekt umso größer ist, je schneller man sich bewegt. Auch der Blutstrom durch oberflächliche Blutgefäße erhöht die Wärmeabgabe! Da sich bei kalter Umgebungstemperatur die Hautdurchblutung durch die Verengung der oberflächlichen Blutgefäße reduziert, wird durch Vasokonstriktion die Wärmeabgabe vermindert. Interessanterweise kommt es bei längerer Kälteexposition zu einem dynamischen Wechsel von Vasokonstriktion und Vasodilatation. Diese nach ihrem Entdecker benannte Lewis-Reaktion soll das Gewebe vor Kälteschäden schützen (englische Stichworte: Cold Induced Vasodilatation (CIVD), Hunting Reaction).

Vasodilatation

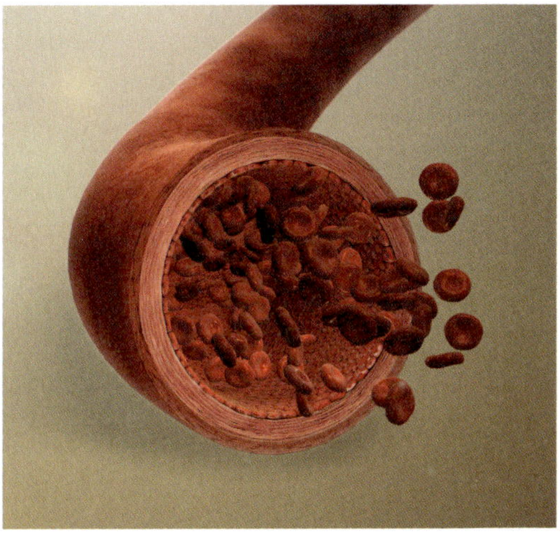

Bei der Vasodilatation führt die Erweiterung der Blutgefäße zu erhöhtem Blutfluss.

Vasokonstriktion

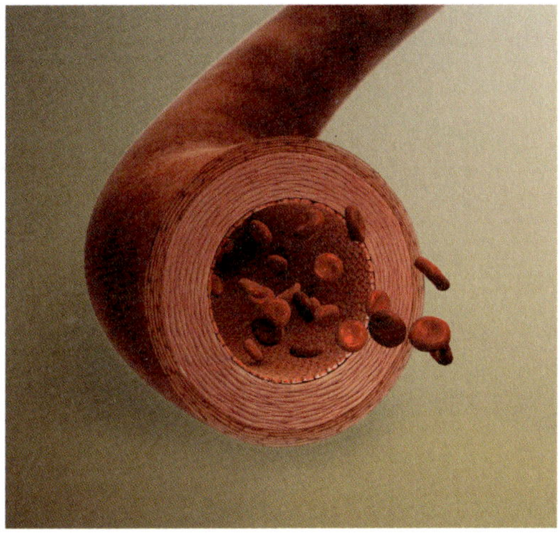

Bei der Vasokonstriktion führt die Verengung der Blutgefäße zu verringertem Blutfluss.

Viel Wärme wird abgestrahlt

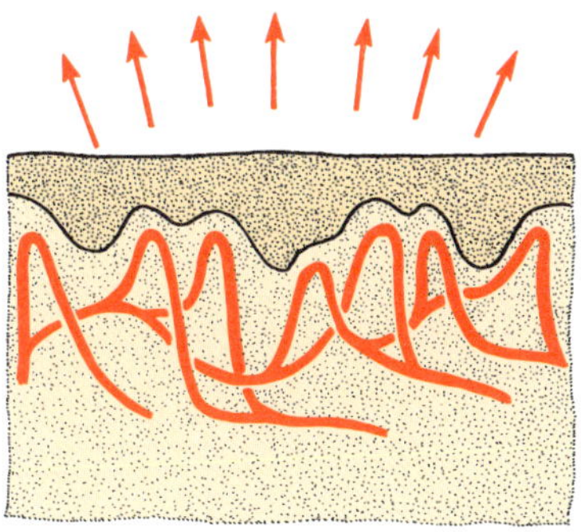

Wenig Wärme wird abgestrahlt

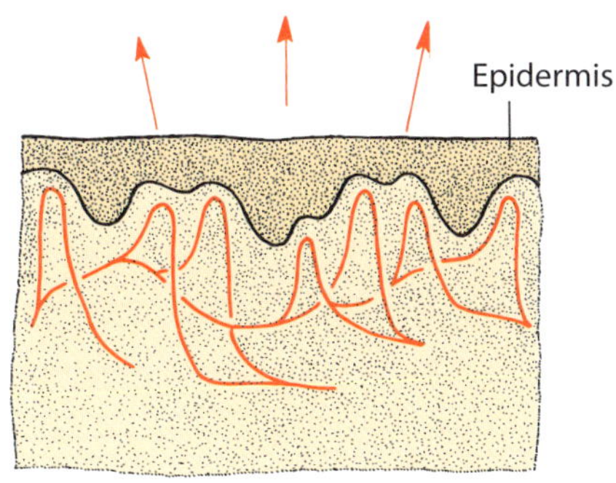

Die Vasodilatation (Erweiterung, Abbildungen links) und die Vasokonstriktion (Verengung, Abbildungen rechts) der Blutgefäße beeinflussen die Wärmeabgabe.

Für die Praxis: Kaltes Duschen als kardiovaskuläres Training

Du willst die positiven Effekte der Kälte auf dein Herz-Kreislauf-System spüren? Dann fang am besten mit kalten Duschen an. Dreh bei jedem Duschen den Warmwasserhahn etwas mehr zu und dusche dich schließlich nach ein paar Tagen mit ganz kaltem Wasser ab.

- Stelle die Wassertemperatur wie folgt ein: Tag 1 bis 2: lauwarm; Tag 3 bis 5: kalt; Tag 6 bis 7: eiskalt.
- Beginne zunächst damit, Körperregionen fern vom Herzen abzuduschen: Starte mit dem rechten Fuß und taste dich mit dem kalten Wasserstrahl langsam das Bein nach oben. Wahrscheinlich stellst du fest, dass du dabei ganz unweigerlich die Schultern hochziehst. Entspanne sie ganz bewusst wieder.
- Wechsle zum linken Bein. Wiederhole schließlich dasselbe mit dem rechten und dem linken Arm.
- Bevor du Bauch und Rücken abduschst, halte einen Moment inne. Fokussiere dich auf deinen Atem und atme langsam und gleichmäßig ein und aus. Erinnere dich daran, warum du dich kalt abduschen möchtest! Was ist dein Ziel? Willst du dein Blutgefäßsystem trainieren, weniger frieren, seltener krank werden oder einfach nur wach werden?
- Dann dusche langsam Brust und Bauch ab. Als gewöhnlicher Warmduscher atmet man nun vermutlich hektisch und schnell aufgrund des Kälteschocks. Wahrscheinlich stellt man auch fest, dass man mehr ein- als ausatmet. Der Trick ist, nun die Atmung wieder zu verlangsamen und sich auf die Ausatmung zu konzentrieren.
- Sobald sich dein Atem beruhigt hat, dusche noch den Rücken und das Gesicht ab und bringe deinen Atem erneut zur Ruhe. Danach kannst du dich abtrocknen und stolz auf dich sein!
- Beginne in den ersten sieben Tagen mit fünfzehn Sekunden und steigere dich dann über die nächsten drei Wochen darauf, 20, 30 und dann 60 Sekunden kalt zu duschen.
- Am Monatsende kannst du dich diesem Programm folgend wahrscheinlich ganz entspannt ohne Jauchzen und Prusten für eine Minute kalt abduschen.

MECHANISMEN DER ABKÜHLUNG

Der Wärmeaustausch im menschlichen Organismus findet im Wesentlichen über die Haut sowie über die Lunge und Atemwege statt. Die physikalischen Mechanismen der Wärmeleitung (Konduktion), Wärmestrahlung (Radiation) und Verdunstung (Evaporation) werden ebenso zur Thermoregulation eingesetzt wie die bereits vorgestellte Steuerung des Wärmetransportes (Konvektion) über die Hautdurchblutung.[4]

- **Wärmeleitung:** Wärmeenergie wird an der Grenzschicht von Haut und Luft auf die Luftmoleküle übertragen. Da direkter Kontakt und Luftbewegung den Abtransport von Wärme in die Umwelt fördern, ein stilles Luftpolster ihn hingegen behindert, haben wir eine physikalische Erklärung dafür gefunden, warum Kleider und Gänsehaut uns wärmen: Der Pullover bewirkt wie die aufgestellten Haare ein windstilles Wärmepolster.
- **Temperaturstrahlung:** Lebewesen erzeugen Wärmestrahlung ebenso, wie sie Strahlungsenergie absorbieren. Jeder, der sich nach einem kühlen Bad im See schon mal zum Aufwärmen in die Sonne gelegt hat, kennt den wärmenden Effekt.
- **Verdunstung:** Evaporation geschieht über die Atemwege, die Oberhaut und die Schweißdrüsen der Haut. Dabei wird dem Körper, die zum Verdunsten erforderliche Energie in Form von Wärme entzogen. Die Verdunstung ist die effektivste Form der Wärmeabgabe des Menschen, ist jedoch von der umgebenden Luftfeuchtigkeit abhängig. Nur verdunstender Schweiß kühlt. Schweiß, der bei feuchter, schwüler Luft von der Stirn perlt und abtropft, bleibt thermoregulatorisch nahezu wirkungslos.

Für die Praxis: Hilfe an heißen Sommertagen

Wenn luftige Kleidung, das Öffnen des Fensters und Ventilatoren an heißen Sommertagen nicht mehr helfen, habe ich zwei Tipps, die auch ohne Anschaffung einer Klimaanlage zur Erfrischung führen.

- Erstens, das Trinken von kalten Getränken. Studien haben gezeigt, dass das Trinken von kalten Getränken die Körperkerntemperatur in ähnlicher Weise senkt wie ein

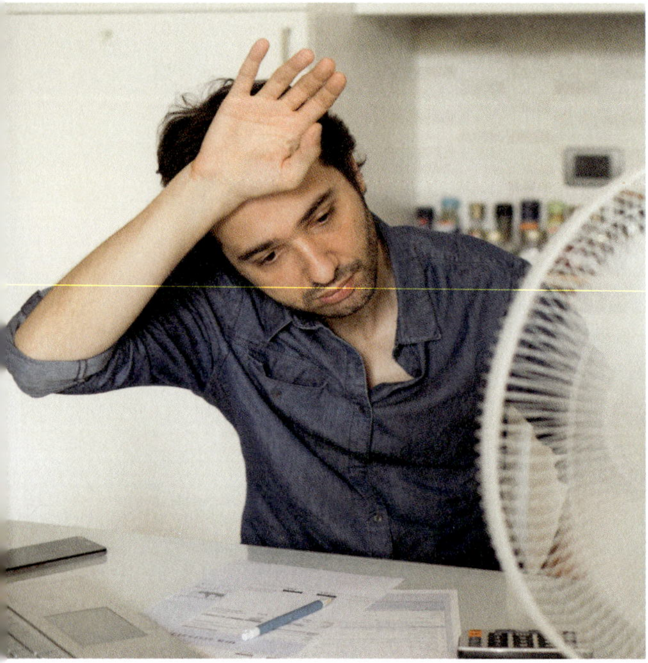

dreiminütiges Bad bei 8 °C. Der Genuss von einem Liter Wasser mit 7 °C führt bei einem 70 Kilogramm schweren Menschen zu einer deutlichen Körperkernreduktion von 0,61 °C.[5]

- Zweitens helfen kalte Wickel. Bei mir liegen deshalb im Hochsommer Mikrofaserhandtuch und Wasserflasche auf dem Schreibtisch bereit. Wenn ich eine Abkühlung brauche, befeuchte ich das Handtuch und lege es mir auf die Schultern, die Beine oder die Stirn.

Kalte Getränke, feuchte Tücher oder ein Ventilator helfen dabei, an heißen Tagen die Hitze im Büro zu ertragen.

WÄRMEBILDUNG DURCH ZÄHNEKLAPPERN, MUSKELZITTERN UND BRAUNES FETTGEWEBE

Wer ist nicht schon mal auf und ab gehüpft oder eine Runde gerannt, um wieder warm zu werden? Für die Wärmebildung stehen jedoch nicht nur diese willkürlichen, sondern auch lange Zeit als autonom geltende Mechanismen wie die »unwillkürliche« Muskelarbeit und die Aktivierung des braunen Fettgewebes zur Verfügung. (Warum diese Mechanismen nicht mehr als »unwillkürlich« bezeichnet werden sollten, liest du im Abschnitt zur Wim-Hof-Methode auf Seite 76). Hier soll es zunächst um die physiologischen Grundlagen gehen. Was passiert also, wenn die Körperkerntemperatur um 2 bis 3 °C unter die Normaltemperatur sinkt und damit eine kritische Körperkerntemperatur (also eine Unterkühlung, auch Hypothermie genannt) erreicht wird? Zunächst wird der Muskeltonus gesteigert (denk an deine hochgezogenen Schultern) und schließlich beginnen die Muskeln anscheinend unkontrollierbar zu kontrahieren. Durch das Muskelzittern steigert der Körper seinen Energieumsatz und somit auch die Wärmeproduktion um den drei- bis fünffachen Wert.[6] Diese energetische Schwerstarbeit kann jedoch nur für einige Stunden aufrechterhalten werden. Daher gibt es einen anderen Mechanismus mit besserem

Wirkungsgrad: die kalte Thermogenese (englisches Stichwort: cold thermogenesis).

Die kalte Thermogenese läuft in den Mitochondrien des braunen Fettgewebes ab, die in diesen Zellen so zahlreich sind, dass sie dem braunen Fettgewebe ihre Farbe geben. Bei der Wärmeentstehung durch kalte Thermogenese spielt ein Protein eine ganz besondere Rolle: Thermogenin. Dieses Protein kommt ausschließlich in braunem Fettgewebe vor und gilt als Schlüsselmolekül für den hohen Energieverbrauch und die enorme Fähigkeit zur Wärmeerzeugung im braunen Fett.[7] Dieses Protein ist Teil der inneren Membran der Mitochondrien, und um den Prozess der Wärmeentstehung via Thermogenin zu verstehen, müssen wir zunächst den Aufbau der Mitochondrien und den Ablauf der mitochondrialen Energiegewinnung verstehen. Dies sind Themen, denen jedes Physiologiebuch mehrere Seiten widmet.

Weiße Fettzelle
Durchmesser: 0,1–0,2 mm

Braune Fettzelle
Durchmesser: 0,05–0,1 mm

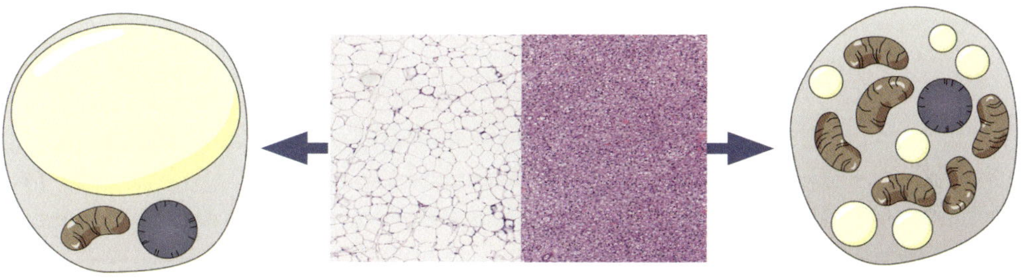

Ein großer Fetttropfen verdrängt die restlichen Zellorganellen an den Rand.

Mitochondrien produzieren Wärme und färben die Zelle braun.

Die im braunen Fettgewebe zahlreich vorhandenen Mitochondrien erzeugen Wärme und geben ihm seine braune Farbe.

Mitochondrien – die Kraftwerke der Zellen

Mitochondrien sind jene Zellorganellen, die auch als »Kraftwerke der Zellen« bekannt sind. Dieser Abschnitt ist für alle Leser, die mehr darüber wissen wollen, wie Mitochondrien eigentlich genau Energie herstellen und unter welchen Umständen sie sogar Wärme produzieren können. Zunächst jedoch erst einmal zur Lokalisation und zum Aufbau dieser Energiekraftwerke:

- **Lokalisation:** Mitochondrien bilden im Zytoplasma der Zelle ein dynamisches Netzwerk, aus dem sich die meist in Abbildungen vereinfacht dargestellten separaten Mitochondrien in Bohnenform abtrennen können.
- **Aufbau:** Mitochondrien bestehen aus einer äußeren und einer inneren Membran. Beide Membranen sind aus Phospholipid-Doppelschichten sowie Proteinen aufgebaut. Die äußere Membran umschließt das gesamte Mitochondrium und ermöglicht einen relativ freien Austausch von kleinen Molekülen und Ionen zwischen dem Mitochondrium und dem Zytoplasma. Daher sind die Konzentrationen von kleinen Molekülen im Intermembranraum (Raum zwischen den Membranen) nahezu identisch mit der im Zytoplasma. Im Gegensatz zur äußeren Membran ist die innere Membran undurchlässig für Ionen. Die innere Membran enthält zwei ganz besonders wichtige Proteine beziehungsweise Proteinkomplexe: das bereits kurz vorgestellte Thermogenin und die ATP-Synthase (zu der du später mehr erfährst).

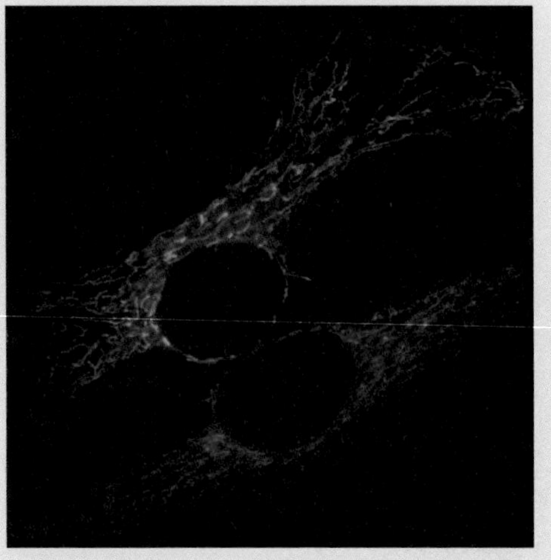

Mitochondrien sind die Energiekraftwerke unseres Körpers und bilden im Zytoplasma der Zelle ein dynamisches Netzwerk.

Der Aufbau der Mitochondrien und die Undurchlässigkeit der inneren Membran sind wichtig, denn nur so kann über diese Membran ein Konzentrationsunterschied aufgebaut werden. Innerhalb und außerhalb der inneren Membran der Mitochondrien befinden sich also unterschiedlich viele Ionen (man spricht von einem Ionengradienten). Tatsächlich wird die Energie, die in unserer Nahrung steckt, zunächst in den Mitochondrien genau dazu benutzt, diesen Konzentrationsunterschied aufzubauen (Stichwort: Atmungskette). Wenn weniger Ionen im Innenraum der Mitochondrien als im Intermembranraum sind (das war der Raum zwischen den Membranen), dann erzeugt dieser Konzentrationsunterschied ein elektrochemisches Potenzial. Wie in einer Batterie kann dieses Potenzial auch in den Mitochondrien genutzt werden. Das geschieht je nach Körpertemperatur auf zwei unterschiedlichen Wegen:

- Bei normalen Körperkerntemperaturen wird dieses Spannungspotenzial von einem Proteinkomplex namens ATP-Synthase genutzt, um die energiereiche Verbindung Adenosintriphosphat (ATP) herzustellen.
- Wenn die Körpertemperatur absinkt, dann wird der aufgebaute Ionengradient durch ein Protein namens Thermogenin zur Wärmeproduktion genutzt (Stichwort: kalte Thermogenese).

Im Folgenden kannst du darüber lesen, wie die Wärmeproduktion in den Mitochondrien des braunen Fettgewebes genau abläuft. Ohne Frage ein recht komplizierter Ablauf. Zunächst, um auf Wärmeproduktion umzuschalten, müssen die Mitochondrien erst einmal etwas von der gesunkenen Körpertemperatur mitbekommen. Das geschieht über den Botenstoff Noradrenalin. Dieses bei Kältereizen ausgeschüttete Hormon aktiviert Thermogenin. Thermogenin ist ein besonderes Protein, es ist ein Ionenkanal, welcher es ermöglicht, dass Ionen frei von der einen zur anderen Membranseite strömen können – aber nur im aktivierten Zustand. Der mühsam aufgebaute Konzentrationsunterschied wird durch die von Noradrenalin ausgelöste Öffnung dieses Ionenkanals quasi kurzgeschlossen. Unter diesen Bedingungen wird der aufgebaute Konzentrationsunterschied nicht zur ATP-Produktion genutzt, sondern unmittelbar in Wärme umgesetzt (Stichwort: Dissipation).
Die sogenannte Atmungskette, welche die Energie unserer Nahrung zum Aufbau des Ionengradienten nutzt, läuft trotzdem weiterhin auf Hochtouren. Dadurch werden energiereiche Substrate, allen voran Fettsäuren, im wahrsten Sinne zur Wärmeproduktion »verbrannt«. Auf diesem Wege wandeln braune Fettzellen also die mit der Nahrung aufgenommene Energie in Wärme um, anstatt sie wie weiße Fettzellen zu speichern. Ein geniales Prinzip zur Gewichtsreduktion. Das dachten sich auch Pharmafirmen Anfang der 1930er-Jahre. Die Chemikalie 2,4-Dinitrophenol (DNP) baut den Ionengradienten in den Mitochondrien ab – und das ganz ohne Kältereize, Noradrenalinausschüttung oder die Öffnung des Ionenkanals Thermogenin. Im Jahr 1933 wurde DNP als leistungsstarke und wirksame Pille zur Gewichtsreduktion vermarket, jedoch ein paar Jahre später bereits aufgrund gefährlicher Nebenwirkungen vom Markt genommen.[8] Überdosierungen führten und führen oft nicht, wie erhofft, zur schnelleren Gewichtsabnahme, sondern zu Hyperthermie (Fieber!) und zum Tod. Abnehmwillige sollten daher auf die Einnahme von DNP, das auch als Dinosan, Dnoc, Solfo Black, Nitrophen, Alidfen oder Chemox von dubiosen Webseiten verkauft wird, dringend absehen und lieber den Fokus auf Bewegung, gesundes Essen und Kälteexpositionen legen.

Für die Praxis: Aktivierung der Mitochondrien durch Höhentraining

Höhentraining lässt nicht nur die Zahl unserer roten Blutkörperchen ansteigen, sondern erhöht wahrscheinlich auch die Effizienz unserer Mitochondrien.[9] Der relativ geringe Sauerstoffgehalt der Höhenluft löst einen Sauerstoffmangel in den Zellen aus, der über molekulare Anpassungsprozesse zu einer erhöhten Energieausbeute in den Mitochondrien führt. Die erhöhte Energieausbeute in Form von effizienterer ATP-Entstehung wird vermutlich durch eine verbesserte Kopplung der Atmungskette an die ATP-Synthase erzielt. Während im braunen Fettgewebe durch Thermogenin diese Prozesse zur Wärmegewinnung entkoppelt werden, werden sie hier also stärker verknüpft. So kann der menschliche Organismus den reduzierten Sauerstoffgehalt in der Höhenluft optimal ausnutzen. Die positiven Effekte dieses Anpassungsprozesses spüren nicht nur Leistungssportler bei Wettkämpfen, sondern auch Freizeitsportler. Mein Tipp: Urlaub in den Bergen bei angenehmen 1000 bis 2500 Höhenmetern! Ein verlängertes Wochenende in den Bergen steigert außerdem das Wohlbefinden und reduziert Stress.[10]

BRAUNES FETTGEWEBE – EINE WUNDERWAFFE GEGEN ÜBERGEWICHT?

Lange sind Mediziner davon ausgegangen, dass braunes Fettgewebe beim Menschen nur im Säuglingsalter vorkommt, wobei es hier zwischen den Schulterblättern auf dem Rücken zu lokalisieren ist. Säuglinge besitzen zu wenig Muskelmasse, um sich durch Zittern warm zu halten. Und da sich das im Verlauf des Wachstums ändert, machte die Vorstellung Sinn, dass das braune Fettgewebe zunehmend unnötig wird und verschwindet. Erst 2009 wurde belegt, dass auch Erwachsene braunes Fettgewebe zur Wärmebildung nutzen[11] – und mit dem schon vorgestellten molekularen Trick Kalorien in Wärme umwandeln. Mithilfe eines bildgebenden Verfahrens namens Positronen-Emissions-Tomografie in Verbindung mit Computertomografie (kurz PET-CT) wurde gezeigt, dass bei Erwachsenen die säuglingstypischen Depots von braunem Fett zwischen den Schulterblättern zwar verschwunden sind, dass es stattdessen aber Depots im Nacken-, Hals- und Schulterbereich[12] und zwischen den Rippen[13] gibt.

Eine Studie der Universität Maastricht zeigte, dass Männer mit Übergewicht im

Vergleich zu Normalgewichtigen zwar vergleichbare Mengen an braunem Fettgewebe haben, aber dessen Aktivierbarkeit mit steigendem Körperfettanteil nachlässt.[14] Diese Studienergebnisse machten braunes Fettgewebe zu einem interessanten Ziel für die Behandlung von Fettleibigkeit und regten weitere Forschung an. Über eine Zunahme der Aktivität oder Masse des braunen Fettgewebes könnten Kälteexpositionen sogar zur Therapie der Zuckerkrankheit Diabetes beitragen. Diesbezüglich beobachtete die Forschungsgruppe der Universität Maastricht, dass eine zehntägige Kälteakklimatisierung (täglich gesteigerte Kälteexposition von zwei bis sechs Stunden bei 14 bis 15 °C) die Insulinsensitivität bei Patienten mit Typ-2-Diabetes um etwa 43 Prozent erhöht.[15] Dies bedeutet im Klartext, dass solche Kältekuren zur Senkung der krankhaft erhöhten Blutzuckerspiegel bei Zuckerpatienten eingesetzt werden könnten.

Andere Studien über das neu entdeckte braune Fettgewebe bezogen auch Frauen und verschiedene Altersklassen mit ein. Sie zeigten, dass Frauen generell mehr braunes Fettgewebe als Männer besitzen (32 Gramm versus 18 Gramm) und dass die Masse sowie die Aktivität des braunen Fettgewebes im Alter abnimmt. Bei Männern nimmt die Aktivität und Masse des braunen Fettgewebes im Alter dabei stärker ab als bei Frauen.[16] Doch auch bei Fettzellen gibt es nicht nur Schwarz und Weiß, sondern auch Zwischentöne mit heiß umstrittenen, womöglich fließenden Übergängen. Rekapitulieren wir noch einmal: Weiße Fettzellen vergolden als Speicherfett unsere Hüften und braune Fettzellen tragen zur Wärmebildung bei. Im Jahr 2012 wurde eine dritte, bisher unbekannte Art von Fettzellen gefunden.[17] Da diese neu entdeckten Fettzellen Eigenschaften von weißen und braunen Fettzellen tragen, wurden sie beige Fettzellen getauft. Diese braunweiße Zwischenform findet sich zwischen den weißen Fettzellen als Teil des normalen Unterhautfettgewebes und ist für die kälteinduzierbare Bräunung des Fettgewebes verantwortlich. Was bedeutet das?

Unser weißes Hüftgold kann durch Kältereize und die dadurch ausgelöste Zunahme von beigen Fettzellen gebräunt werden. Aufmerksamkeitserregend sind dabei zwei Punkte: Erstens, dass diese beigen Fettzellen, wie die braunen Fettzellen auch, reich an Mitochondrien sind und ebenso die praktische Eigenschaft besitzen, Kalorien in Wärme umzusetzen. Zweitens, dass sie womöglich direkt aus den weißen Fettzellen entstehen! Diese direkte Umwandlung von weißem Speicherfett in beiges kalorienverbrauchendes Fett wäre für Übergewichtige ein Traum. Bisher ist jedoch unklar, ob diese Zellen durch Differenzierung aus weißen Fettzellen entstehen oder aus einem gemeinsamen Vorläufer, oder ob es sich womöglich um eine dritte Art von Fettzellen mit ganz eigenen speziellen Vorläuferzellen handelt.[18] Die meisten Studien sind sich allerdings darin einig, dass sowohl endogene (genetische, hormonelle) als auch exogene Faktoren (Kälte, pharmakologische Wirkstoffe) die Entstehung von beigen Fettzellen in weißen Fettdepots hervorrufen können.[19] Deshalb gibt es enorme Bestrebungen vonseiten der pharmazeutischen Industrie, neue Substanzen zu entwickeln, die eine selektive Aktivierung des braunen Fettgewebes oder eine Bräunung des weißen Fettgewebes bewirken. Zum Glück kann man die gewonnenen Erkenntnisse auch ganz ohne Medikamente für sich nutzen, indem man sich regelmäßig Kältereizen aussetzt.

Für die Praxis: Mit Kälte Kalorien verbrennen

Es gibt aktuell nur wenige Studien, die sich mit der Frage beschäftigen, wie sich die Stoffwechselrate und der Energieverbrauch des menschlichen Körpers in der Kälte verändern. Nur ein paar dieser Studien liefern konkrete Zahlen dazu, wie viele Kalorien nun tatsächlich während verschiedenen Kälteanwendungen verbraucht werden. Die meisten dieser Studien sind aber einfach nicht praxisrelevant. Ich rate zum Beispiel definitiv niemandem zu einem dreistündigen Bad im fließenden Wasser bei 18 °C. Dennoch ist es interessant, aus einer Studie zu erfahren, dass ein nackter Mensch so circa 200 bis 300 Kilokalorien zusätzlich verbrennt.[20] Ganzkörperkälteanwendungen mit minus 110 °C sind da definitiv zeitsparender und außerdem sicherer.

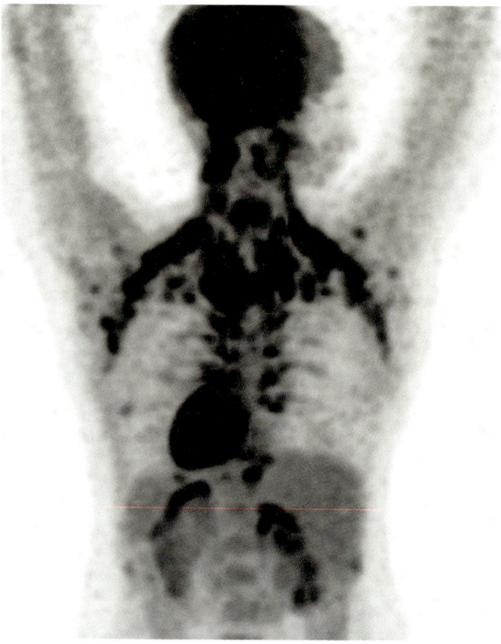

Untersuchungen mit Positronen-Emissions-Tomografie in Verbindung mit Computertomografie (PET-CT) zeigen, dass bereits 16 °C das braune Fettgewebe aktivieren.[21]

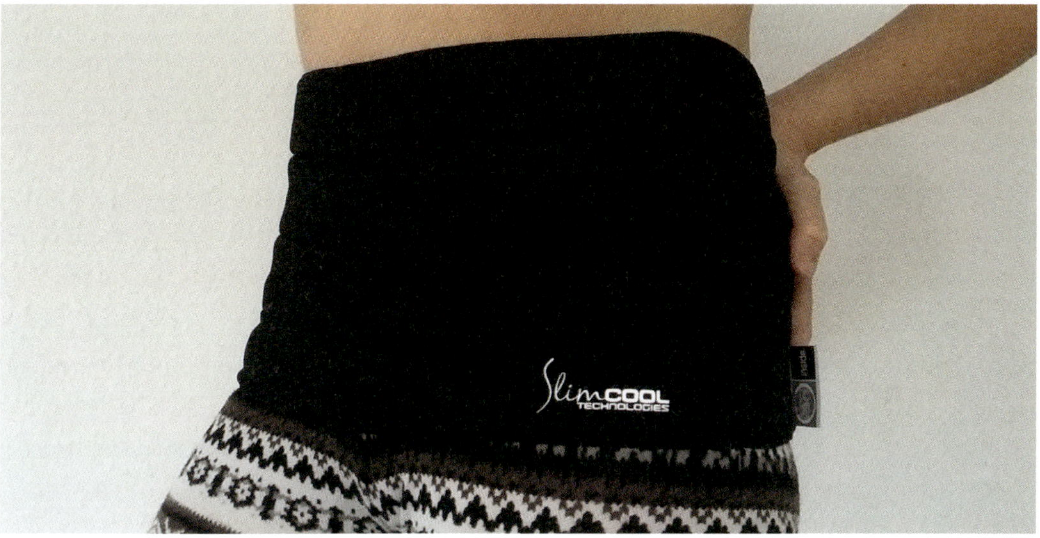

Ob sich Bauchspeck tatsächlich durch kühlende Bauchgurte wie diesen einfach wegkühlen lässt, muss man für sich selbst herausfinden.

Schon nach wenigen Minuten sinkt bei Ganzkörperkälteanwendungen mit minus 110 °C die Hauttemperatur auf 12 bis 16 °C, was einem Kaloriendefizit von vier bis fünf Kilokalorien je Kilogramm Körpergewicht entspricht. So verbrennt ein 70 Kilogramm schwerer Mensch hier circa 350 Kilokalorien.[22] Man kann jedoch auch bei recht angenehmen Temperaturen Kalorien verbrennen.

Eine Studie der Universität Maastricht zeigt deutlich, dass es schon ausreicht, einer moderaten Kälte von 16 °C zwei Stunden ausgesetzt zu sein, um das braune Fettgewebe zu aktivieren. Da der Körper bestrebt ist, seine Optimaltemperatur zu halten, wird schon bei diesen Temperaturen der Energieverbrauch erhöht. Um genau zu sein, bewirkt eine Senkung der Raumtemperatur von 22 °C auf 16 °C eine Erhöhung des Energieverbrauches eines bekleideten Menschen von vier bis sechs Prozent.[23] Das bedeutet also, wenn du an einem Tag bei 22 °C beispielsweise um die 2000 Kilokalorien verbrennst, dann verbrennst du bei 16 °C Umgebungstemperatur circa 80 bis 120 Kilokalorien mehr. In einer Woche macht das locker eine Tafel Schokolade oder ein halbes Kilo Körperfett weniger auf der Waage am Monatsende aus.[24]

Wenn du diese wissenschaftlichen Erkenntnisse für dich nutzen willst, setze einfach meinen folgenden Tipp um: Dreh im Winter die Heizung runter! Im Schlafzimmer sorgt eine kühlere Zimmertemperatur zudem für einen besseren Schlaf.

Effekte der Kälte auf den menschlichen Körper

Kälte- und auch Wärmeanwendungen haben einen erheblichen Einfluss auf das Herz-Kreislauf-System. Wärmeeinwirkungen führen zu einer stärkeren Durchblutung der Haut und zu einer verringerten Blutmenge im Körperzentrum. Die gesteigerte Durchblutung von Haut und Extremitäten ist an heißen Sommertagen an unserer geröteten Haut sowie an geschwollenen Füßen und Händen erkennbar. Die reduzierte Blutmenge im Körperzentrum hat ein Absinken des Herzzeitvolumens und damit des arteriellen Blutdrucks zur Folge. Der arterielle Blutdruck ist das Produkt aus Herzzeitvolumen und totalem peripherem Gefäßwiderstand und wird konventionell als Zahlenpaar aus systolischem (oberen Wert) und diastolischem Druck (unterem Wert) angegeben. Zusätzlich zur Blutdruckabnahme kommt es bei starken Wärmeeinwirkungen kompensatorisch zu einem Anstieg der Herzfrequenz (um das reduzierte Herzzeitvolumen auszugleichen).

Im Vergleich zu Wärmeeinwirkungen könnte man nun konsequenterweise annehmen, dass Kälteeinwirkungen generell eine gegensätzliche Reaktion, also die Zentralisierung des Blutvolumens, den Anstieg des Blutdrucks und das Absinken der Herzfrequenz auslösen. Das würden sie auch, wäre nur eine rein physisch-mechanische Reaktionskette involviert. Es sind jedoch auch Körpervorgänge beteiligt, die über das autonome Nervensystem gesteuert werden und daher meist ohne unsere bewusste Wahrnehmung oder Beeinflussung ganz »unwillkürlich« ablaufen.

Um die Effekte der Kälte auf den menschlichen Körper verstehen zu können, müssen wir uns also zunächst noch mit dem autonomen Nervensystem beschäftigen. Denn dieser Teil unseres Nervensystems regelt ganz »autonom« – also ohne unsere bewusste Steuerung – unsere Körpertemperatur sowie einen Großteil weiterer lebensnotwendiger Körperfunktionen, zum Beispiel das Herz-Kreislauf-System, das Immunsystem, die Atmung und die Verdauung. Man unterteilt das autonome Nervensystem zumeist in zwei gegensätzlich (antagonistisch) wirkende Systeme: den Sympathikus und den Parasympathikus. Der Sympathikus ist der Teil des autonomen Nervensystems, der die Aktionsbereitschaft des Körpers bei tatsächlicher oder gefühlter Belastung erhöht. Der Parasympathikus ist der Gegenspieler des Sympathikus und steuert in

Ruhephasen die Körperfunktionen, die die Erholung fördern. Will man sich die vielfältigen Wirkungsweisen des Systems vor Augen halten, kann man sich folgende Szenarien aus dem Steinzeitalter vorstellen:

- **Sympathische Dominanz:** Der Höhlenmensch ist auf Jagd und liegt auf der Lauer, seine Muskeln sind angespannt, sein Atem beschleunigt und sein Herz schlägt schneller. Plötzlich hört er ein knurrendes Geräusch hinter sich und

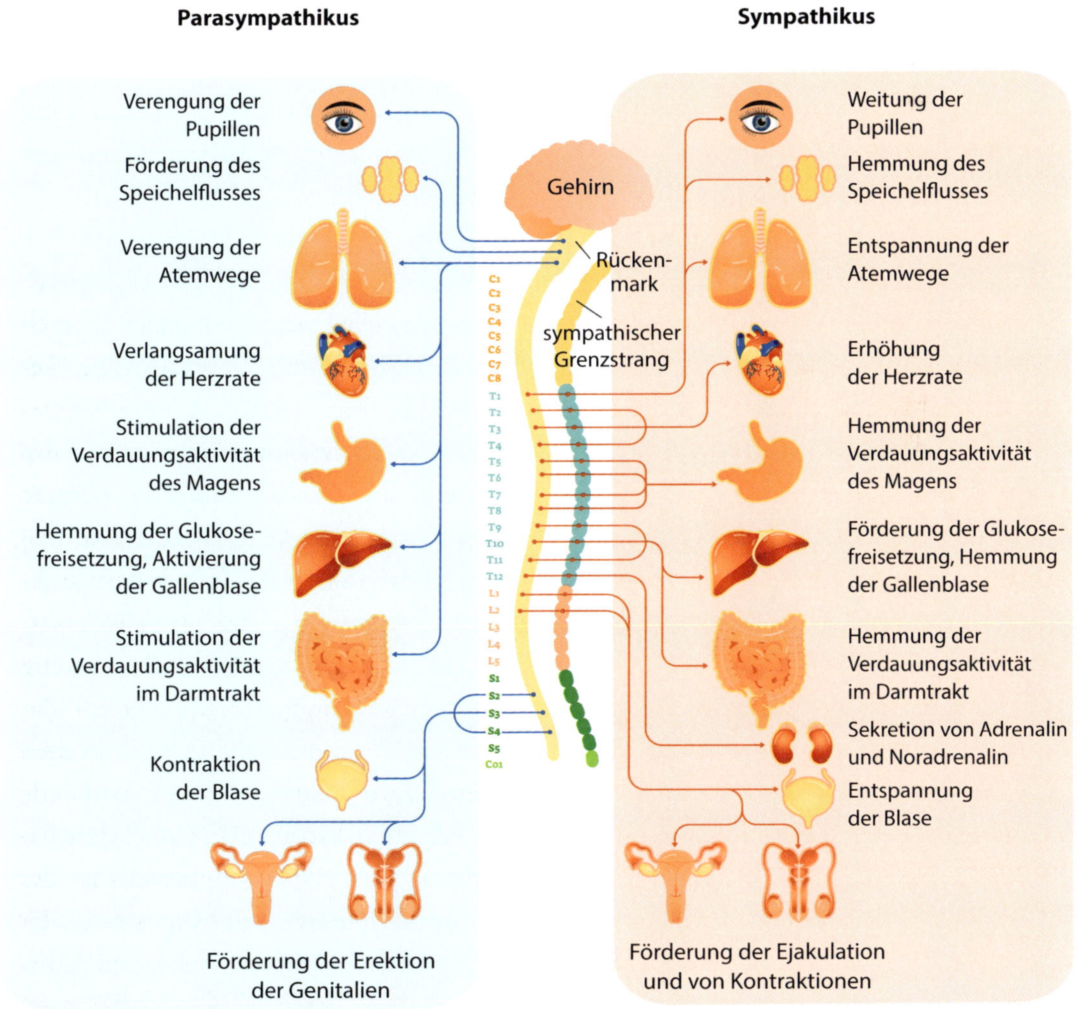

Die antagonistische Wirkungsweise von Sympathikus und Parasympathikus auf einige Organe im menschlichen Körper.

das Nebennierenmark spritzt eine kräftige Dosis Adrenalin ins Blut, das bevorzugt Richtung Gehirn, Lunge und Muskeln strömt, um dem Höhlenmenschen schnellstmöglich die Flucht zu ermöglichen.

- **Parasympathische Dominanz:** Unser Höhlenmensch ist entkommen oder hat seinen Angreifer vielleicht sogar erlegt und verspeist. Er liegt nun sicher in seiner Höhle und macht einen trägen Eindruck. Seine Augen sind geschlossen, die Muskeln entspannt, der Atem geht ruhig und sein Herz schlägt langsam. Um die Verdauung zu fördern, werden nun Verdauungsenzyme sekretiert und der Magen-Darm-Bereich mit Blut versorgt.

Die Informationsweiterleitung zwischen Organen und Gehirn erfolgt dabei über zuleitende und ableitende Nervenbahnen. Reize aus dem Körper werden über zuleitende, sogenannte afferente Nervenbahnen ins zentrale Nervensystem weitergeleitet. Hier wird die Information verarbeitet und im Anschluss werden passende Antworten über ableitende sogenannte efferente Nervenbahnen zurück zum Organ geschickt. Einige Reize werden jedoch, um Zeit zu sparen, gar nicht erst an das zentrale Nervensystem weitergeleitet, sondern bereits auf Rückenmarksebene mit passenden efferenten Nervenbahnen verknüpft (Stichwort: Reflex).

KÄLTESCHOCKREAKTION UND TAUCHREFLEX

Das Eintauchen in kaltes Wasser kann zur sympathischen oder parasympathischen Dominanz führen und so zwei vollkommen gegensätzliche Reaktionen auslösen: Die Kälteschockreaktion und den Tauchreflex.[25] Für jeden, der schon mal beim Eintauchen ins kalte Wasser nach Luft geschnappt hat, ist es keine Überraschung zu lesen, dass intensive Kälte einen Anstieg der Atem- und Herzschlagfrequenz auslöst. Dies ist ein Reflexmuster, das durch die kältesensiblen Thermorezeptoren in der Haut ausgelöst und durch eine Aktivierung des Sympathikus erreicht wird. Der Tauchreflex hingegen wird durch den dämpfenden Teil des autonomen Nervensystems vermittelt, dem sogenannten Parasympathikus, der unter anderem durch die Kälteexposition des Gesichts aktiviert wird.[26] Infolge des Tauchreflexes kommt es zu einer Verlangsamung des Herzschlags, einer Konzentration der Blutversorgung auf den Körperkern und zu einem Anstieg des Blutdrucks. Studien haben gezeigt, dass es auch bei der Ganzkörperkälteexposition in Kältekammern zu einem Absinken der Herzfrequenz (um etwa sieben Schläge pro Minute) und einem Anstieg des Blutdrucks kommt.[27] Um genau zu sein, kann der systolische Blutdruck unter Kälteeinwirkung durch das Zusammenziehen der Blutgefäße kurzzeitig um bis zu 20 mmHg ansteigen.[28] Bei Bluthochdruck von beispielsweise 160 mmHg während der Systole und 100 mmHg in der Diastole (gesprochen 160 zu 100, geschrieben 160/100) könnte es so zu gefährlichen Bluthochdruckspitzen von 180/100 mmHg kommen. **Deshalb sollten Menschen mit Bluthochdruck auf Kälteanwendungen jeglicher Art verzichten – zumindest ohne ärztliche Aufsicht!**[29]

Langfristig hat Kälte jedoch positive Effekte auf das Herz-Kreislauf-System. So wird zum Beispiel eine Senkung des Ruhe- und Belastungsblutdrucks[30] und eine Erhöhung der Herzratenvariabilität beobachtet.[31] Die Herzratenvariabilität bezeichnet die Fähigkeit des Herzens, den zeitlichen Abstand von einem Herzschlag zum nächsten belastungsabhängig zu verändern, wobei eine hohe Variabilität der Herzrate als Indikator für einen gesunden und anpassungsfähigen Organismus steht. Doch wie geschieht eigentlich die Informationsweiterleitung zwischen Temperatursensoren in der Haut und dem Herzen? Die Erhöhung der Herzratenvariabilität wird durch die kälteinduzierte Stimulation des Parasympathikus über Sensoren in der Haut erzielt.[32] Die Kaltsensoren sind Endigungen von Nervenfasern des autonomen Nervensystems, die bei Kältereizung die nervale Erregung über sogenannte afferente (zuleitende) Nervenbahnen ins zentrale Nervensystem leiten. Hier wird die Information verarbeitet und im Anschluss werden passende Antworten über efferente (ableitende) Nervenbahnen zurück zum Herzen geschickt. Auch andere Effekte der Kälte auf unseren Körper werden von Experten damit erklärt, dass die eintreffenden Kältereize vielfältige autonome Körperfunktionen modulieren können. Laut Professor Winfried Papenfuß, Mediziner, Autor und ehemaliger Chefarzt einer Rehabilitationsklinik mit einer der ersten Kältekammern in Deutschland, beeinflussen Kältereize nicht nur das Herz-Kreislauf-System, sondern auch die Muskulatur, das Hormonsystem, das Immunsystem und das zentrale sowie autonome Nervensystem.[33] Er fasst die systemischen Effekte der Kälte auf den menschlichen Körper wie folgt zusammen:

- **Lungenkreislauf und Körperkreislauf:** kardiovaskuläres Training, Ökonomisierung der Herzfunktion, Training des Atmungssystems (Erhöhung der Sauerstoffaufnahme, Weitung der Bronchien, Entspannung der Atemmuskulatur).
- **Zentrales und autonomes Nervensystem:** Regulierung des Schlafverhaltens und der Stressverarbeitung (bei chronischem Stress, Burn-out, Depression), Schmerzlinderung.
- **Hormonsystem, Stoffwechsel und Immunsystem:** Reduktion der Stress-

hormone, Förderung des Wohlbefindens, Modulation des Immunsystems, Entzündungshemmung, Ökonomisierung des Energiehaushalts, erhöhte Effektivität und Fähigkeit des Organismus, mit oxidativem Stress umzugehen.

- **Skelettmuskulatur:** temporäre Durchblutungssteigerung, Förderung der Regeneration, verbesserte Ansteuerung der Muskulatur (Stichwort: neuronale Aktivierung), Entspannung der Muskulatur über die Reduktion der Muskelspannung (Stichwort: Senkung des Muskeltonus).

Für die Praxis: Mit der richtigen Atmung das Nervensystem in Balance bringen

Durch einfache Atemübungen können wir alle auf unser autonom geglaubtes Nervensystem bewusst Einfluss nehmen. Es braucht dafür nicht mehr als ein paar Atemübungen. Lass es uns direkt probieren.

Wahrscheinlich liegst oder sitzt du gerade schon recht bequem – und falls nicht, dann mach es dir gemütlicher und richte deine Aufmerksamkeit auf deinen Atem. Spüre, wie der Atem in dich hinein- und aus dir hinausströmt. Wie atmest du gerade? Eher schnell oder eher langsam? Atmest du durch die Nase oder durch deinen Mund? Wenn du durch die Nase atmest: Ist eine Seite freier als die andere? Atmest du bis tief runter in deinen Bauch oder eher in die Brust? Stelle all dies nur fest, ohne es zu bewerten. Um später bewusst Einfluss nehmen zu können, brauchst du diese kleine Bestandsaufnahme.

Wenn du deinen Körper und deinen Geist entspannen möchtest, kannst du deinen Parasympathikus aktivieren, indem du deine Atmung langsamer werden lässt, nur durch die Nase ein- und ausatmest und deinen Atem gezielt in den Bauch fließen lässt. Um deinen Körper besser zu spüren, lege deine Hände auf deinen Bauch und atme mit jedem Atemzug gegen deine Hände, sodass sie sich im Rhythmus deiner Atmung heben und senken. Spüre, wie frische Luft durch deine Nase einströmt und wie sie etwas erwärmt deinen Körper verlässt. Verweile so für zehn Atemzüge und beobachte, ob deine Einatmung und deine Ausatmung in etwa gleich lang sind. Dafür kannst du im Geist langsam zählen, wobei du bei jeder Einatmung und jeder Ausatmung wieder bei eins beginnst. So kannst du prüfen, ob du bei Einatmung und Ausatmung bis zur gleichen Zahl hochzählen kannst.

Wenn deine Einatmung und deine Ausatmung in etwa gleich lang sind, dann ist dein Nervensystem ausgeglichen. Verhält es sich nicht so bei dir, kannst du das ausgleichen, indem du langsam – während du bis fünf zählst – Stück für Stück einatmest und dann ebenso langsam – während du erneut bis fünf zählst – wieder ausatmest. Mache diese sogenannte Taktatmung für fünf Minuten oder 30 Atemzüge. Nimm dir im Anschluss die Zeit, um in dich hineinzuhorchen. Spüre ganz bewusst, wie sich dein Körper in diesem Moment anfühlt, ob dein Verstand arbeitet oder ob er eher leise ist. Achte darauf, welche Emotionen gerade in dir leben.

GEFAHREN DER KÄLTE UND RETTUNGSMASSNAHMEN

Obwohl der Niederländer Wim Hof und der Chinese Songhao Jin ganze 113 Minuten in einem Eisbad folgenlos überlebt haben und der Österreicher Josef Köberl diesen Weltrekord sogar mit 128 Minuten übertraf, muss von solchen Selbstversuchen dringend abgeraten werden. Denn diese Zeiten liegen deutlich über den vorhergesagten Überlebenszeiten, die das kanadische Rote Kreuz und Wissenschaftler mit Modellen errechnet haben.

Wie lange ein Erwachsener Eiswasser überstehen kann, ist von vielen Faktoren abhängig, unter anderem von der Kleidung, vom Körperfettanteil, von der Wasserströmung, der körperliche Fitness und dem Ernährungszustand. Der Zeitraum beträgt ungefähr 60 bis 90 Minuten.[34] Bei einem überraschenden schnellen Eintauchen sterben viele Menschen jedoch schon deutlich vorher durch Herz- und Schwimmversagen (Stichwort: autonomer Konflikt, Zwiespalt des autonomen Nervensystems zwischen sympathischer und parasympathischer Aktivierung).

Der folgende Abschnitt soll daher einen Einblick in mögliche negative Folgen von Kälteexpositionen geben. Bei kalten Außentemperaturen versucht der Körper, seine innere Optimaltemperatur (von 36,4 bis 37,4 °C) durch Mechanismen wie Kreislaufzentralisierung und Kältezittern so lange wie möglich aufrecht zu halten. Sind diese Regulationsmechanismen nicht ausreichend oder kann der Körper die dafür notwendige Energie nicht mehr aufbringen, kann es zu einer Unterkühlung des gesamten Organismus und zu lokalen Erfrierungen kommen. Ab einer Körperkerntemperatur von unter 35 °C sprechen Ärzte von Hypothermie (also einer Unterkühlung) und unterteilen diese meist in drei[35] oder vier Stadien[36]:

- **Milde Hypothermie** (Körperkerntemperatur 32 bis 35 °C): Der Mensch ist bei Bewusstsein, hat Muskelzittern, hohen Blutdruck, schnellen Herzschlag und eine hohe Atemfrequenz. Die Blutgefäße in den Extremitäten ziehen sich zusammen und das Blut verlagert sich in den Körperkern. Die Mobilität der Extremitäten wird zunehmend eingeschränkt, bis die Menschen durch starken Mobilitätsverlust nicht mehr für sich selbst sorgen können.

- **Moderate Hypothermie** (Körperkerntemperatur 28 bis 32 °C): In diesem Stadium werden Menschen teilnahmslos, verwirrt und zunehmend schläfrig. Der Blutdruck, die Atem- sowie die Herzschlagfrequenz nehmen ab. Durch die eintretende Muskelstarre tritt kein Kältezittern mehr auf. Ab einem bestimmten Punkt weiten sich die Blutgefäße wieder. Wenn das noch vor Eintritt der Bewusstlosigkeit geschieht, nimmt der Betroffene ein intensives Wärmegefühl wahr und beginnt manchmal paradoxerweise damit, sich auszukleiden.
- **Schwere Hypothermie** (Körperkerntemperatur unter 28 °C): Der Mensch wird bewusstlos, hat stark geweitete bis lichtstarre Pupillen und einen sehr niedrigen Blutdruck bei weiterhin abnehmender Atem- und Herzschlagfrequenz. Dieser Zustand kann in eine tiefe Bewusstlosigkeit ohne tastbaren Puls und erkennbare Atmung übergehen. In diesem Stadium ist es ohne Messung der (stark verminderten) Hirnaktivität nur noch schwer möglich, zu bestimmen, ob die unterkühlte Person noch lebt oder bereits tot ist. Dieses Stadium des »Scheintodes« bei einer Körpertemperatur von unter 24 °C wird in einigen Quellen noch als viertes Stadium unterschieden.

Da die schwere Hypothermie mit Herzrhythmusstörungen und dem Eintreten des Todes einhergehen kann, sollte man Kälteexpositionen mit Respekt begegnen. Es ist unabdingbar, hier sowohl die Sicherheitsmaßnahmen als auch die Erste-Hilfe-Maßnahmen zu kennen.[37] Für alle Stadien der Hypothermie wird empfohlen, einen trockenen windgeschützten Ort aufzusuchen, um hier die nasse Kleidung zu entfernen und den Menschen in Rettungsfolien einzuhüllen. Die goldene Seite der Folie kommt dabei nach außen. Anschließend werden um die Person herum Decken gelegt. Bei moderater und schwerer Hypothermie ist der oft zunehmend verwirrte oder bewusstlose Mensch dabei horizontal zu lagern. Um einen weiteren Wärmeverlust zu vermeiden, sollte dafür der Kontakt zwischen Körper und Boden, zum Beispiel mit einer Decke, unterbrochen werden. Der Unterkühlte sollte dabei so wenig wie möglich bewegt werden, da es bei der Bewegung zur Umverteilung des kalten Bluts aus der Körperschale in den Körperkern kommt – das kann zu Herzrhythmusstörungen und Kreislaufstillstand führen. Kommt ein Mensch durch dieses Umverteilen des Blutvolumens zu Tod, spricht man auch vom Bergetod. Um diesen zu vermeiden, werden Menschen auch in horizontaler Lage aus Notfallkältesituationen gerettet und anschließend nur langsam aufgewärmt (0,25 bis 0,5 °C pro Stunde).

Bei schwerer Hypothermie sollten Atmung und Puls wiederholt geprüft werden und nötigenfalls mit der Reanimation (Herzdruckmassage und Atemspende im steten Wechsel von 30:2) begonnen werden. Die Reanimation darf erst nach 90 Minuten bei einer Körperkerntemperatur von über 35 °C abgebrochen werden. Wenn ein Mensch allgemein unterkühlt ist, können zudem lokale Schädigungen des Gewebes durch Kälteeinwirkung entstehen. Besonders häufig treten Erfrierungen an kälteexponierten Körperstellen (Ohrmuschel, Nase, Finger, Zehen) auf. Erfrierungen werden je nach Schwere in drei bis vier Grade eingeteilt:[38]

- **Erfrierung ersten Grades:** Das betroffene Körperteil ist anfänglich taub und blass, bei Wiedererwärmung kommt es zu Schwellung der Hautpartie, Schmerzen und Juckreiz. Erfrierungen des ersten Grades sind reversibel.
- **Erfrierung zweiten Grades:** Initiale Rötung oder Blaufärbung des Körperteils, nach einem Tag kommt es zu Schwellung und Blasenbildung. Oberflächliche Erfrierungen des zweiten Grades sind meist reversibel.
- **Erfrierung dritten Grades:** Nach Wiedererwärmung werden die Bereiche nicht mehr durchblutet und es kommt durch Unterversorgung zum Schwarzwerden und Absterben des Gewebes. Bei Erfrierungen dritten Grades ist in schweren Fällen eine Amputation erforderlich.

Ab welcher oberflächlichen Hauttemperatur treten Erfrierungen auf? Gibt es Warnzeichen? Zum Glück ja, ab einer Temperatur der Hautoberfläche von 28 °C nehmen wir unsere Haut als kalt wahr, ab 20 °C beginnt sie zu schmerzen. Ab 12 °C erkennen wir die starke Verengung der Blutgefäße optisch als Weißfärbung der Haut, ab 10 °C wird die Haut taub und unter 0 °C treten die ersten Erfrierungen auf.

Da das menschliche Gewebe aufgrund seines Elektrolytgehaltes erst bei minus 0,55 °C,[39] also später als Wasser, gefriert, könnte man davon ausgehen, dass es bei Bädern im Wasser nicht zu Erfrierungen kommen kann. Es ist daher wichtig, zu wissen, dass es auch ohne Erfrierungen zu Kälteschäden kommen kann[40] und dass Meerwasser einen niedrigeren Gefrierpunkt (minus 1,9 °C) als Süßwasser hat. Das Wissen, dass Mischungen aus Salz, Eis und Wasser sehr tiefe Temperaturen von bis zu minus 20 °C erreichen können, ist auch für beherzte Barfußläufer wichtig, denn auf gestreuten Straßen können Spaziergänge mit bloßen Füßen schwerwiegende Folgen haben. Diese von mir gegebene Darstellung der Gefahren soll keinesfalls abschrecken, sondern informieren und zum vorsichtigen Umgang mit der Kälte anregen. Das Risiko für Erfrierungen ungeschützter Hautpartien hängt jedoch nicht nur von der Umgebungstemperatur, sondern auch von der Windgeschwindigkeit ab. Erfrierungen können bei hohen Windgeschwindigkeiten von über 30 km/h bereits nach 5 Minuten (bei minus 40 °C), nach 10 Minuten (bei minus 30 bis minus 35 °C) oder nach 30 Minuten (bei minus 20 bis minus 25 °C) auftreten. Die eingefärbten Bereiche in der folgenden Tabelle zeigen dir, ab welchen Konditionen Erfrierungen auftreten können.

Außentemperatur (°C)

Windgeschwindigkeit (km/h)	5	0	-5	-10	-15	-20	-25	-30	-35	-40
10	3	-3	-9	-15	-21	-27	-33	-39	-45	-51
20	1	-5	-12	-18	-24	-31	-37	-43	-49	-56
30	0	-7	-13	-20	-26	-33	-39	-46	-52	-59
40	-1	-7	-14	-21	-27	-34	-41	-48	-54	-61
50	-2	-8	-15	-22	-29	-35	-42	-49	-56	-63
60	-2	-9	-16	-23	-30	-37	-43	-50	-57	-64
70	-2	-9	-16	-23	-30	-37	-44	-51	-59	-66
80	-3	-10	-17	-24	-31	-38	-45	-52	-60	-67
90	-3	-10	-17	-25	-32	-39	-46	-53	-61	-68
100	-3	-11	-18	-25	-32	-40	-47	-54	-61	-69

Erfrierungen können nach folgenden Minuten bei den angegebenen gefühlten Temperaturen auftreten:

= nach 30 Minuten = nach 10 Minuten = nach 5 Minuten

Für die Praxis: Anfängerfehler beim Aufwärmen vermeiden

Ist es ratsam, nach gewollten oder ungewollten Kälteanwendungen einen Schnaps zu trinken, in die Sauna zu gehen oder eine heiße Dusche zu nehmen? Wird man so schneller wieder warm? Tatsächlich lautet die Antwort auf diese Fragen ganz klar: Nein. Auch wenn alkoholische Getränke einem zwar zunächst das Gefühl geben, dass der Körper von wohliger Wärme durchzogen wird, steigt die tatsächliche Körpertemperatur durch den Alkoholkonsum nicht an. Im Gegenteil. Durch die kurzfristige Erweiterung der Blutgefäße, die wir subjektiv zunächst als wohlige Wärme empfinden, fließt mehr Blut an die Körperoberfläche. Das warme Blut aus dem Körperinnern verliert hier an der Körperoberfläche schnell an Temperatur. So kühlt man nach Alkoholkonsum erst recht aus. Die Annahme, dass Alkohol während der Kälteexposition warm macht oder im Anschluss beim Aufwärmen hilft, ist falsch.

Recht ähnlich verhält es sich mit Wärmeanwendungen, die direkt auf Kälteexpositionen folgen. Daher möchte ich an dieser Stelle den sogenannten Afterdrop erklären. Als Afterdrop bezeichnet man das Phänomen, dass es nach Beendigung der Kälteexposition zu einem zusätzlichen Absinken der Körperkerntemperatur und einem deutlichen Kältegefühl kommt. Wieso geschieht dies? Insbesondere wenn wir direkt nach einem Eisbad eine warme Dusche nehmen, nach einem Spaziergang in der Kälte in ein überheiztes Gasthaus einkehren, passiert, was normalerweise nur sehr langsam und wohldosiert geschieht: Die Verengung der oberflächlichen Blutgefäße löst sich schlagartig und das noch kalte Blut aus der Körperschale fließt zurück in den noch warmen Körperkern. Dieses rasche Absinken der Körperkerntemperatur ist nicht nur unangenehm und mit starkem Zittern verbunden, es kann auch lebensbedrohliche Herzrhythmusstörungen auslösen. Aus dem gleichen Grund können sich daher starke Bewegungen, wie Hüpfen und Rennen, beim Aufwärmen negativ auswirken.

Doch wie wärmt man sich denn nun bei milder Hypothermie richtig auf? Am besten ist es, sich in einem angenehm temperierten Raum, sitzend oder liegend, vom Rumpf ausgehend langsam zu erwärmen. Dafür kann eine Decke um Bauch und Rücken gewickelt werden und zusätzlich eine Wärmflasche oder ein Wärmekissen mit eingepackt werden – hierbei direkten Hautkontakt vermeiden. Außerdem werden kalorienreiche, alkoholfreie und warme Getränke empfohlen, die von innen die Körperkerntemperatur anheben und dem Körper die nötigen Kalorien zur Wärmebildung liefern.

WIE KÄLTE DIE GRENZEN ZWISCHEN LEBEN UND TOD VERSCHIEBT

Die schwedische Ärztin Anna Bågenholm steckte nach einem Skiunfall für ganze 80 Minuten in einem eisigen Bach fest, bevor man sie befreien konnte. Ihre Körpertemperatur betrug nur noch 13,7 °C, ihr Herz schlug nicht mehr – medizinisch gesehen, war sie tot. Doch es gelang, sie wiederzubeleben. Durch eine langsam durchgeführte Wiedererwärmung des Körpers konnte sie nach rund drei Stunden ohne bleibende Schäden reanimiert werden. Fünf Monate später war sie wieder als Ärztin tätig. Schon seit Jahrzehnten ist bekannt, dass extrem ausgekühlte Menschen einen langen Sauerstoffmangel überleben können.[41] Tiefe Temperaturen lassen die Organfunktionen erlahmen und senken so den Sauerstoffverbrauch, wodurch überlebenswichtige Zellen und Organe die eingeschränkte Sauerstoffversorgung, zum Beispiel bei einem Herzstillstand, überstehen können. Eine absichtliche tiefe Unterkühlung wird sogar von Ärzten für Operationen am Gehirn, am Herzen oder im Falle von Schäden an großen Blutgefäßen genutzt.

Da viele Herzoperationen nicht am schlagenden Herzen durchgeführt werden können und meist ein blutleeres Umfeld erfordern, wird eine Herz-Lungen-Maschine eingesetzt, um das Blut außerhalb des Körpers auf sauerstoffsparende 14 bis 20 °C abzukühlen und den Blutkreislauf im Körper ohne Herzaktivität künstlich aufrecht zu erhalten (Stichwort: kardiopulmonaler Bypass). So kann blutfrei bei hervorragender Sicht operiert werden. Selbst ein totaler Kreislaufstillstand, wie er für Operationen am Gehirn erforderlich sein kann, wird bei entsprechender Kühlung für bis zu eine Stunde anscheinend folgenlos toleriert, da durch die tiefen Temperaturen die Organfunktionen erlahmen und der Sauerstoffverbrauch absinkt.[42] Viele Patienten sind bereits einen Tag nach den schweren Eingriffen wieder wach und ansprechbar. Während diese tiefe therapeutische Hypothermie bei geplanten Operationen eingesetzt wird, wird die sogenannte milde therapeutische Hypothermie in akuten Notfallsituationen wie bei Herzinfarkt und Schlaganfall eingesetzt.

Bei der milden therapeutischen Hypothermie wird die Körperkerntemperatur auf Bereiche von 32 bis 34 °C abgesenkt. Menschen mit Herz-Kreislauf-Versagen werden dafür schon während oder direkt nach der Wiederbelebung mit speziellen Pads, Infusionen oder auch Eisbeuteln gekühlt. Nach 12 bis 24 Stunden werden die Patienten mit 0,25 bis 0,5 °C pro Stunde wieder erwärmt. Aufgrund der guten neurologischen Ergebnisse der überlebenden

Patienten empfehlen medizinische Fachgesellschaften – wie der European Resuscitation Council – den Einsatz der milden therapeutischen Hypothermie.[43]

Da die Reduktion der Körpertemperatur eine Reduktion des Sauerstoff- und Glukoseverbrauchs um 6,7 Prozent pro 1 °C bewirkt,[44] verschiebt Kälte tatsächlich die Grenze zwischen Leben und Tod. Eine Eigenschaft, die sich auch die amerikanische und europäische Raumfahrtbehörden für die geplanten Marsmissionen zunutze machen möchte. Optimalerweise sollen Astronauten die langen Strecken im All in einer Art Kälteschlaf zurücklegen. Das Unternehmen SpaceWorks arbeitet mit Fördergeldern der NASA an Möglichkeiten, Menschen demnächst für mehrere Monate in Kälteschlaf zu versetzen und in Kryoschlafkammern kosten- und platzsparend durchs All zu transportieren.[45]

Dieser angestrebte Kälteschlaf im Bereich der Raumfahrt ist nicht mit Kryokonservierung (auch Kryostase oder Kryonik genannt) zu verwechseln – hier werden tote Menschen bei minus 196 °C eingelagert. Um die Bildung von Eiskristallen zu vermeiden, ersetzt man die körpereigene Flüssigkeit mit einer Art Frostschutzmittel. Dieses sogenannte Vitrifizieren ist der entscheidende Schritt, um irreversible mikroskopische Verletzungen durch Eiskristalle zu vermeiden. Durch den Prozess erhoffen sich »Kryonauten« wie James Bedford (1967), Kim Suozzi (2013) und 175 weitere Menschen, die bereits durch die Alcor Life Extension Foundation in flüssigem Stickstoff eingelagert worden sind (Stand 31. Dezember 2019), in einer fernen Zukunft erneut zum Leben zu erwachen.[46]

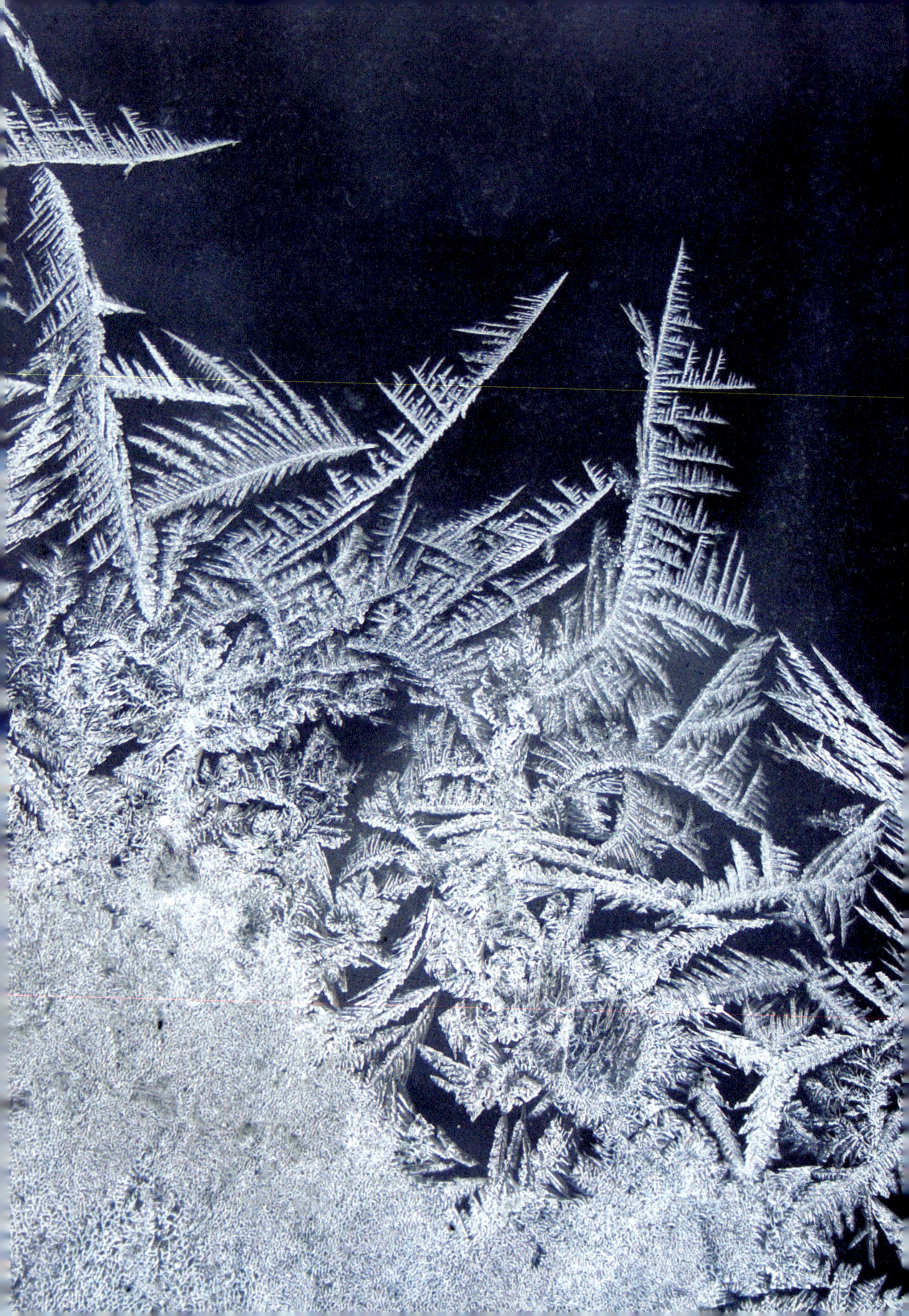

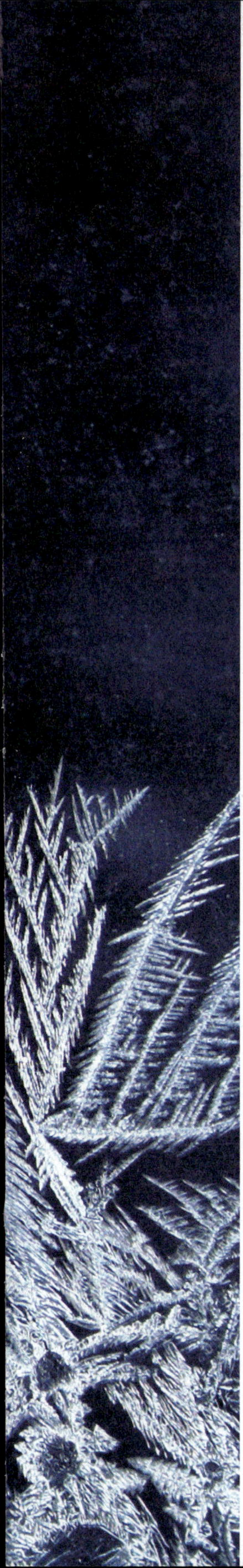

2 METHODEN DER KÄLTE-ANWENDUNG

HISTORISCHER RÜCKBLICK: VON PFARRER KNEIPP BIS PROFESSOR YAMAUCHI

Schon vor Jahrtausenden wurde Kälte zur Behandlung von Erkrankungen und frischen Verletzungen genutzt. Obwohl jahreszeitlich bedingt Schnee und Eis nicht stets verfügbar waren, finden sich in der Literatur des klassischen Altertums immer wieder Hinweise auf Kälteanwendungen. Hippokrates (460–377 v. Chr.) verwendete kaltes Wasser, kalte Umschläge und kalte Kompressen. Der persische Arzt Avicenna (980–1070) führte Eis- und Schneebehandlungen vor Operationen durch, ebenso der berühmte Schweizer Arzt Paracelsus (1493–1529). Zur Mitte des 17. Jahrhunderts entdeckte auch der italienische Chirurg Marco Aurelio Severino (1580–1656) die Kälteanästhesie. Diese Möglichkeit der örtlichen Betäubung geriet allerdings bald wieder in Vergessenheit.[1] Erkrankungen mit Kaltwasseranwendungen zu behandeln, blieb jedoch weiterhin verbreitet, sie wurden zum Beispiel zur Heilung von Ruhr (1643 in Gent), Typhus (1737 in Breslau), Pocken (1724 in Malta) und Pest (1770 in Moskau) eingesetzt.[2] Die bis heute bekannte Wirksamkeit kalter Bäder und Umschläge in der Behandlung fieberhafter Erkrankung war vermutlich hauptsächlich für die positiven Effekte verantwortlich.

Dominique Jean Larrey (1766–1862), der Napoleon Bonapartes Chirurg war, hat im Februar 1807 auf dem Schlachtfeld von Preußisch Eylau die Kälteanästhesie wiederentdeckt, er konnte bei minus 19 °C Außentemperatur fast schmerzlose Amputationen durchführen. In der Mitte des 19. Jahrhunderts wurden erstmals Kühlgeräte während Operationen eingesetzt, die Temperaturen von minus 20 °C erzeugen konnten. Möglich wurde diese Kühlung, indem man Eis, Wasser und Salz gemischt hat. Die Ärzte wurden also unabhängig von den Außentemperaturen. Der Erfinder und englische Arzt James Arnott (1797–1883) wird daher heute oft als Vater der Kryochirurgie bezeichnet. Er entwickelte dieses Kühlgerät 1847 und war auch der Erste, der 1819 extreme Kälte für die Zerstörung von Tumoren nutzte.[3]

In Deutschland brachte der Priester und Naturheilkundler Sebastian Anton Kneipp (1821–1897) den Kaltwasseranwendungen eine neue und anhaltende Popularität. Auf der Suche nach einem Heilmittel für seine Lungenerkrankung war er auf bereits veröffentlichte positive Berichte über Kälteanwendungen gestoßen. Im Selbstversuch heilte er sich im Winter 1849 mit wöchentlichen Eisbädern in der eiskalten Donau. Kneipp begann sein Wissen zu teilen. Obwohl er wegen seiner umstrittenen Kuren mehrere Male von schulmedizinischer Seite verklagt

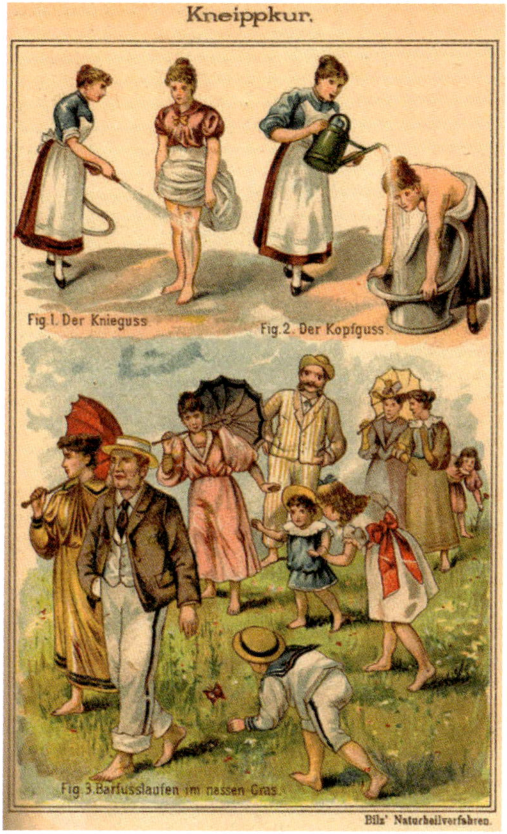

Klassische Bestandteile der Kneippkur sind Knieguss, Kopfguss und morgendliches Barfußlaufen im taunassen Gras.

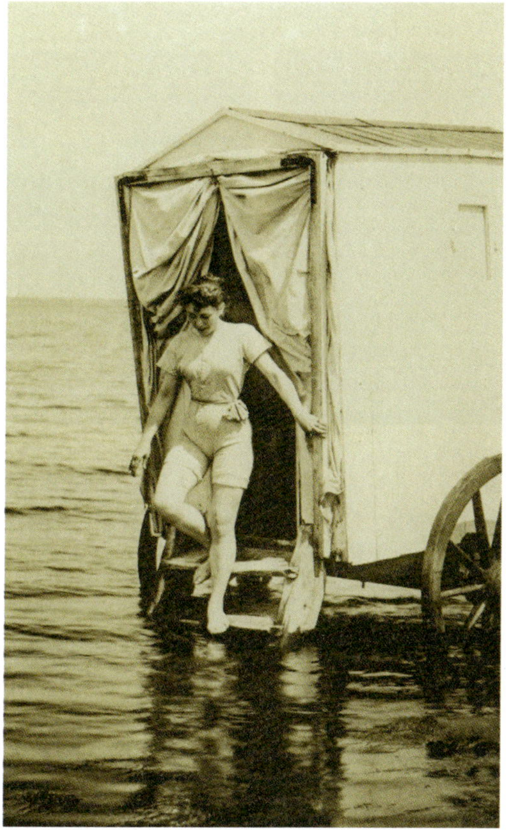

Hölzerne Umkleidekabinen auf Rädern, sogenannte Badekarren, ermöglichten es im 18. und 19. Jahrhundert auch Frauen, unbeobachtet im offenen Meer zu baden.

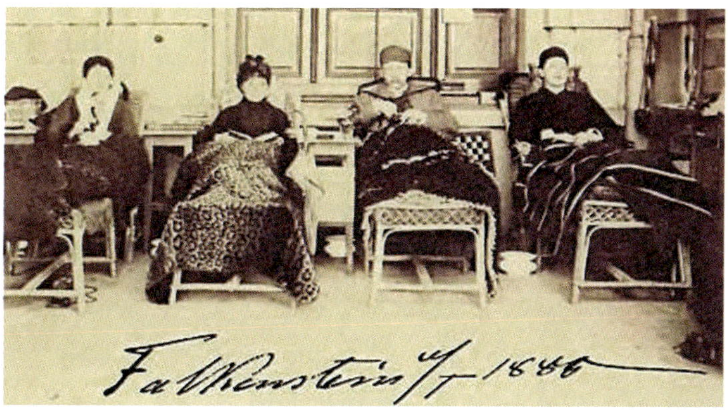

Liegekur im Lungenkurort Falkenstein um 1886. Solche Frischluftkuren waren damals die Standardtherapie bei Tuberkulose.

wurde, kamen Tausende Menschen zu ihm in der Hoffnung auf Heilung. Bis heute existieren in Deutschland über 600 Kneippvereine mit circa 160 000 Mitgliedern.

Nicht nur Wasser, auch kalte Luft wurde schon Mitte des 19. Jahrhunderts zur Therapie von Krankheiten eingesetzt. Der Arzt Hermann Brehmer (1826–1889) verschrieb Patienten mit Lungentuberkulose sogenannte Liegekuren an der frischen Luft. In den Sanatorien der damals nun überall entstehenden Lungenkurorte lagen die Patienten dafür mehrere Stunden täglich auf Liegestühlen im Freien oder in offenen Liegehallen.

Dank des technischen Fortschritts können Menschen inzwischen sogar Kaltluftbäder bei unter minus 110 °C nehmen. Der japanische Rheumatologe Professor Toshiro Yamauchi ist ein Pionier auf diesem Feld, er konstruierte Ende der 1970er-Jahre die erste Kryokammer. Im Jahr 1986 veröffentlichte er die erste Studie zur Ganzkörperkältetherapie – er hatte die von ihm entwickelte Kammer erstmalig zur erfolgreichen Behandlung von rheumatoider Arthritis bei minus 175 °C eingesetzt.[4] Die erste Kryokammer Europas wurde nach dem japanischen Vorbild von der Firma Westfalen AG erbaut und 1984 in der deutschen Kleinstadt Sendenhorst bei Münster unter Leitung von Professor Fricke in Betrieb genommen.

KÜNSTLICHE KÄLTE

Schon seit Urzeiten wissen Menschen mit Feuer umzugehen, um sich zu wärmen und um Lebensmittel zu verarbeiten sowie haltbar zu machen. Die ganzjährige Kältenutzung hingegen fand, zivilisationsgeschichtlich gesehen, erst wesentlich später Einzug in das menschliche Leben. Bis zu ihrer Entwicklung konnten Lebensmittel nur mit natürlicher Kälte konserviert werden. Dafür wurde in der kalten Jahreszeit aus zugefrorenen Gewässern Eis geschlagen und in den Kellern eingelagert. Industrialisierung und Technisierung brachten in der Mitte des 18. Jahrhunderts den Wandel. Die physikalischen Grundlagen der künstlichen Kälteerzeugung werden seitdem zum Bau von Kältemaschinen genutzt.

Der Münchner Maschinenbauprofessor Carl von Linde entwickelte 1876 das Linde-Verfahren, mittels dessen man ganzjährig sauberes Kunsteis industriell herstellen konnte – auf das oft verschmutzte Natureis war man nun nicht mehr angewiesen. In europäischen Privathaushalten wurden die mehrmals wöchentlich nachzufüllenden Eisschränke ab den 1950er-Jahren von den wesentlich effektiveren Kühlschränken verdrängt.

Als im 20. Jahrhundert die künstliche Kälte in Form von Klimaanlagen und Hauskühlschränken für die Masse der Bevölkerung verfügbar wurde, veränderte das nicht nur das Essverhalten, sondern auch die Lebensgewohnheiten nachhaltig. Lückenlose Nahrungsmittelkühlketten sind hierzulande ebenso zur Selbstverständlichkeit geworden wie angenehme Raumtemperaturen über das ganze Jahr hinweg. Der technologische Fortschritt ermöglicht es uns heutzutage zudem, erstmalig über alle Jahreszeiten hinweg extreme Temperaturen für unsere Gesundheit nutzen zu können, etwa in Form von Kaltluft und Eisbädern.

KRYOSAUNA – KÄLTE IM TREND

Im Leistungssport und Wellness-Bereich gewinnen Kryosaunen gerade massiv an Bedeutung. Bei Stars und Sternchen wie auch bei Sportlern aus der Bundesliga, Olympiateilnehmern, Triathleten und Bodybuildern wird das Kryosaunieren immer beliebter. In den sozialen Medien werden gern spektakuläre Fotos geteilt, auf denen zu sehen ist, wie ein Körper im wabernden Nebel badet, während der Kopf im Freien bleibt. Die Kryosauna ist ein tonnenförmiges Gerät, das mit dem Dampf von flüssi-

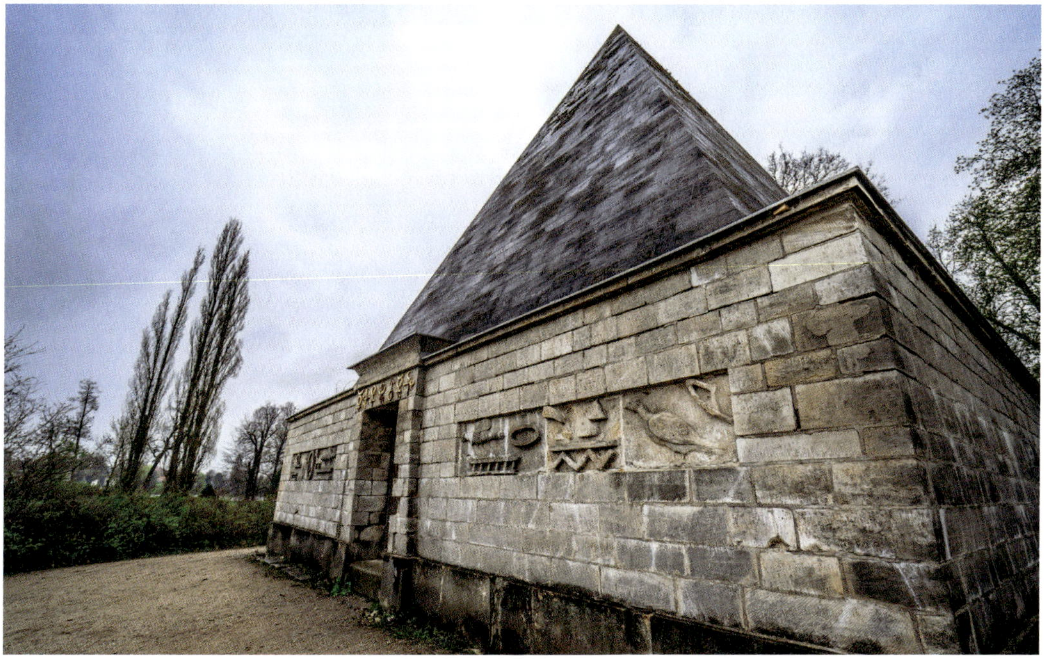

Der pyramidenförmige Eiskeller in Potsdam wurde im 18. Jahrhundert zur Lebensmittelkühlung mit Eis aus dem nahe gelegenen Heiligen See gefüllt.

gem Stickstoff gefüllt wird. Deshalb handelt es sich korrekterweise bei der Kryosauna eigentlich auch nur um eine »Teilkörperkältetherapie«. Kryosaunen verbrauchen große Mengen flüssigen Stickstoffs, denn erst durch seine Verdampfung werden die tiefen Behandlungstemperaturen von bis zu minus 150 °C erreicht. Obwohl Kryosaunen deutlich kleiner sind als die klassischen Kältekammern und ein geringeres Luftvolumen fassen, entstehen durch den Stickstoffverbrauch vergleichsweise höhere Kosten. Mit circa acht bis zehn Euro pro Behandlung sind sie im Unterhalt teurer als elektrische Kältekammern. Dies spiegelt sich auch in den Behandlungskosten von 40 bis 50 Euro für drei Minuten bei minus 110 °C bis minus 150 °C wider. Angesichts der Kosten stellt sich die Frage: Lohnt sich eine solche Behandlung?

Websites berichten über positive Ergebnisse: von der Körperstraffung über die Reduktion von Cellulite, die Entgiftung des Körpers und eine verbesserte Durchblutung bis hin zur Diätunterstützung, Regeneration, Leistungssteigerung und sogar zu Anti-Aging-Effekten. Um etwas Licht ins Dunkel zu bringen, verabredete ich mich mit dem Medizintechniker Ashkan Esmat.

Zusammen mit seiner Lebensgefährtin Lisa Bergmann leitet Ashkan Esmat eine der beliebtesten Kryosaunen in Deutschland – der Verbrauch an Flüssigstickstoff liegt hier bei über 1000 Litern pro Woche. Die Erfolgsgeschichte begann 2016, als Ashkan Esmat nach einer alternativen Behandlungsmethode der Schuppenflechte seiner Lebensgefährtin suchte. Als Ingenieur der Medizintechnik war Ashkan theoretisch mit dem Prinzip der Kältetherapie vertraut und hat Lisa dazu inspiriert, diese Therapieform für sich auszuprobieren. Nach den ersten sichtbaren Behandlungserfolgen entstand schnell die Idee, die wohltuenden Effekte von Kälteanwendungen auch anderen über Kältetherapiestudios zugänglich zu machen. So wurde die Idee für die Cryopoint Franchise GmbH geboren. Um die Geräte der breiten Masse zur zeitweisen – und entgeltlichen – Nutzung zur Verfügung zu stellen, haben Ashkan Esmat und seine Lebensgefährtin 2018 in Hannover ein Kältetherapiestudio eröffnet und in Berlin 2019 ein zweites. Als Medizintechniker war Ashkan das aber nicht genug, er wollte auch die auf dem Markt befindlichen Kryosaunen optimieren und weiterentwickeln. Inzwischen vertreibt seine Firma Medner Germany GmbH & Co. KG nicht nur mit Stickstoff betriebene Kryosaunen, sondern auch elektrische Einraumkältekammersysteme, die je nach Modell 30 000 bis 55 000 Euro beziehungsweise 99 000 Euro kosten.

Inzwischen hat das Paar viele Kunden betreut und kann über Schmerzlinderung bei Rheumapatienten, schnellere Heilungsprozesse nach Rippenbrüchen und Knieoperationen, weniger Juckreiz bei Neurodermitis und Schuppenflechte, weniger Migräneschübe und auch Abhilfe bei Muskelkater berichten. Nebenwirkungen gäbe es kaum, nur bei wenigen Menschen treten Hautrötungen, Kopfschmerzen oder Ohnmacht und Übelkeit auf. Letzteres wird bei den neueren Geräten vermieden, da hier ständig der verdampfende Stickstoff aus dem Gesichtsfeld abgesaugt wird, wodurch man eine gefährliche Sauerstoffarmut verhindert.

Eine Stellungnahme bezüglich Kryosaunen oder Kältekammern vom deutschen Verbraucherschutz gibt es derzeit nicht, die amerikanische Gesundheitsbehörde FDA warnt jedoch vor Kälteverbrennungen und unbewiesenen Heilversprechen. Ashkan Esmat vertraut auf die Wirkung seiner TÜV-zertifizierten und als Medizinprodukt zugelassenen Kryosaunen und rät Neukunden dazu, sich einfach selbst von den Effekten zu überzeugen. Es darf jedoch nicht jeder gleich in die Kältekammer (siehe »Kontraindikationen und Nebenwirkungen der Kältetherapie bei unter minus 110 °C«, Seite 69). Gute Anbieter, wie der Cryopoint in Berlin, legen ihren Neukunden daher eine lange Liste an Kontraindikationen zum Gegenzeichnen vor und führen vor der ersten Behandlung ein Aufklärungsgespräch durch. Im Zweifelsfall gilt immer: Zuerst den Hausarzt konsultieren.

Die Kryosauna im Selbstversuch

Nach dem Gespräch mit Ashkan Esmat bin ich neugierig und gespannt darauf, die Kryosauna auszuprobieren. Im Badeanzug, gewappnet mit Socken und Handschuhen, um Finger und Zehen vor Kälteschäden zu schützen, geht es für mich zum ersten Mal in meinem Leben in die Kryosauna. Ashkan Esmat wählt für mich ein dreiminütiges Programm bei minus 120 °C aus. Nur minus 120 °C? Ja, die Verdampfungstemperatur von flüssigem Stickstoff beträgt zwar minus 196 °C und einige Gerätehersteller platzieren den Sensor auch strategisch clever an der Einspritzdüse, damit sie mit solch niedrigen Temperaturen werben können, tatsächlich werden in den meisten Kammern jedoch nur minus 120 °C erreicht. Im Rückenbereich kommt es bei dem Modell von Medner allerdings zu

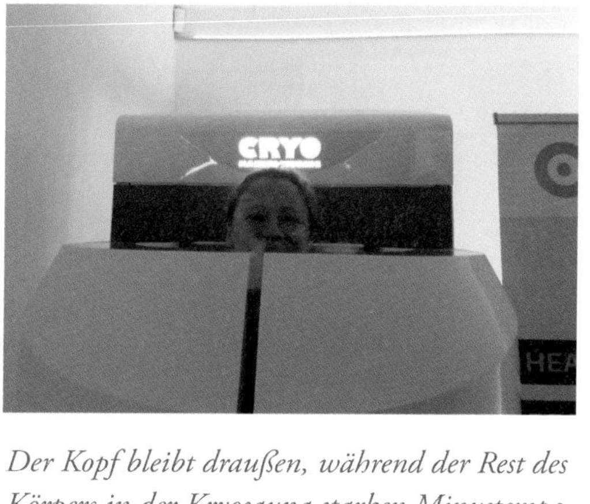

Der Kopf bleibt draußen, während der Rest des Körpers in der Kryosauna starken Minustemperaturen ausgesetzt wird.

minus 150 °C, da der Stickstoff hier eingespritzt wird.

Die drei Minuten vergehen schnell, schneller als im Eisbad, und jetzt kann ich verstehen, warum diese trockene Kälte bei Einsteigern so beliebt ist. Innerlich bleibt mir warm, nur meine Haut wird deutlich abgekühlt. Dieser Effekt ist sogar mit einem Laser-Thermometer messbar: Während meine Hauttemperatur vor der Kryosauna an diesem Sommertag noch bei 35 °C lag, ist sie nachher auf 25 °C und in einigen Bereichen sogar auf 20 °C abgekühlt. Ashkan Esmat berichtet, dass bei einigen Kunden bestimmte Hautareale in der Kryosauna sogar auf 15 °C absinken.

Ich bin nach der Kryosauna beeindruckt und erfrischt, nur leider hält dieser Effekt an diesem extrem hochsommerlichen Tag in Berlin nicht allzu lange an. Und damit bin ich kein Einzelfall. Der Körperkern wird tatsächlich kaum heruntergekühlt, weshalb man sich bei einem dreiminütigen Besuch in der Kryosauna auch nicht vor einer gefährlichen Unterkühlung fürchten muss. Wissenschaftliche Studien zeigen, dass die Körperkerntemperatur abhängig von der Expositionsdauer maximal um 0,5 °C nach zweieinhalb Minuten Kältetherapie absinkt.[5] Trotzdem ist der Warteraum an diesem heißen Sommertag überdurchschnittlich voll. Als ich mich verabschiede, sehe ich eine Stichprobe der typischen Klientel, zwei gut trainierte Männer Mitte 30 und zwei herausgeputzte Frauen des gleichen Alters. Seitdem Ashkan Esmat keine Werbung mehr für die medizinische Wirkung der Kälte machen darf, kommen mehr und mehr Sportler und auch viele Beauty-Interessierte.

KÄLTEKAMMER – KLASSIKER DER KÜNSTLICHEN KÄLTE

Nachdem die ersten deutschen Kältekammern nach japanischem Vorbild mit Stickstoffkühlung gebaut wurden, wurde in den 1990er-Jahren auf eine elektrische sogenannte Dreierkaskadenkühlung umgeschwenkt. Dieses Prinzip der Kühlung herrscht bis heute bei den Kältekammern vor, es basiert auf einem Kühlschranksystem. Und wie ein guter Kühlschrank schaffen es diese Kältekammern, die Kälte über mehrere Stunden gleichbleibend zu konservieren – ganz ohne den Einsatz flüssigen Stickstoffs.

Die Kältekammer im Selbstversuch

Kältekammern bestehen meist aus ein bis zwei Vorkammern und einer Hauptkammer. Die Vorkammern dienen als Schleuse mit einem regulierbaren Temperaturbereich zwischen minus 10 °C bis minus 60 °C. Nachdem man sich in den Vorkammern körperlich wie mental auf die

Kälte eingestellt hat, gelangt man über die Zwischentür(en) in die Hauptkammer.

Natürlich wollte ich auch diese Art der Kälteanwendung persönlich testen. Lange Zeit war es sehr schwierig, einen Ort ausfindig zu machen, an dem das möglich ist. Die Kältekammern in deutschen Kur- und Therapiezentren waren und sind meist nur über eine ärztliche Verordnung zugänglich, oft ist damit auch eine stationäre Aufnahme verbunden. Aber die Zeiten ändern sich langsam.

In Köln gibt es Kältekammer-Flatrates für eine Woche oder einen Monat, zudem sind sogar Jahresmitgliedschaften möglich. Im Berliner Einzugsraum wurde 2009 eine Kältekammer im olympischen und paralympischen Trainingszentrum Kienbaum eröffnet, [6] 2017 kam eine in der Physiotherapiepraxis ProCitare hinzu.[7] Diese Praxis von Christian Lewin und Robert Rafels ist in Berlin die erste und bisher einzige Physiotherapiepraxis mit eigener Kältekammer. Nach telefonischer Terminabsprache und dem Ausschluss von Kontraindikationen können interessierte Kälteliebhaber hier für 35 Euro ein dreiminütiges Kältebad genießen. Der Großteil der Nutzer sind Rheumapatienten, die sich zur Schmerzbehandlung für eine Intensivkur von zehn Behandlungen innerhalb von drei bis vier Wochen entschlossen haben. Ein geniales Konzept, denn die Beschwerdebesserung durch die Kältebehandlung ermöglicht eine schmerzfreie und intensive Physiotherapie und damit ausgeprägtere Behandlungsfortschritte.

Mit 70 Prozent bezahlt der überwiegende Teil der Kunden die Kältebehandlungen

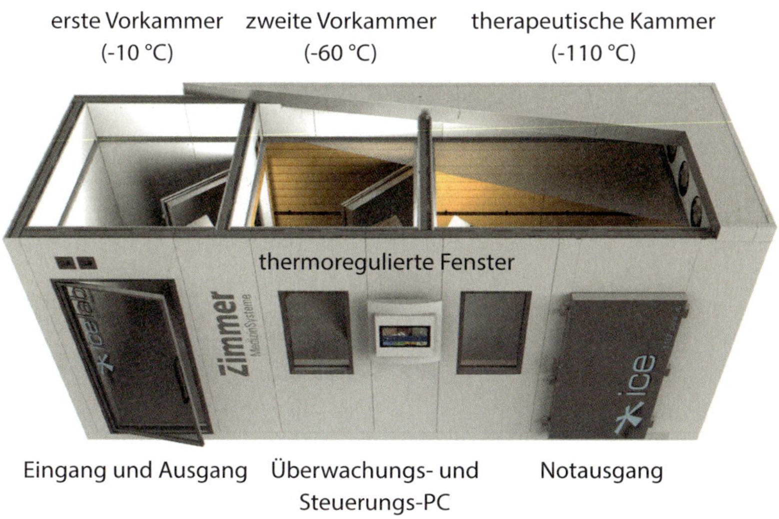

Das Kältekammersystem Icelab der Firma Zimmer MedizinSysteme GmbH bietet bei minus 110 °C Bewegungsfreiheit für mehrere Nutzer.

privat, bei 30 Prozent werden die Kosten von den – meist privaten – Krankenkassen übernommen. Christian Lewin berichtet, dass die Kältetherapie zwar im Heilmittelkatalog aufgeführt ist, aber die Kostenübernahme der gesetzlichen Krankenkassen nur für lokale Kälteanwendungen (Eiskompressen, tiefgekühlter Eis- oder Gelbeutel) im Praxisbetrieb kostendeckend sei. Die Anschaffungskosten einer Kältekammer der Firma MECOTEC liegen bei 200 000 Euro und die Betriebskosten bei 10 Euro pro tatsächlich nutzbarer Stunde.

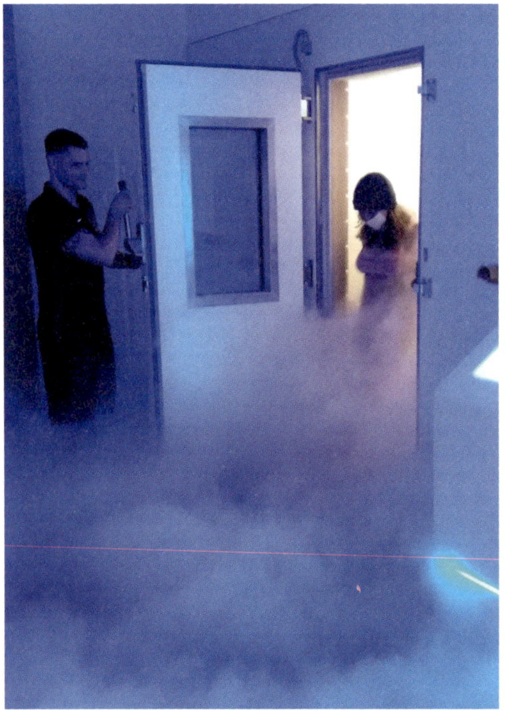

Wenn kalte Luft aus der Kältekammer entweicht und feuchtwarme Raumluft abkühlt, kommt es zu Kondensation und Nebelbildung.

Durch den Kühlprozess fallen Betriebskosten an, noch bevor der erste Patient die Kältekammer nutzen kann. Trotzdem bereut das ProCitare-Team die Investition nicht. Christian Lewin berichtet mit einem vor Freude strahlenden Gesicht von Erfolgsgeschichten seiner Patienten.

Die schönste seiner Geschichten ist wohl die einer Rentnerin, die seit über 20 Jahren an Rheuma litt und mehr als zehn Tabletten täglich einnahm. Obwohl sie zunächst große Angst vor der Kälte hatte und die Therapie beinahe nach der ersten Sitzung abgebrochen hätte, wurde sie von Christian Lewin zum Fortsetzen der Therapie ermuntert, indem beide gemeinsam in die Kammer gingen. Nach den zehn Terminen war sie schmerzfrei und konnte ihre Tabletteneinnahme – nach ärztlicher Absprache – deutlich reduzieren. Sie bedankte sich mit Tränen in den Augen. Oft sind die Patienten nach so einer Kur für sechs bis neun Monate schmerzfrei. Neben den Rheumapatienten nutzen viele Leistungssportler und ein paar Neugierige die Kältekammer. Ich gehöre zu letzterer Gruppe.

Nachdem ich mich umgezogen habe, meinen Schmuck ab- und Mütze und Mundschutz angelegt habe, wird mein Blutdruck gemessen, dann darf ich auch schon die erste Kammer mit minus 10 °C betreten. Vom Besteigen der Schneekoppe mit Wim Hof bin ich diese Temperaturen gewöhnt und bereite mich mental auf den nächsten Schritt vor. Und der kommt. Nach 15 bis 20 Sekunden werde ich durch die Sprechanlage aufgefordert, in die zweite Kammer mit minus 60 °C zu treten. Ich nehme den Unterschied deutlich wahr, fokussiere mich auf meinen Atem und dann doch wieder auf Christian Lewin und Robert Rafels, die auch optisch mit mir durch das Sichtfenster in Kontakt stehen und ein Foto machen. Lachen. Weiteratmen. Nach einer Minute darf ich auch die letzte Schleusentür öffnen und die Hauptkammer mit minus 110 °C betreten. Mein Verstand wundert sich, warum sich das so viel kälter anfühlt als die Kryosauna. Meinem Körper geht es aber gut.

Ich schaue nach draußen, bin für einen kurzen Moment unschlüssig, ob ich umherlaufen soll. Anders als in der Kryosauna habe ich jede Menge Platz, um mich zu bewegen, ich laufe ein wenig, stoppe wieder. Der Luftzug lässt es noch kälter erscheinen und ich merke, wie sich kleine Eiskristalle um die Augen herum und in der Nase bilden. Ich fokussiere mich wieder auf meinen

Anbieter von Kryosaunen und Kältekammern in Europa		
Anbieter (Herkunft)	**Technologie (Anzahl der Nutzer)**	**Modell (Temperaturangabe), Verbrauch**
Medner (DE) www.medner.de	• Kryosauna (1) • 1-Kammersystem (1)	• Cryocab* (minus 150 °C), 1,5 kW plus Stickstoff • Powercab (minus 110 °C), 5,5 kW
Mecotec (DE) www.mecotec.net	• 1-Kammersystem (1) • 1-Kammersystem (1–2) • 2/3-Kammersystem (2+)	• Cryo:one* (minus 85 °C), 6,5 kW • Cryoair single* (minus 85 °C), 8,5 kW • Cryoair double* (minus 110 °C), 17,5 kW
Zimmer MedizinSysteme (DE) www.zimmer.de	• 2/3-Kammersystem (2+)	• Icelab* (minus 110 °C), 18,5 kW
Asperia Group (PL) www.cryoness.com	• Kryosauna (1)	• Cryoness (minus 110 bis minus 170 °C), 1,5 kW plus Stickstoff
Juka (PL) www.kriogenika.juka.com.pl	• Kryosauna (1) • 2-Kammersystem (2+)	• Cryosauna* (minus 120 bis minus 160 °C), 1,5 kW plus Stickstoff • Cryochamber* (minus 100 bis minus 160 °C), 16 kW
Lifecube (DE) www.life-cube.de	• 1-Kammersystem (1) • 2-Kammersystem (1–2)	• 1-Kammersystem (minus 85 °C), 6 kW • 2-Kammersystem (minus 110 °C), 10,5 kW

** Medizinprodukt nach Medizinprodukterichtlinie (93/42/EWG) bis 26. Mai 2020*

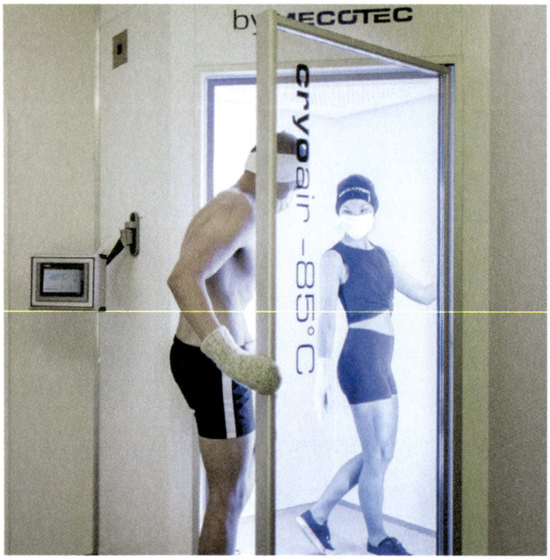

Die elektrische Kältekammer cryoair der Firma MECOTEC erreicht minus 85 °C und bietet Platz für ein bis zwei Personen.

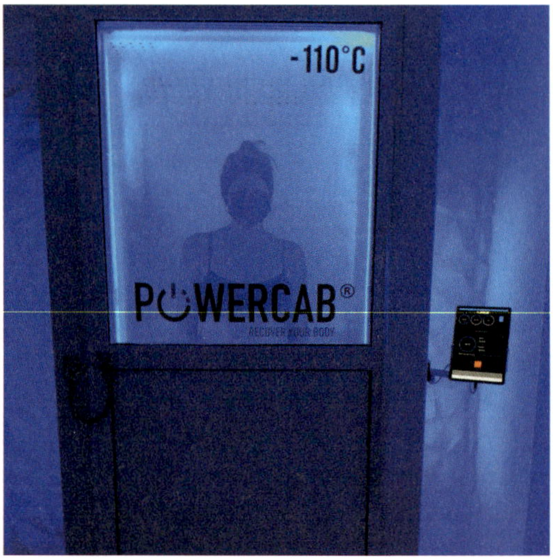

Das Einraumkältekammersystem POWERCAB des Anbieters Medner erreicht minus 110 °C und bietet Platz für eine Person.

Atem, schließe die Augen, fange an, mich zu dehnen. Es fühlt sich gut an. Obwohl es sich kälter anfühlt als die Kryosauna. Mein Verstand arbeitet, weil er nicht weiß, warum das so ist. Mir fällt eine E-Mail von Professor Papenfuß ein, in der der deutsche Kältepionier erklärt, dass unter anderem durch die nicht kontinuierliche Kältezufuhr in Kryosaunen wahrscheinlich nur minus 40 °C am Körper wirksam werden.[8] Vielleicht stimmt das. Fokus. Atmen. Und dann kommt auch schon die Durchsage, durch die zwei Vorkammern wieder nach draußen in die warme Welt zurückzukehren. Die 100 Sekunden bei minus 110 °C vergingen schnell.

Draußen angekommen, nehme ich die Mütze ab. In der Bewegung wird mir plötzlich klar, was ein weiterer Grund dafür ist, dass sich die Kältekammer kälter anfühlt als die Kryosauna: Kopf, Gesicht und Nacken werden hier mitabgekühlt. Verfechter der Ganzkörperkältetherapie, wie Professor Papenfuß, weisen immer wieder darauf hin, dass eine Behandlung in der Kryosauna nur eine Teilkörperkältetherapie ist, die das Potenzial der Kälteaktivierung des Parasympathikus über die Gesichtshaut nicht ausnutzt.[9] Tatsächlich fühle ich mich nach der Behandlung vollkommen entspannt – geistig wie körperlich. Meine Muskeln sind locker und jede Bewegung fühlt sich leicht und irgendwie einfacher als sonst an, selbst für das Laufen gilt das schon. Die Heimfahrt durch den Berliner Feierabendverkehr kann meiner guten Laune nichts anhaben.

KONTRAINDIKATIONEN UND NEBENWIRKUNGEN DER KÄLTETHERAPIE BEI UNTER MINUS 110 °C

Kälte wird bereits seit Jahrhunderten zu therapeutischen Zwecken eingesetzt, doch erst seit Ende der 1970er-Jahre werden Temperaturen genutzt, die deutlich unter minus 20 °C liegen. Seither wurden etwa 180 Studien zur Teilkörperkältetherapie und über 600 Studien zur Ganzkörperkältetherapie veröffentlicht (PubMed, Stand Juli 2019). Trotzdem existieren keine Anwendungsprotokolle, die Studien hinsichtlich der Temperatur, Anwendungsdauer und Anzahl der Anwendungen vergleichbar machen würden. Ebenso variieren die angegebenen Indikationen, Kontraindikationen und Nebenwirkungen.

Um Anwendungsprotokolle zu vereinheitlichen sowie Indikationen, Kontraindikationen und Nebenwirkungen zusammenzutragen und zu protokollieren, haben zwölf Experten aus dem Feld der Kältetherapie im Jahr 2006 die Konsensuserklärung zur Ganzkörper-Kältetherapie verfasst.[10] Die dort erstellten und aufgelisteten Kontraindikationen und Nebenwirkungen beziehen sich auf Temperaturen im Bereich von minus 100 °C bis minus 150 °C. Damit wird auch der Temperaturbereich der Kryosauna miteingeschlossen. Daher sollten die genannten Kontraindikationen auch als Kontraindikationen für die Kryosauna gelten und in einem Anamnesegespräch überprüft werden. Leider ist dies bei vielen kommerziellen Anbietern nicht der Fall. Wer ohne ärztliche Verordnung und ärztliche Aufsicht außerhalb von Therapiezentren und Rehakliniken die Kältebehandlungen ausprobieren möchte, sollte für sich selbst folgende Kontraindikationen ausschließen können – und im Zweifelsfall einen Arzt konsultieren.

Kontraindikationen der Kältetherapie bei unter minus 110 °C

- Nutzung subkutaner medizinischer Geräte: Herzschrittmacher, Neurostimulator
- Unbehandelter Bluthochdruck (von 160/100 mmHg oder höher)
- Herzerkrankungen: Herzinfarkt (der weniger als ein halbes Jahr zurückliegt), Angina pectoris, neu auftretende oder zunehmende Herzschmerzen, ischämische Herzkrankheit,* Herzrhythmusstörungen,* Herzklappenfehler,* Herzoperation*
- Durchblutungsstörungen der Arme und Beine: periphere arterielle Verschlusskrankheit (Stadium III mit Ruheschmerz und Stadium IV mit

Gewebeschäden), Venenentzündung, Venenthrombosen, Vaskulitis* (entzündliche Erkrankungen der Blutgefäße)
- Akute Gefäßverschlüsse: Embolie, Schlaganfall, Lungenembolie, Thrombose
- Akute Erkrankungen der Atemwege: Kälteasthma, COPD, Atemnot
- Akute Infekte: Nieren- und Harnwegsinfekte, fiebrige Erkältung
- Schwere Anämie
- Kälteallergische Erscheinungen: Raynaud-Syndrom* und Kälteallergie
- Zehrende Erkrankungen: Tumorkrankheiten, Tuberkulose
- Anfallsleiden (Epilepsie)
- Untergewicht: Magersucht
- Kürzlich chirurgischer Eingriff, frische Wunden sowie bakterielle und virale Hautinfektionen, Wundheilungsstörungen
- Alkohol- und Drogeneinfluss
- Polyneuropathie* (Gefühlsstörungen durch Schädigung der peripheren Nerven)
- Bestehende Schwangerschaft*
- Klaustrophobie*
- Schilddrüsenunterfunktion*
- Alter: unter 6 Jahre* oder über 75 Jahre*
- Hyperhidrosis* (übermäßiges Schwitzen)

* Die mit einem Stern markierten Gegenindikationen werden in der Konsensuserklärung zur Ganzkörper-Kältetherapie[11] und nach Professor Papenfuß[12] als relative Kontraindikationen bezeichnet. Patienten mit diesen Symptomen können befundgestützt, nach Ermessen des Arztes und unter ärztlicher Betreuung an Therapiezentren behandelt werden. Laut Konsensuserklärung können Kinder ab dem vierten Lebensjahr eine angepasste Ganzkörper-Kältetherapie erhalten, empfohlen werden hier maximal sechs Behandlungen mit zwei Minuten bei maximal minus 100 °C. Für ältere Leser ist es wichtig zu wissen, dass die obere Altersgrenze von 75 Jahren keine festgesetzte fixe Grenze darstellt, sie wird eher durch den allgemeinen körperlichen Zustand bestimmt. Bei Zweifeln empfiehlt es sich, den Hausarzt zu konsultieren. Die Ganzkörper-Kältetherapie wird in der Konsensuserklärung als gut verträgliche Behandlungsmethode beschrieben und zeichnet sich durch eine geringe Abbruchquote seitens der Patienten aus. Bei strikter Beachtung der Kontraindikationen und Verhaltensregeln sind Nebenwirkungen äußerst selten.[13] Zu den bereits beobachteten Nebenwirkungen gehören: lokale Erfrierungen des ersten und zweiten Grades, Kopfschmerzen beziehungsweise Verstärkung bestehender Schmerzen, ein Anstieg des arteriellen Blutdrucks, kälteallergische Symptome und reversible periphere Nervenschädigungen.[14]

Für die Praxis: Gut vorbereitet für den Besuch in der Kryosauna und Kältekammer

Gute Kryosauna- oder Kältekammeranbieter liefern einen umfassenden Service und eine ausführliche Beratung vor, während und nach deiner Behandlung. Für die beste Vorbereitung zu Hause beachte folgende Punkte:

- Lies den Abschnitt »Kontraindikationen und Nebenwirkung der Kältetherapie bei unter minus 110 °C« auf Seite 69 und kontaktiere im Zweifelsfall deinen Arzt.
- Vermeide körperliche Belastungen vor der Anwendung und plane deine Anreise so, dass du vorher noch etwas Zeit zum Ausruhen hast.
- Benutze vor der Anwendung keine Creme und kein Haargel; vermeide unbedingt Anwendungen mit nassen Haaren oder nasser Haut.
- Wähle Badebekleidung ohne metallische Accessoires.
- Bringe Handschuhe, Socken, Turnschuhe und Mütze mit.
- Vermeide Anwendungen auf nüchternen Magen. Diesen Punkt sollten vor allem Diabetiker mit Neigung zu Unterzuckerung berücksichtigen.
- Entferne kurz vor der Behandlung Körperschmuck (Piercings, Uhr etc.) und zusätzlich bei der Ganzkörperkältetherapie auch Hörgeräte, Brille und Kontaktlinsen.

Digitale Unterstützung per App

Du kannst dich auch bald digital auf den Besuch in der Kältekammer oder der Kryosauna vorbereiten und deinen Behandlungserfolg hinsichtlich selbst gesetzter Ziele (Schmerzlinderung, Entzündungshemmung, Regenerationsförderung, Leistungssteigerung) beobachten. Die RemediCool-App ist bald kostenlos im App-Store und im Google Play Store verfügbar und hat es sich zum Ziel gesetzt, Behandlungszeiten und -rhythmen zu personalisieren. Die Idee ist, je nach persönlichem Anwendungszweck und körperlicher Konstitution (Alter, Gewicht, Trainingszustand), die individuellen Bedingungen für ein optimales Behandlungsergebnis zu evaluieren. Indem du deine Anwendungsergebnisse in der RemediCool-App protokollierst, trägst du außerdem zur Erforschung der Kältetherapie bei.

Die amerikanische Gesundheitsbehörde warnt vor unbewiesenen Heilversprechen

Eine wachsende Zahl von Wellnesszentren, Spas und Sportrehabilitationszentren bietet die Kältetherapie an, um chronische Schmerzen und andere Erkrankungen zu behandeln und beim Abnehmen zu helfen. Die Lebensmittelüberwachungs- und Arzneimittelbehörde der Vereinigten Staaten (Food and Drug Administration, FDA) hat bisher jedoch keine Geräte zur Ganzkörperkältetherapie zugelassen oder freigegeben und warnt vor unbewiesenen Heilversprechen. Trotz gegenteiliger Behauptungen vieler Spas und Wellnesszentren erkennt die US-amerikanische Gesundheitsbehörde FDA die bisher publizierten Forschungsergebnisse nicht als Beweis dafür an, dass diese Art der Kältetherapie Krankheiten oder Zustände wie Alzheimer, Fibromyalgie, Migräne, rheumatoide Arthritis, multiple Sklerose, Stress, Angstzustände, chronische Schmerzen oder andere Erkrankungen wirksam behandelt (Stellungnahme *FDA's Center for Devices and Radiological Health* vom 5. Juli 2016).[15] Eine Nachfrage, welche Forschungsergebnisse für diese Schlussfolgerungen herangezogen wurden, blieb unbeantwortet. Ebenso unklar bleibt, wie viel Zeit die Autoren der Stellungnahme auf die Recherche verwandt haben. Eines ist jedoch klar: Wer nicht weiß, dass Kältekammern grundsätzlich elektrisch betrieben werden und dass stickstoffbetriebene Kryosaunen nicht zur Ganzkörperkältetherapie eingesetzt werden können (da der Kopf unbehandelt bleibt), kann sich nicht wirklich in das Thema eingearbeitet haben … Als Leser dieses Buches möchte ich dich deshalb dazu inspirieren, die Stellungnahme der FDA anzuschauen und dir ein eigenes Bild über die Kompetenz der Autoren zu bilden.

Aus Interesse habe ich bei der zuständigen deutschen Behörde, dem Bundesinstitut für Arzneimittel und Medizinprodukte (BfArM), nachgefragt: »Eine Stellungnahme zur Thematik ›Kryosauna‹ oder ›Kältekammer‹ liegt seitens des Bundesinstituts für Arzneimittel und Medizinprodukte (BfArM) nicht vor.« Leider, denn es ist schwer, sich zum aktuellen Zeitpunkt eine abschließende Meinung zu bilden. In den wissenschaftlichen Datenbanken findet man etliche vielversprechende Studien, oft werden jedoch zu wenige Testpersonen untersucht, um zu einem verlässlichen Ergebnis kommen zu können. Da es anhand dieser teilweise widersprüchlichen Studien unmöglich ist, zu beurteilen, ob Kältetherapien bei unterschiedlichen Gesundheitsproblemen wirksam und sinnvoll sind, werden systematische Überblicksarbeiten erstellt. Leider gibt es nur sehr wenige dieser Überblicksarbeiten, und selbst diese scheinen oft zu unterschiedlichen Ergebnissen zu kommen.

Zum Beispiel kommt eine im Jahr 2015 veröffentlichte Cochrane-Überblicksstudie zu dem Schluss, dass die derzeit verfügbaren Erkenntnisse nicht ausreichen, um Ganzkörperkältetherapie zur Vorbeugung und Behandlung von Muskelkater zu empfehlen.[16] Eine frühere Meta-Analyse von 21 Studien durch Professor Tim Meyer, Ärztlicher Direktor des Instituts für Sport- und Präventivmedizin der Universität des Saarlands, hingegen stellt fest, dass die Effekte von Kältekammern und Eisbädern durchaus groß genug sind, um relevant für Leistungssportler zu sein.[17] Es kommt hier stark darauf an, wie Regeneration und Leistungsfähigkeit definiert werden und mit welchen Parametern diese Eigenschaften gemessen werden (mehr dazu im Kapitel »Kälte im Sport« ab Seite 95). Ähnlich sieht es mit den Studien zu Erkrankungen aus. Ob Kältetherapien zu Symptomverbesserungen führen, die im Alltag für Anwender und Anwenderinnen spürbar sind, muss spezifisch für jede Erkrankung geprüft oder im Selbstexperiment herausgefunden werden! Nicht zu unterschätzen ist hierbei die Placebo-Wirkung, die frei von Nebenwirkungen zur Aktivierung unserer Selbstheilungskräfte beiträgt.

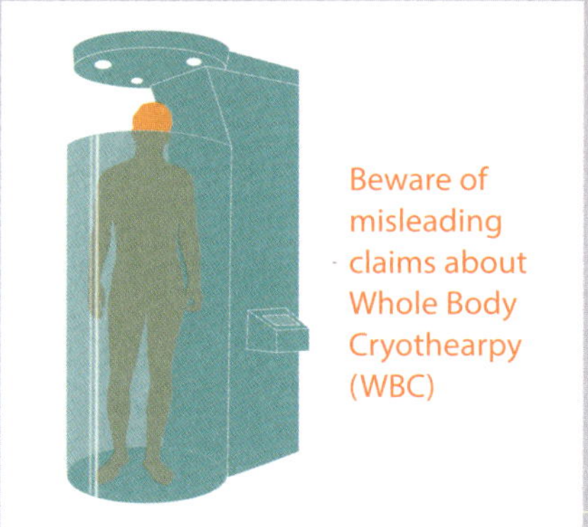

Das Bild mit dem Titel »Vorsicht vor irreführenden Behauptungen über Ganzkörperkryotherapie« aus der Stellungnahme der FDA vom 5. Juli 2016 lässt erahnen, wie viel die Autoren zum Thema recherchiert haben. Jedem Leser dieses Buches sollte an dieser Stelle klar sein, dass die stickstoffbetriebene Kryosauna keine Ganzkörperkältetherapie darstellt, einfach weil hier der Kopf der Kälte nicht ausgesetzt wird.

DIE NATUR NUTZEN

Im Winter kannst du zugunsten von Eisbädern in der Natur auf die energieintensiven künstlichen Methoden der Kälteanwendung verzichten. Denn es müssen nicht immer minus 110 °C oder mehr sein. Wim Hofs eigene Kältekammer hat »nur« minus 23 °C und im Winter trainiert er sowieso viel lieber draußen. Sein Kommentar hierzu: Hast du schon mal einen Eisbären in der Kältekammer gesehen? Wir alle sollten öfter Wims Ratschlag folgen, der hinter der humorvollen Anspielung steckt. Warum stellen wir uns im Fitnesscenter aufs Laufband? Warum drehen wir die Heizung beim kleinsten Frösteln auf? Wir sind bequem geworden und leben fernab der menschlichen Natur. Der Körper verlernt, sein thermoregulatorisches Potenzial auszuschöpfen, und der Verstand nimmt diesen schlecht adaptierten Zustand als normal hin. Dass wir uns nahezu konstant in künstlich geschaffenen Lebensräumen aufhalten, bringt jedoch noch weitere Nachteile mit sich. Eine 2010 durchgeführte Metaanalyse ergab, dass Stadtbewohner mit einer um 20 bis 40 Prozent höheren Wahrscheinlichkeit Angst- und Stimmungsstörungen entwickeln als Landbewohner.[18] Menschen, die für 30 Minuten durch die Stadt liefen, hatten deutlich höhere Kortisolwerte, Pulsraten und Blutdruckwerte, als wenn sie dieselbe Zeit im Wald verbrachten (sogenanntes Waldbaden).[19] Parks, Wälder, das Meer und Seen machen uns einfach glücklich![20] Dieser Abschnitt soll daher zu mehr Zeit in der Natur motivieren und gibt praktische Tipps, wie man seine ersten Erfahrungen mit der Kälte in der freien Natur sammeln kann.

Für die Praxis: Spüre den Wind auf deiner Haut – beim Frischluftbaden!

Der menschliche Körper kann viel mehr, als wir ihm zumuten. Und er freut sich zudem über Herausforderungen! Versuche doch mal, im Herbst erst später die Winterjacke herauszuholen, oder wage einen kleinen Winterspaziergang ohne Jacke oder sogar ohne T-Shirt. Schon ab 16 °C Umgebungstemperatur wird das braune Fettgewebe aktiviert. Laut Statistiken des Deutschen Wetterdienstes kann man daher in Deutschland von September bis Mai die natürlichen Umgebungstemperaturen gut für Kälteerfahrungen nutzen. Bei Freiluftbaden in kurzen Sachen profitiert man dabei nicht nur von der Kälte, sondern auch von der stimmungsaufhellenden Wirkung des Tageslichts und einer angeregten Vitamin-D-Produktion. Die Dauer des Freiluftbades sollte man an die Temperaturen anpassen, es macht einen Unterschied, ob diese spätsommerlich oder tiefwinterlich sind.

Generell empfehle ich im Winter mit kürzeren Einheiten im Garten, auf der Veranda oder auf dem Balkon zu beginnen (fünf bis zehn Minuten). Nachdem man ein Gefühl für die Kälte und die eigenen körperlichen Reaktionen bekommen hat, kann man Spaziergänge im eigenen Viertel machen (15 bis 30 Minuten) und sich so auf längere Touren vorbereiten. Für jede Tour außerhalb der Stadt gilt: Gehe nicht ohne Ortskenntnis, Begleitung und warme, regenfeste Wechselsachen im Rucksack! Nimm dir auch etwas Proviant mit, eine Senkung der Umgebungstemperatur von 29 °C auf 10 °C erhöht den Energieverbrauch eines halb nackten Menschen um das 2,5-Fache und hinterlässt nach zwei Stunden ein Kaloriendefizit von rund 180 bis 220 Kilokalorien.[21]

Aus persönlicher Erfahrung rate ich dir, eine Mütze und Handschuhe zu tragen. Handschuhe schützen die Hände vor einer zu starken Auskühlung, sodass du handlungsfähig bleibst und zum Beispiel selbstständig Reißverschlüsse und Schnürsenkel beim Anziehen schließen kannst. Wenn du mental und körperlich gut vorbereitet bist, empfehle ich eine Kombination aus Frischluftbaden und Waldbaden. Die entspannende Wirkung des Waldes hilft uns dabei, mit der Kälte umzugehen, loszulassen und bei uns anzukommen.[22]

Ich möchte dir die folgenden Sicherheitstipps für längere Touren sehr ans Herz legen

- Nimm dir Begleitung mit.
- Lies den Abschnitt »Gefahren der Kälte und Rettungsmaßnahmen« (ab Seite 49).
- Nimm warme, regenfeste Bekleidung und Proviant im Rucksack mit.
- Informiere dich über Wanderrouten und Wetterbedingungen.
- Verzichte auf Alkohol und andere Drogen vor und während der Tour.

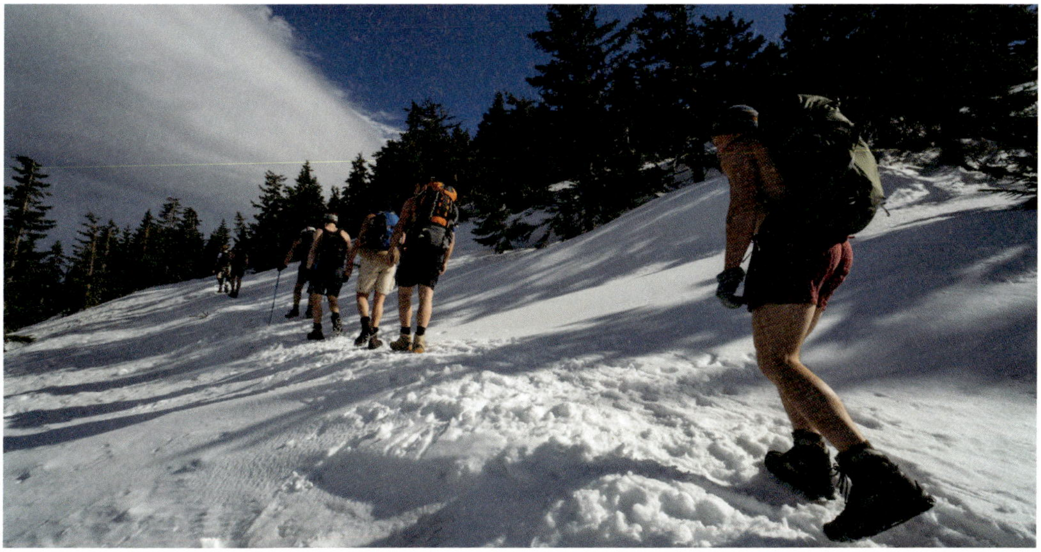

Beim gemeinsamen Aufstieg zur Schneekoppe nimmt jeder meiner Teilnehmer einen gut gepackten Rucksack mit warmer Bekleidung und Proviant mit.

DIE WIM-HOF-METHODE

Der Niederländer Wim Hof (Jahrgang 1959), Namensgeber und Entwickler der Methode, hält mehr als 20 Weltrekorde. Darunter sind etliche Rekorde für Eisbäder, ein Rekord für einen Halbmarathon in Boxershorts mit bloßen Füßen im Schnee bei minus 20 °C und ein weiterer für das Schwimmen von ganzen 66 Metern unter Eis. Möglich macht dies eine von ihm entwickelte Technik, die auf drei Säulen beruht: Atem, Kälte und Mentaltraining.

In einer niederländischen Studie aus dem Jahr 2014 wurde die Wirkung der Wim-Hof-Methode an 24 jungen Männern untersucht.[23] Die Hälfte dieser Männer wurde von Wim Hof persönlich vier Tage lang in Polen unterrichtet: Sie badeten täglich im Eiswasser und bestiegen die 1603 Meter hohe Schneekoppe in Unterhosen. Wim Hof war und ist davon überzeugt, dass dieses Programm zusammen mit den Atemübungen und der richtigen mentalen Haltung (Mindset) die Männer in die Lage versetzt, Krankheiten abzuwehren. Die wissenschaftliche Neugier von Peter Pickkers und Matthijs Kox an der niederländischen Radboud-Universität half Wim Hof dabei, seine Aussagen zu beweisen. Sie führten ein Experiment durch, bei dem das Immunsystem der 24 Männer mit Endotoxin auf die Probe gestellt wurde. Endotoxin ist ein Bestandteil der äußeren Zellmembran von Bakterien und löst eine Entzündungsreaktion im Körper aus. Fieber, Schüttelfrost und Kopfschmerzen sind die Folgen – zumindest normalerweise!

Wim Hof hatte den Wissenschaftlern bereits zwei Jahre vorher gezeigt, dass er diese an sich autonome Reaktion seines Körpers beeinflussen konnte – so hatte er ihr Interesse an der besagten Studie geweckt. Das Ziel der Studie mit den 24 Männern war nun, zu überprüfen, ob Wim Hof seine Methode zur Steuerung des Immunsystems auch anderen Menschen beibringen kann. Das Ergebnis überraschte mich als Doktorin der Molekularbiologin so sehr, dass ich heute als zertifizierte Wim-Hof-Trainerin dieses Buch schreibe. Die Ergebnisse sind dahingehend überraschend, dass ein bisher autonom geglaubtes System durch bewusste Steuerung beeinflusst werden kann. Die Studie zeigt, dass die von Wim trainierte Gruppe nach der Endotoxininjektion geringe Erkältungssymptome (Fieber, Schüttelfrost, Kopfschmerzen) zeigte. Die Wissenschaftler vermuten, dass die deutlich höheren Adrenalinwerte die Entzündungsreaktion hemmen, und erklären sich so auch die reduzierten Werte von entzündungsfördernden Botenstoffen (Interleukin-6, Interleukin-8 und TNF-alpha). Das unspezifische angeborene Immunsystem wird durch die Wim-Hof-Methode also gehemmt. Interessanterweise wird das spezifische adaptive Immunsystem hingegen aktiviert: Die Blutanalysen der trainierten Probanden zeigen eine deutliche Erhöhung verschiedenster Arten weißer Blutkörperchen (Lymphozyten, neutrophile Granulozyten und Monozyten). Bis heute bleibt unklar, ob die Atmung, die Kälte oder das Mindset zu den beobachteten Effekten führen. Der Wissenschaftler Matthijs Kox spekuliert jedoch auf die Effekte der Atmung, da die trainierten Probanden 30 Minuten vor der Endotoxininjektion mit den erlernten Atemtechniken begannen und diese für insgesamt drei Stunden am Stück während des Experiments beibehielten. Die in der Studie eingesetzten Wim-Hof-Atemtechniken sind eine Kombination von bewusster Hyperventilation und Atemretention und verändern so unter anderem den pH-Wert sowie den Sauerstoff- und Kohlenstoffdioxid-Partialdruck des Blutes. Ob die Atmung auch für die veränderte Reaktion des Immunsystems verantwortlich ist (oder ob dafür die Kombination mit wiederholten Kälteexpositionen erforderlich ist) wird aktuell mit weiteren Versuchen geklärt.

Wim selbst betont immer wieder, wie wichtig das Mindset dabei ist, mit der Kälte und anderen stressigen Situationen umzugehen. Die Wissenschaft bestätigt das: Eine optimistische Erwartungshaltung half den Probanden der vorgestellten Endotoxinstudie dabei, ihr autonomes Nervensystem und Immunsystem zu beeinflussen und weniger Erkältungssymptome zu zeigen.[24] Wim konnte in einem anderen Experiment zeigen, dass er auch ohne spezielle Atmung einfach nur durch die Kraft der Gedanken seine Hauttemperatur in kalter Umgebung aufrechterhalten kann.[25] Mit dem richtigen mentalen Training kann jeder lernen, physiologische Stressreaktionen, wie den Kälteschock im Eiswasser, zu vermeiden und hier sogar Ruhe zu finden (siehe nachfolgend »Für die Praxis: Eisbaden«). Hier liegt für Wim und viele andere Kälteliebhaber die wahre Kraft der Kälte: Sie führt zur vollen Präsenz im Hier und Jetzt.

Für die Praxis: Eisbaden

Zur Vorbereitung auf das winterliche Eisbaden solltest du am besten schon im Sommer mit wöchentlichen Bädern im Freien beginnen. So machst du dich mit dem Revier vertraut, also zum Beispiel mit dem Einstieg und der Wassertiefe. Zudem gewöhnst du deinen Körper mit den wöchentlich fallenden Temperaturen langsam an die Bedingungen des kommenden Herbsts und Winters. Falls Seen oder Flüsse in deiner Umgebung fehlen, kannst du auch regelmäßige kalte oder wechselwarme Duschen zum Training nutzen (siehe »Für die Praxis: Kaltes Duschen als kardiovaskuläres Training«, Seite 34).

Wenn du zum Eisbaden gehst, nimm dir Zeit dafür und bereite dich mit einer Meditation und einer Atemübung mental darauf vor. Sobald du am Ort deines Eisbades angekommen bist, setze dich bequem hin, schließe die Augen, vergiss die Welt um dich herum und erstelle eine Momentaufnahme (siehe »Für die Praxis: Meditative Momentaufnahme«, Seite 30/31).

Fokussiere dich im Anschluss für fünf Minuten ganz auf deinen Atem. Atme dabei so langsam ein und aus, dass du während der Ein- und Ausatmung jeweils gedanklich bis fünf zählen kannst. Nachdem du durch diese Taktatmung körperlich wie geistig zur Ruhe gekommen bist, visualisiere dein Eisbaderitual.

- Beginne die Visualisierung damit, dir vorzustellen, wie du dich langsam ausziehst, dein Handtuch bereitlegst, langsam ins Wasser hineinläufst und mit einem Lächeln auf dem Gesicht ein entspanntes Eisbad nimmst.
- Konzentriere dich auf das Gefühl von Wärme in deinem Körper und stelle dir vor, dass dir genauso warm im Wasser ist wie jetzt in diesem Moment. Beobachte erneut deinen Atem und nimm dir vor, deine Atemzüge im Wasser genauso ruhig werden zu lassen wie jetzt.
- Beobachte und zähle deine Atemzüge. Entspanne deinen Körper dabei mit jeder Ausatmung. Nimm dir vor, nach 24 Atemzügen (circa zwei Minuten) langsam und ruhig aus dem Wasser zu laufen. Visualisiere, wie du dich ruhig abtrocknest und anschließend anziehst.
- Konzentriere dich erneut auf das Gefühl von Wärme in deinem Körper und stelle dir vor, dass dir nach dem Eisbad genauso warm ist wie jetzt in diesem Moment.
- Nun bist du bereit. Setze eine Intention, indem du einen Wunsch an dich selbst formulierst: Das kann ein Wunsch an deinen Körper, deinen Verstand oder deine Emotionen sein. Beginne danach mit deinem bereits mental absolvierten Eisbad.

Gegenindikationen: Vermeide Eisbäder bei Bluthochdruck (von 160/100 mm Hg oder höher), Herz- oder Gefäßproblemen (Herzrhythmusstörungen, Arteriosklerose, Angioneuropathien, Raynaud-Syndrom Typ 2), Kälteurtikaria sowie bei akuten Infekten. Kläre andere Gegenindikationen (siehe Liste Seite 69/70) mit deinem Arzt ab.

Sicherheitstipps

- Nimm dir Begleitung mit und gehe nicht allein Eisbaden.
- Lies den Abschnitt »Gefahren der Kälte und Rettungsmaßnahmen« (ab Seite 49).
- Laufe nur bis etwa Bauchnabelhöhe ins Wasser und tauche dann durch das Einknicken deiner Beine bis zu den Schultern unter Wasser. (Bitte springe nicht ins Wasser!)
- Bleibe relativ unbewegt in einer Position, diese äußere Stille hilft dir dabei, innere Stille im Eisbad zu finden.
- Berücksichtige, dass Wasser- und Schwimmbewegung zu einer wesentlich schnelleren Abkühlung des Körpers führen.
- Bei einer Wassertemperatur von 14 °C nimmt deine Körperkerntemperatur um 0,15 °C je Minute ab, bei 2 °C ist die Abkühlungsrate mit 0,35 °C pro Minute mehr als doppelt so hoch.[26] Berücksichtige diesen Effekt und plane keine Eisbäder, die deine Körperkerntemperatur um mehr als 1 °C absinken lassen.
- Überschätze dich nicht und bleibe nur für zwei bis drei Minuten im Eisbad.
- Überfordere deinen Körper nicht und nimm nicht mehr als drei Eisbäder pro Woche. Führe keinerlei Atemübungen im Wasser durch (keine Wim-Hof-Atmung, kein Tauchen oder Luftanhalten unter Wasser).
- Verzichte auf Alkohol und andere Drogen vor und nach dem Eisbad.

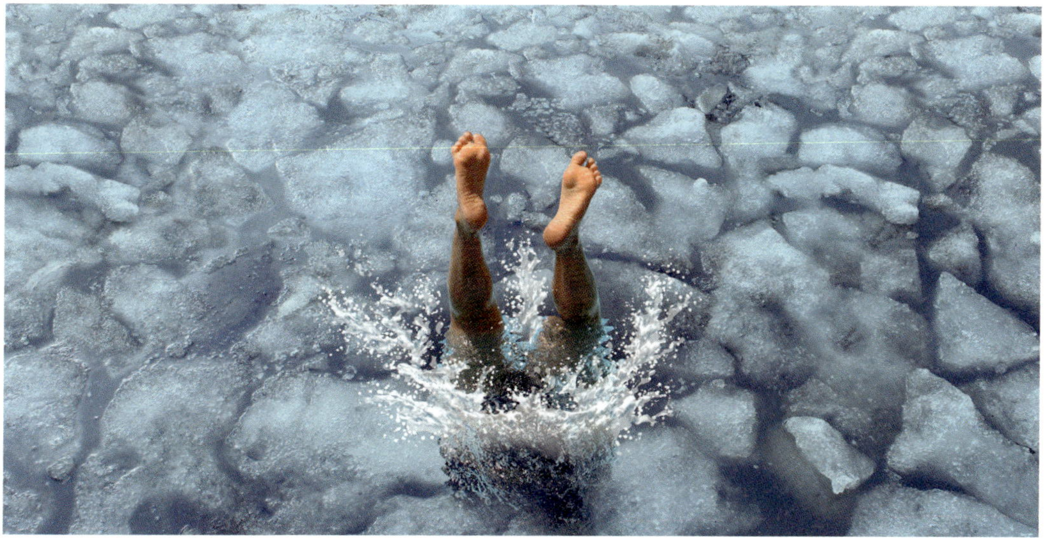

Der Sprung ins kalte Wasser sollte beim Eisbaden niemals wörtlich genommen werden! Am besten läuft man ins Wasser.

POLARBÄREN, SEEHUNDE UND WALRÖSSER – MAN TRIFFT SICH ZUM EISBADEN!

Zusammen macht alles mehr Spaß! Aber beim Gruppeneisbaden geht es nicht nur um Spaß. Es ist auch sicherer! Ohne erfahrene Begleitung sollten Untrainierte nicht mit dem Eisbaden beginnen – schon gar nicht mitten im Winter. Mithilfe einer Onlinerecherche findest du bestimmt auch eine Gruppe oder einen Verein ganz in deiner Nähe.

Deutschlandweit gibt es viele Gruppen von Eisbadern oder -schwimmern, die sich Seehunde, Eisvögel, Eisbären, Pinguine, Eiszapfen, Robben oder ähnlich nennen.[27] Dabei gibt es einen kleinen, feinen Unterschied zwischen Eisbadern und Eisschwimmern. Während erstgenannte Gruppe mit oder ohne Badesachen und zu besonderen Anlässen sogar in Faschingskostümen in Eislöcher steigt, trägt zweitgenannte Gruppe meist Neoprenanzüge, um beim Schwimmen längerer Strecken nicht zu stark auszukühlen. Es gibt aber auch Weltmeisterschaften im Eisschwimmen ohne Neoprenanzüge. Die erste fand in Finnland im Jahr 2000 statt. Seitdem können Schwimmer alle zwei Jahre zwischen verschiedenen Disziplinen wählen: Im Wettkampf können 25 bis 1000 Meter auf Zeit absolviert werden. Dabei bestimmt das Regelwerk, dass die Schwimmer im minus 2 bis 9 °C kalten Wasser keinen Neoprenanzug tragen dürfen. Freizeitschwimmer können sich für den Worldcup der IWSA (International Winter Swimming Association, www.iwsa.world) oder Schwimmevents der IISA (International Ice Swimming Association, www.internationaliceswimming.com) anmelden. Obwohl Kälteerfahrung und Trainingszustand bei der Anmeldung zu solchen leistungsorientierten Winterschwimmevents nicht abgefragt werden, sollte man sich und seinen Körper gut darauf vorbereiten, denn für eine Strecke von 1000 Metern benötigten selbst die Sieger der letzten Jahre 13 bis 25 Minuten. Zum Glück gibt es allerdings auch andere Wege als diese sportlich orientierten Schwimmwettkämpfe, um die positiven Effekte der Kälte für sich zu entdecken.

Eisbadeanfängern, die auch an Hintergrundinformationen interessiert sind, empfehle ich die Teilnahme an einem Wim-Hof-Tagesworkshop oder den Austausch mit erfahrenen Eisbadern in der eigenen Stadt. Diesen Eisbadefreunden geht es nicht um Wettbewerb, sondern um Gesundheit und Gemeinschaft. Während Wim Hof medienwirksam eine neue Generation von Kälteliebhabern anzieht, bestehen in vielen deutschen Städten schon seit DDR-Zeiten Eisbadeklubs – mit Mitgliedern, die oft seit mehr als 30 Jahren wöchentlich gemeinsam Eisbaden gehen. In meiner Heimatstadt Potsdam habe ich wunderbare Erfahrungen beim Besuch der Havelwale gesammelt – trotz des deutlichen Altersunterschieds wurde ich herzlich willkommen geheißen und in die Rituale eingeweiht. Aus den Ritualen wählt jeder die aus, die sich für ihn gut anfühlen: Man kann sich vorher aufwärmen oder nicht und sich nackt oder in Badebekleidung ins kühle Nass stürzen. Man kann kurz oder lang im Wasser bleiben und währenddessen schwimmen, laufen oder einfach nur im Wasser stehen. Wichtig sind die Gemeinschaft und das Miteinander. Weltweit gibt es viele Gruppen, die im Winter zusammen trainieren und als Saisonhighlight zu großen Events einladen, die den Neulingen den ersten Sprung ins kalte Wasser vereinfachen sollen:

- **Niederlande:** Am 1. Januar gibt es in vielen niederländischen Städten das Unox-Neujahrsschwimmen, bei dem jeder Teilnehmer einen Teller Unox-Erbsensuppe und eine passende Mütze erhält.
- **Schweiz:** Seit 1934 schwimmen beim Weihnachtsschwimmen Coupe de Noël im Genfersee verkleidete Teams um die Wette.
- **Polen:** Eisbaden ist fast schon Volkssport in Polen. In Mielno an der polnischen Ostseeküste treffen sich jeden Februar mehr als 3000 »Walrösser«, wie die Anhänger des Eisbadens in Polen genannt werden.

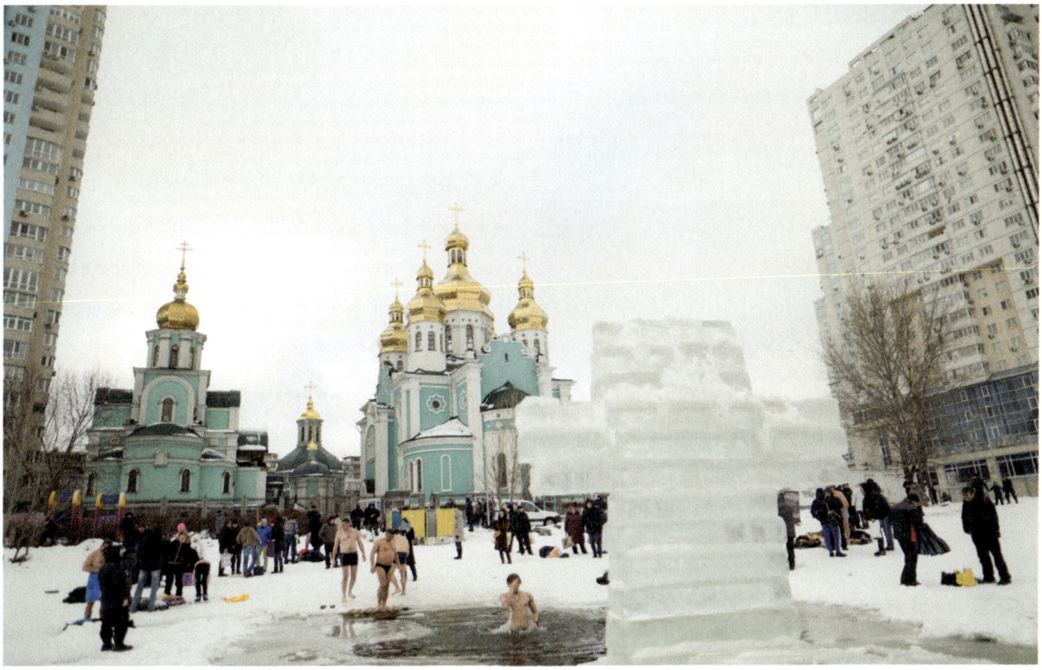

Beim Epiphaniasfest in der Ukraine ist Eisbaden am 19. Januar Tradition – oft werden dafür kreuzförmigen Eislöcher vorbereitet.

- **Österreich:** Der Weltrekordhalter Josef Köberl organisiert regelmäßig das Wiener Vollmondschwimmen in der Donau.
- **Tschechien:** Am zweiten Weihnachtsfeiertag schwimmen die Teilnehmer des Moldauschwimmens seit 1947 zu Ehren des Sportlers Alfred Nikodém.
- **Ukraine, Russland:** Orthodoxe Christen baden in der Nacht vom 18. auf den 19. Januar in kreuzförmigen Eisbädern und waschen sich so von ihren Sünden rein. Aufgrund der Kalenderreform wird dieses Fest als Dreikönigstag (6. Januar) mancherorts zwar früher, aber ganz ähnlich gefeiert, zum Beispiel mit dem Dreikönigsschwimmen in Würzburg und Graz.
- **Japan:** Kaltes Wasser wird auch im fernen Osten von Anhängern des Shintoismus zur Reinigung des Geistes genutzt. Kalte Bäder in natürlichen Seen, Flüssen und Wasserfällen sind zentraler Bestandteil des sogenannten Misogi-Rituals. In Kampfsportarten wird Misogi verwendet, um innerliche Ruhe zu finden und den Geist auf das Training vorzubereiten. Für den Gründer des Aikido, Morihei Ueshiba, stellte Misogi eine Meditationsform und das Herz von Aikido dar.
- **USA und Kanada:** In vielen amerikanischen und kanadischen Städten gibt es Polar Bear Clubs, die sogenannte Polar Bear Plunges als Benefizveranstaltungen oder als Start in das neue Jahr durchführen. Namensgeber der Events ist der Coney Island Polar Bear Club, der 1903 gegründet wurde und als ältester Winterbadeverein der USA gilt.
- **Deutschland:** Ob Eisfasching am Berliner Orankesee, Neujahrstauchen am Helenesee oder das Neuburger Donauschwimmen – auch in Deutschland ist Eisbaden kein neuer Trend. Winterschwimmen wurde ab den 1960er-Jahren in der DDR populär und ist bis heute in den neuen Bundesländern mit über 30 Klubs wie den Potsdamer Havelwalen, den Berliner Seehunden, den Stralsunder Walrossen, den Warener Eisvögeln, den Brandenburger Eisbären und den Rostocker Seehunden weitverbreitet.

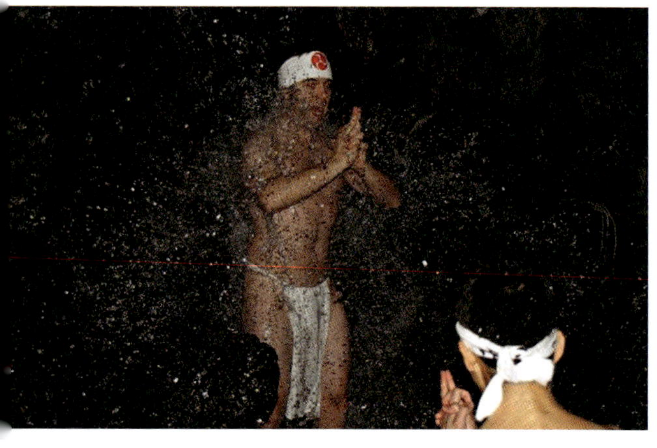

Das Misogi-Ritual wird im fernen Osten, wie hier an einem Wasserfall in Japan, zur Reinigung des Geistes genutzt.

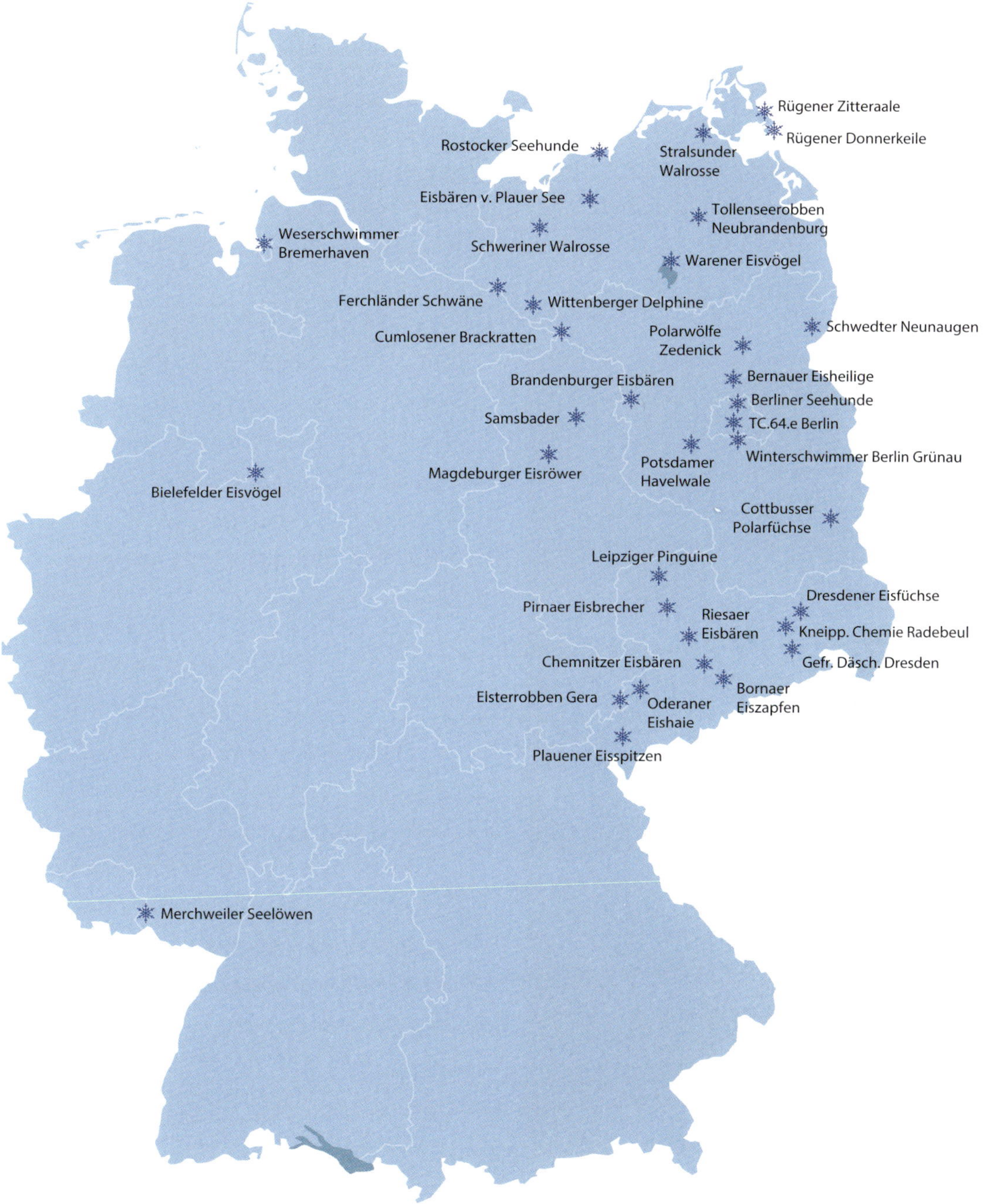

Winterschwimmen wurde in der DDR populär und ist bis heute in den neuen Bundesländern mit über 30 Klubs weitverbreitet.

Für die Praxis: Eisbaden im Sommer

Da in den Sommermonaten die Seen zumindest in Deutschland oft zu warm werden, sind viele Eisliebhaber erfinderisch geworden. Im Internet, beispielsweise bei Facebook und YouTube, findet man Beschreibungen, wie man Gefriertruhen und Whirlpools in Eisbäder verwandeln kann. Zudem gibt es natürlich auch schon kommerziell erwerbbare Lösungen (iCool Sports Recovery, Whitehall Manufactoring[28]).

Aber auch ohne größere Investitionen zu tätigen, kannst du deinen Pool, deine Badewanne oder deine Regentonne mit ausreichend Eiswürfeln leicht in ein Eisbad verwandeln. Für einen ausreichenden Kühleffekt solltest du dabei den Pool in etwa zu drei Vierteln mit kaltem Leitungswasser und zu einem Viertel mit Eiswürfeln füllen. Wenn dein Leitungswasser 12 °C oder mehr hat, kann es nötig sein, das Verhältnis auf zwei Drittel Wasser und ein Drittel Eis zu ändern. Ziel ist es, dein Eisbad auf Temperaturen um die 5 °C zu bringen. Da Eiswürfel kosten- und auch energieintensiv sind, lohnt sich eine vorherige Kostenkalkulation und die Auswahl der kleinstmöglich für dich passenden Poolgröße. Für meinen minimalistischen Pool mit einer Höhe und einem Durchmesser von je 80 Zentimeter brauche ich circa 70 Kilogramm Eiswürfel. Bei einem lokalen Eislieferanten bezahle ich dafür circa 120 Euro inklusive Anlieferung, beim Rewe-Lieferservice etwa 70 Euro. Wenn du einen Kühlschrank mit Eisfach hast, lohnt es sich auch, wiederverwendbare Kühlakkus oder Ähnliches einzusetzen.

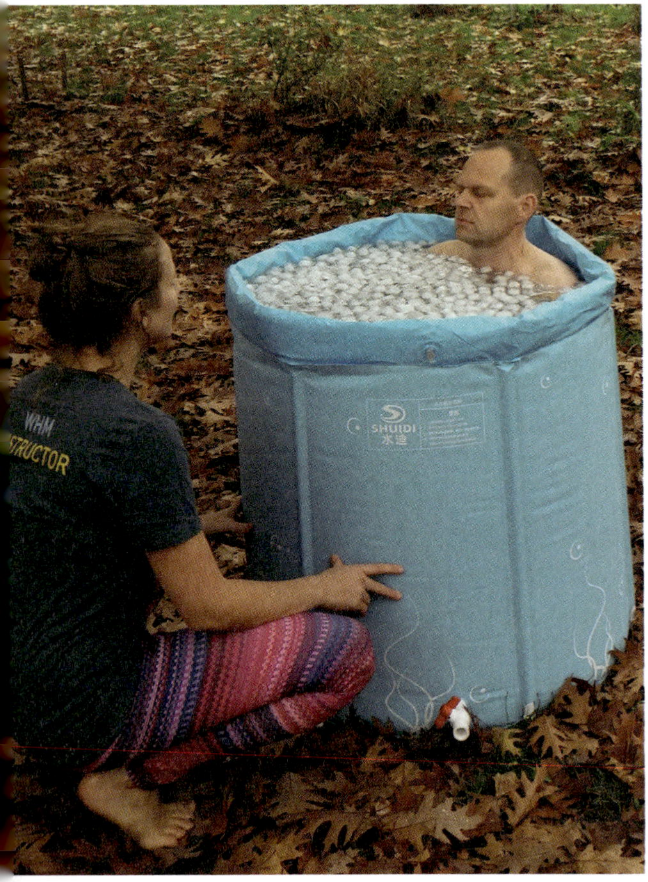

Meinen praktischen Minipool für Workshops habe ich aus Malaysia, wo er als faltbares Wannenbad verkauft wurde. Inzwischen gibt es ihn auch hier im Onlinehandel.

Hier mein Rezept für ein erfolgreiches Vorgehen: Fülle deinen Pool mit eiskaltem Wasser und lasse genügend Platz für das Eis und dich selbst. Gib währenddessen – oder spätestens 30 Minuten vor deinem Eisbad – die Kühlakkus und mehr als die Hälfte der Eiswürfel dazu. Nur so hat das Eis genügend Zeit, die Wassertemperatur durch den Schmelzvorgang deutlich abzusenken. Kurz vor dem Eisbad kannst du dann die restlichen Eiswürfel hinzufügen. Diese Eiswürfel kreieren nicht nur einen optisch schönen Effekt, sondern fordern dich auch mental heraus. Ein sichtbar eiskaltes Bad weckt unsere Ängste und gibt uns die Möglichkeit, diese zu überwinden.

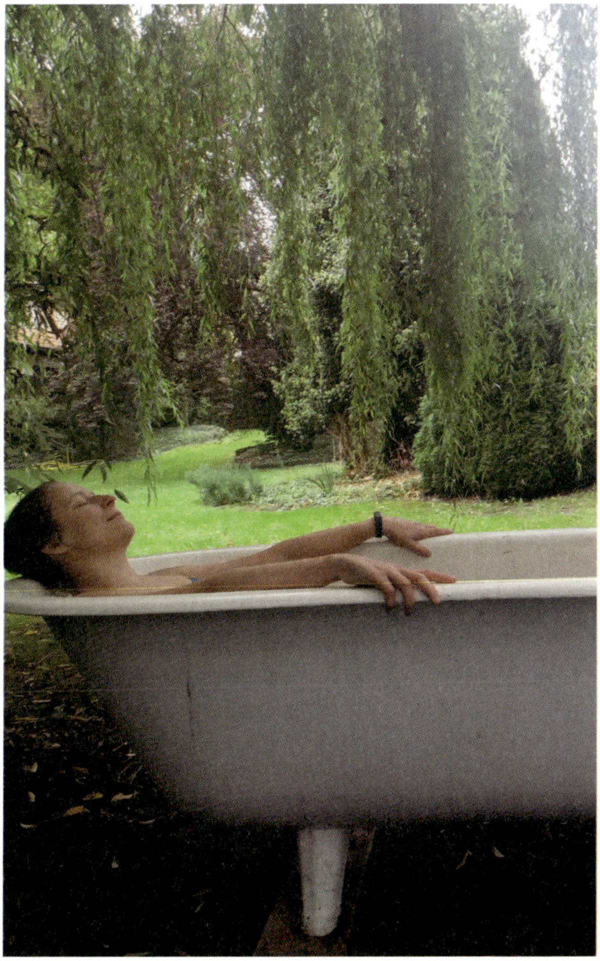

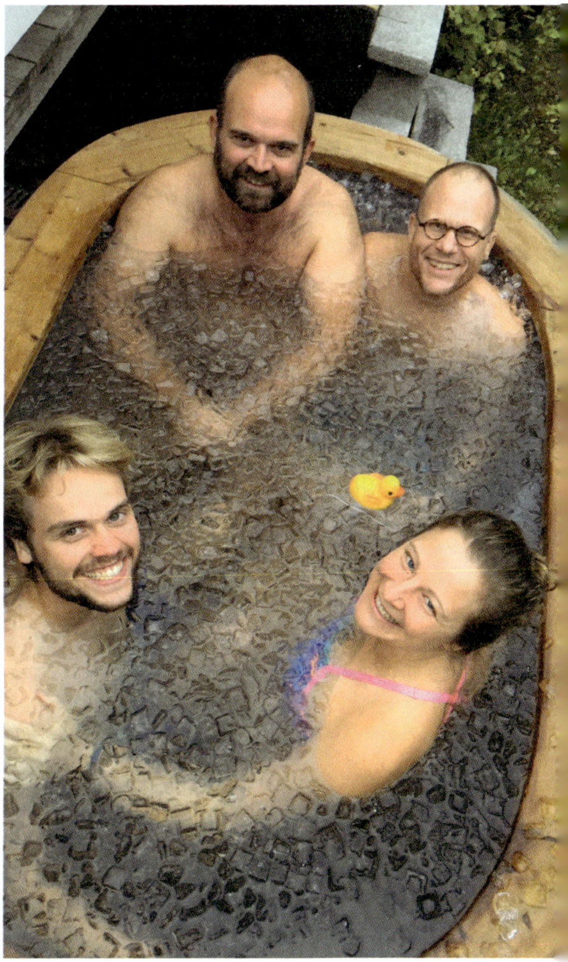

Eine alte Badewanne oder ein umgebauter Whirlpool eignen sich wunderbar zum Eisbaden, und zwar zu jeder Jahreszeit.

LOKALE KÄLTEAPPLIKATION

Den Markt für Kälteanwendungen füllen immer mehr Methoden. Von kühlbaren Matratzenauflagen und Kopfkissen für einen besseren Schlaf bis hin zu Armbändern (Klimaanlage fürs Handgelenk von Embr Wave), die per Knopfdruck den gesamten Körper auf Wohlfühltemperatur temperieren sollen, reicht das Angebot. Sportgeräte, die die lokale Kühlung mit Kompression kombinieren, um die Produktion von Wachstums- und Regenerationshormonen im Körper zu steigern, gibt es ebenfalls, etwa die Workout-Systeme von Vasper Systems. Dieses Buch kann nicht auf alle Methoden und Marken eingehen und den zugehörigen Wirkungseffekt beschreiben – auch aufgrund der aktuellen rasanten Dynamik dieses Marktes. Wann immer ich eine Marke angegeben habe, ist diese eher als Suchbegriff zur eigenen Recherche anzusehen, denn als Produktempfehlung zu verstehen.

KÜHLWESTEN IM LEISTUNGSSPORT

Gerade im Leistungssport werden oft Kühlwesten zur Verbesserung der Leistungsfähigkeit eingesetzt. Im Kapitel »Kälte im Sport« kannst du ab Seite 95 nachlesen, warum Sportler von einer Kälteapplikation und dem Herabsenken der Körpertemperatur profitieren. Hier soll es nun darum gehen, welche Kühlwesten sich auf dem Markt befinden und wie sie sich in ihrer Praktikabilität für eine Kühlung vor, während, zwischen oder nach der Belastung eignen. Dabei muss zwischen verschiedenen Kühlmechanismen unterschieden werden.[29]

- **Kühlung durch Verdunsten** (Phasenwechsel von flüssig zu gasförmig): Jeder, der sich schon einmal ein nasses Tuch in den Nacken oder auf die Stirn gelegt hat, kennt das Prinzip: Durch Verdunstung wird die Haut gekühlt, da Wärme in Form von Verdampfungswärme (Stichwort: Verdampfungsenthalpie) abgeführt wird. Einziger Nachteil: Die Kühltemperatur ist nicht genau zu definieren und eine hohe Luftfeuchtigkeit verringert den Kühleffekt deutlich. Anbieter: Die Kühlfunktionstextilien der Marken E.COOLINE nutzen zum Beispiel ein spezielles Superabsorbervlies von BASF, das auf diesem Prinzip beruht. Sie sind ab 200 Euro erhältlich.
- **Kühlung durch Schmelzen** (Phasenwechsel von fest zu flüssig): Hier wird die vom Körper abgegebene Wärmeenergie zum Schmelzen eines Feststoffes, wie zum Beispiel Eis, im Kühlpack genutzt. Die Temperatur des Kühlmittels steigt erst an, wenn der gesamte Feststoff geschmolzen ist. Nachteile:

Die Kühlung durch Schmelzen besitzt, verglichen mit der Kühlung durch Verdunstung, einen kleineren Kühleffekt. Zudem sind die Kühlpacks nur in künstlich gekühlter Umgebung aufladbar. Anbieter: Die Marke Coolfatburner bietet Kühlwesten mit je vier Kühlpacks für 60 bis 80 Euro an.

- **Kühlung durch eine hohe Wärmekapazität:** Auch ohne einen Wechsel des Aggregatzustands (fest–flüssig–gasförmig) kommt es zwischen unterschiedlich temperierten Medien so lange zur Wärmeübertragung, bis beide dieselbe Temperatur haben. Dafür werden optimalerweise Mate-

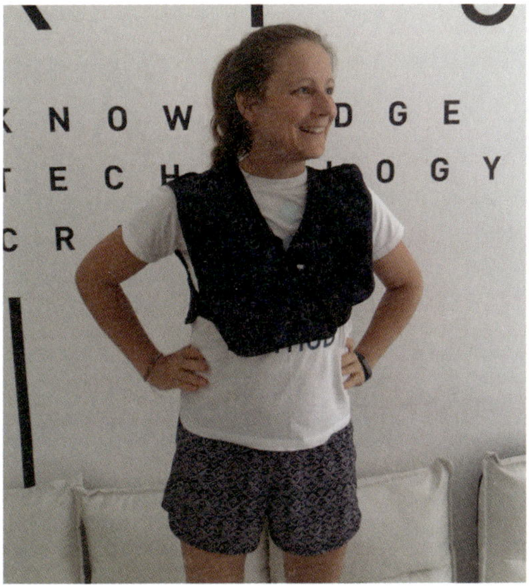

Kühlwesten der Marke Coolfatburner nutzen mit tiefgefrorenen Kühlpacks das Prinzip Kühlung durch Schmelzen.

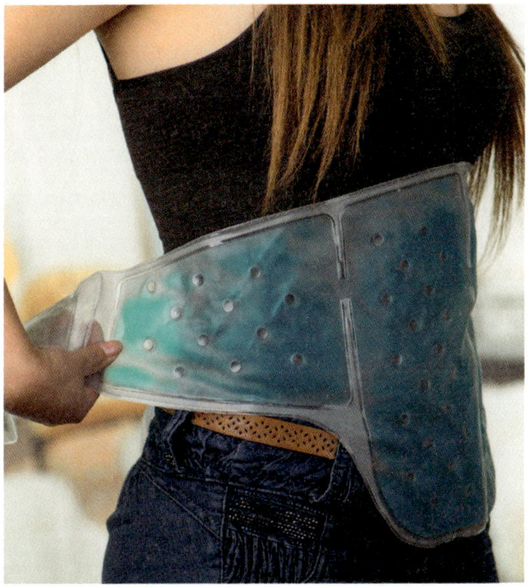

Dieser mit Gel gefüllte Bauchgurt nutzt das Prinzip der Kühlung durch eine hohe Wärmekapazität.

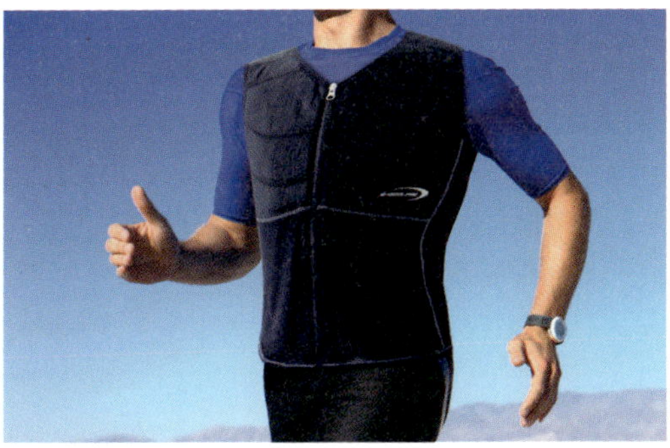

Die hier abgebildete Kühlweste der Marke E.COOLINE nutzt ein befeuchtetes Superabsorbervlies und damit das Prinzip Kühlung durch Verdunsten.

rialien eingesetzt, die sich durch eine hohe Wärmekapazität auszeichnen – sie besitzen also ein hohes Vermögen, thermische Energie zu speichern. Genutzt wird dieser Effekt zum Beispiel bei Kaltwasserbädern, aber auch durch den Einsatz von Gelen mit hoher Wärmekapazität in Kühlwesten. Nachteile hier: Der Kühleffekt ohne Phasenwechsel ist sehr viel kleiner als jener, der beim Schmelzen und Verdunsten auftritt. Anbieter: Kühlwesten der Marke Arctic Heat können nach einmaliger Aktivierung der eingearbeiteten Gelkomponente immer wieder zum Aufladen ins Kühlfach gelegt werden. Sie sind für circa 200 Euro erhältlich.

- **Kühlung durch Lüftung:** Diese Art der Kühlung nutzt und verstärkt das körpereigene Kühlsystem: die Verdunstung von Schweiß auf der Haut. Kühlwesten nach diesem Prinzip nutzen akkubetriebene Kleinventilatoren. Sie sind von Vorteil, wenn kein Wasser und keine Möglichkeit zum Aufladen der Kühlmedien zur Verfügung stehen. Ist die Umgebungsluft jedoch sehr feucht, zum Beispiel in tropischen Gebieten, so hilft auch Lüftung wenig. Denn hier wird nur feuchte Luft an die Körperoberfläche gebracht, was die Verdunstung und ihren kühlenden Effekt stark reduziert.

Die Vorteile von Kühlwesten im Allgemeinen liegen auf der Hand: Sie sind einfach zu handhaben, platzsparend zu transportieren, können wiederbenutzt werden und sind fast überall einsatzfähig. Und doch sind, was ihren Einsatz anbelangt, einige Unterschiede zu finden, wie die Aufzählung eben auch gezeigt hat! Die Kühlung durch Verdunstung birgt zum Beispiel gegenüber der Kühlung durch Schmelzen einen größeren Kühleffekt. Des Weiteren können Westen, die über die Verdunstung von Wasser funktionieren, überall problemlos »aufgeladen« werden, wohingegen andere Varianten auf elektrischen Strom angewiesen sind, um die jeweiligen Kühlmedien – Kühlpacks und Gele – wieder gebrauchsfertig zu machen. Beim Kauf einer Kühlweste kommt es jedoch nicht nur auf die physikalischen Prinzipien an, die für die Kühlung genutzt werden, sondern auch auf das Gewicht, die Passform und die Kühldauer der Weste. Dies gilt insbesondere dann, wenn man sie während der sportlichen Aktivität tragen möchte.

KÜHLKOMPRESSEN BEI VERLETZUNGEN

Wer hat sie nicht schon mal benutzt: die Kühlkissen. Nach der Zahn- oder Knieoperation sowie bei stumpfen Verletzungen nehmen sie den Schmerz und reduzieren die Schwellung. Auch Leistungssportler berichten positiv über die Verwendung von Kühlkissen und erhoffen sich eine kürzere Verletzungsdauer und eine schnellere Rückkehr in den Wettkampfbetrieb bei Weichteilverletzungen (Muskel- und Sehnenverletzungen, Prellungen).[30] Mit der Kälteapplikation wird eine Verengung der Blutgefäße erzielt. Daraus resultiert eine lokale Reduktion der Durchblutung, was wahrscheinlich Einblutungen im Gewebe, Ödeme und entzündliche Prozesse in Folge von primären und auch sekundären Gewebeschäden reduziert.[31] Zusätzlich wird die regionale Muskulatur entspannt und die Schmerzgrenze heraufgesetzt, was den Einsatz von Rehabilitationsmaßnahmen begünstigt, Bewegungstherapien etwa.[32, 33] Oliver Faude hat für sein Buch *Kälteapplikation im Spitzensport* viele Sportverbände, Trainer, Physiotherapeuten und Sportler interviewt und fasst die aktuelle Anwendungsempfehlung bei stumpfen Verletzungen (ohne offene Wunden) wie folgt zusammen:

- Nach dem traumatischen Ereignis sollte der betroffene Körperteil unverzüglich ruhiggestellt werden und man sollte möglichst umgehend mit der Kälteapplikation beginnen. Empfohlen wird außerdem das Anlegen eines Druckverbands (Kompression) und das Hochlagern der betroffenen Extremität (PECH-Regel: Pause, Eis, Compression, Hochlagern).
- Die Kühlung sollte wiederholt in Intervallen von zehn Minuten erfolgen. Um Kälteverletzungen der Haut zu vermeiden, sollte es hier keinen direkten Hautkontakt mit dem Kühlmedium, geben. Gewebetemperaturen zwischen 10 und 15 °C sind für eine Therapie optimal.
- Die Kühlmethode der Wahl ist ein feuchtes Handtuch, das mit angeschmolzenem Eis gefüllt ist. Dieses wird auf die Verletzung gelegt oder gepresst. Methoden, die durch Reibung und Druck den Wärmeaustausch zwischen Haut und Eis zusätzlich verbessern, wie Massagen oder Kompression, führen zu einer effektiveren Temperaturabsenkung und erhöhen daher die Wirksamkeit der Kälteanwendung.
- Bis zu 30 Minuten nach dem Einsatz können Eisbehandlungen zu sensorischen und motorischen Beeinträchtigungen und damit zu einer verringerten Leistungsfähigkeit und erhöhten Verletzungsanfälligkeit führen. Deswegen sollte mindestens so lange mit Belastungen pausiert werden. Insbesondere Leistungssportler sollten vor leistungsrelevanter Wiederbelastung eine Muskelerwärmung durchführen, gezielte Dehnung und Mobilisation sind für sie nach der Kälteapplikation besonders wichtig.[34]

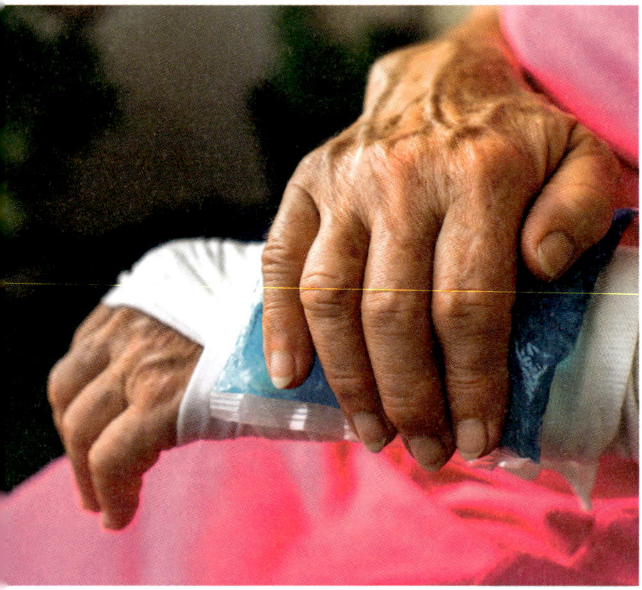

Das Anlegen eines Druckverbands (Kompression) und die Kühlung der betroffenen Extremität bringen im Verletzungsfall Linderung.

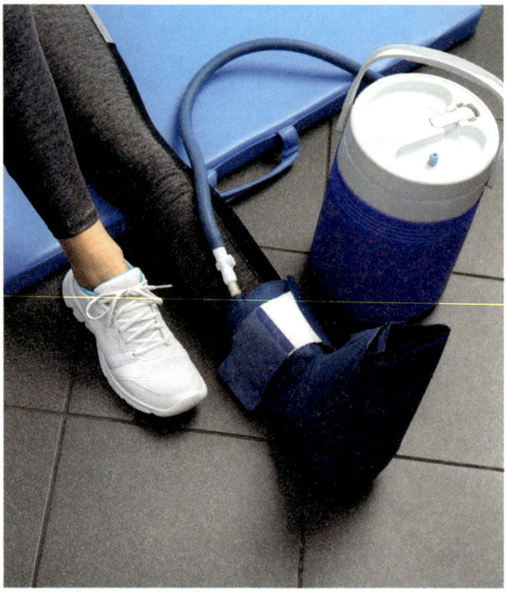

Kompressionstherapie leicht gemacht. Das Aircast Cryo/Cuff System hilft nach Verletzung und Operation durch zeitgleiche Kühlung und Kompression.

Auch wenn die Reduktion von Schmerzen, Gewebeeinblutungen und Schwellungen allgemein als wesentliche Wirkung der lokalen Kälteapplikation gilt, möchte ich darauf hinweisen, dass die heilsamen Wirkmechanismen von Kälteanwendungen bei Weichteilverletzungen bislang nicht abschließend geklärt sind.[35] Nach Oliver Faude existiert momentan nur wenig Evidenz, dass Kälteapplikation zusätzlich zur medizinischen Kompressionstherapie mit Verbänden einen signifikanten Effekt hat – insbesondere nach Operationen.

Daher gilt es zusätzlich zur Kühlung unbedingt die Kompression sicherzustellen. Hier kann auf Produkte zurückgegriffen werden, die dank einer Hülle das eingefüllte Eis perfekt an die Extremität anpassen (Anbieter: HyperIce, Aircast Cryo/Cuff System). Nicht nur bei Verletzungen, sondern auch zur Regeneration vermarkten einige Anbieter (Icebein, Aquilo) spezielle Hosen, die Kompression und Kälte gleichzeitig einsetzen. Generell gibt es auch bei der lokalen Kälteanwendung Gegenindikationen und Nebenwirkungen. Zu den Kontraindikationen zählen:

- Offene Wunden oder Durchblutungsstörungen im Applikationsbereich

- Kryoglobulinämie (Gefäßentzündung durch Ablagerung von Komplexen aus abnormalen Antikörpern, den sogenannten Kryoglobulinen)
- Raynaud-Syndrom
- Sensibilitätsstörungen bei Neuropathien
- Querschnittslähmung

Um Nebenwirkungen, wie etwa lokale Erfrierungen, zu vermeiden, sollte die Kühlung in beschriebenen Intervallen ohne direkten Hautkontakt erfolgen.

TEILKÖRPERKALTLUFT – MOBILE KALTLUFTGERÄTE

Eine mobile Möglichkeit zur Kaltluftapplikation stellen kompressorbetriebene Kaltlufttherapiegeräte dar. Durch ein Gebläse kann minus 30 °C kalte Luft in verschiedenen Strömungsgeschwindigkeiten auf Gelenke, Extremitäten oder den Oberkörper gerichtet werden. Die Kaltluftgebläse werden zur Schmerzlinderung, Muskelentspannung, Entzündungshemmung[36] und

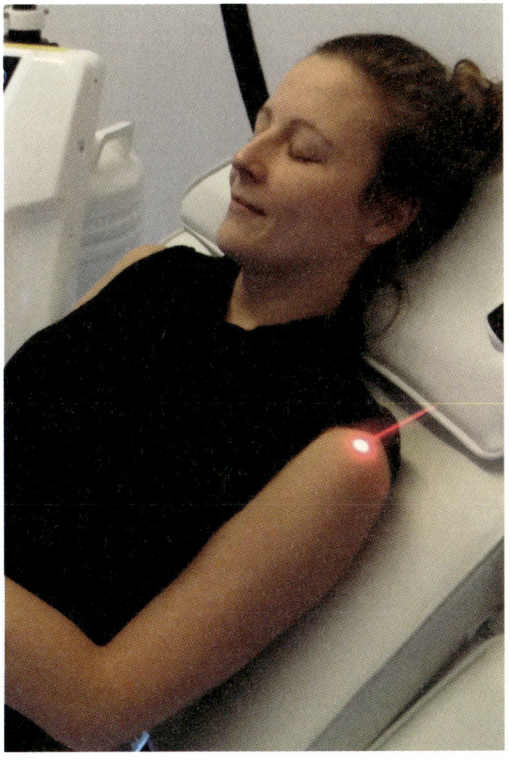

Mobile Kaltluftgeräte werden zur therapeutischen Behandlung von Gelenken sowie für die kosmetische Gesichtsbehandlung eingesetzt.

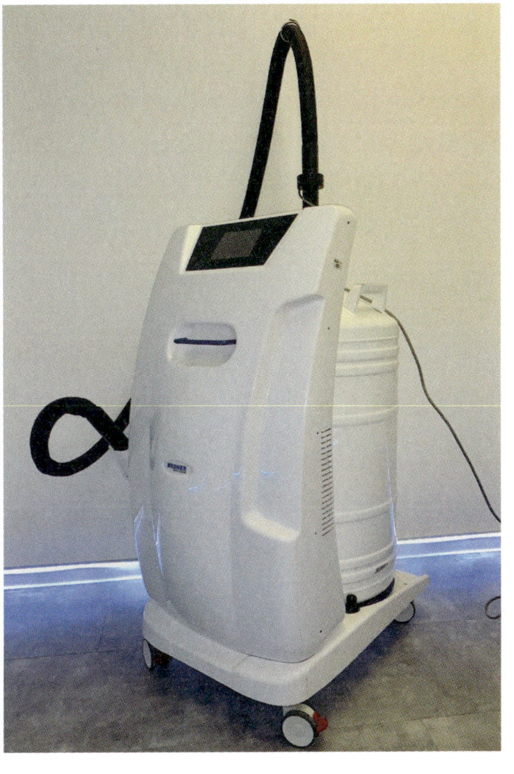

Das mobile Kaltluftgerät Cryospot des Anbieters Medner nutzt Stickstoff – aus dem sichtbaren Stickstofftank – zur Kältezeugung.

zum Precooling vor Ausdauerbelastungen eingesetzt.[37] Geräte für die kosmetische Gesichtsbehandlung nutzen teilweise Stickstoff zur Kühlung und Temperaturen von bis zu minus 170 °C. Einen Überblick gibt die Internetseite MedicalExpo, die über 50 Kryotherapiegeräte von verschiedensten Anbietern aufführt. [38]

KRYOCHIRURGIE – ERSETZT DAS SKALPELL

Kryochirurgie bezeichnet Verfahren, bei denen Temperaturen zwischen minus 70 bis minus 200 °C lokal zum Einsatz gebracht werden, um krankhaft verändertes Gewebe zu zerstören. In der Dermatologie werden solche Verfahren angewandt, um Hautkrebs, Warzen und überschießendes Narbengewebe zu entfernen. Auch bei verschiedenen anderen Gewebserkrankungen kommen sie zum Einsatz. Einige Zahnärzte nutzen die Kryotherapie auch schon zur schmerzfreien Parodontosebehandlung. Darüber hinaus wird die Kryochirurgie auch zur Therapie von Lebermetastasen[39] sowie bei Lungen- oder Prostatatumoren eingesetzt.[40]

KRYOLIPOLYSE – FETTGEWEBEVERMINDERUNG MIT NEBENWIRKUNG

Die Kryolipolyse ist eine nicht invasive kosmetische Maßnahme, die eingesetzt wird, um das Fettgewebe zu vermindern.

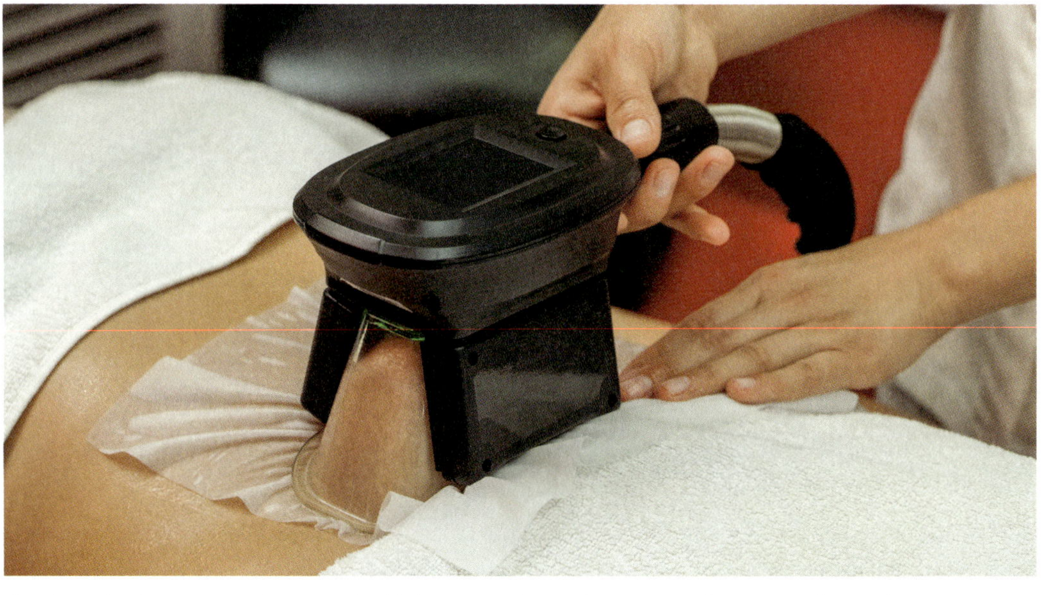

Die Kryolipolyse ist eine kosmetische Kälteanwendung, die Fettgewebe vermindern soll.

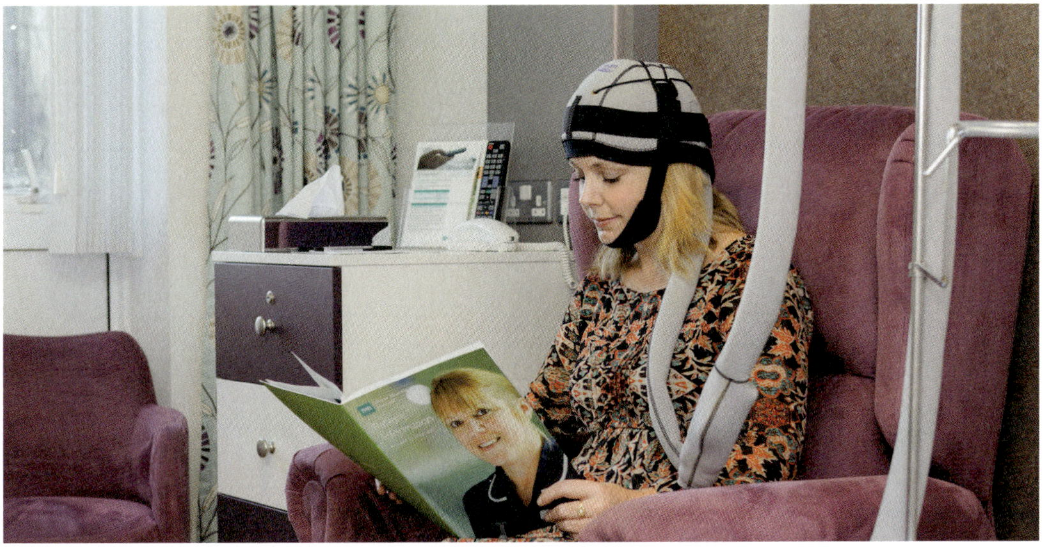

Das Tragen einer Kühlkappe bei der Chemotherapie wirkt präventiv gegen Haarausfall.

Die Methode nutzt die stärkere Kälteanfälligkeit, die Fettzellen im Vergleich zum umgebenden Gewebe haben. Es wird darauf abgezielt, den Zelltod der Fettzellen durch Unterkühlung auszulösen. Tritt dieser ein, werden die Fettzellen vom Körper abgebaut, wodurch sich die Dicke der Fettschicht nach zwei bis vier Monaten um 10 bis 25 Prozent reduziert – damit wird zumindest geworben.[41] Direkt nach der Behandlung können reversible Nebenwirkungen wie Blutergüsse, Hautrötungen, Erfrierungen und Taubheitsgefühle der Haut auftreten. Bei einem Prozent der Patienten bewirkt die Methode das Gegenteil des erwünschten Effekts: die sogenannte paradoxe adipöse Hyperplasie.[42] Diese voluminöse Zunahme der Fettzellen im Bereich der behandelten Areale tritt meist erst zwei bis vier Monate später auf und ist nur operativ zu entfernen.

SCALP COOLING – KÄLTEKAPPE GEGEN HAARAUSFALL

Die Kühlung der Kopfhaut reduziert den chemotherapiebedingten Haarausfall bei Krebspatienten signifikant.[43] Krebszellen und Haarfollikelzellen reagieren besonders stark auf eine Chemotherapie, weil sie sich sehr rasch teilen. Durch das Herabkühlen der Kopfhaut auf unter 18 °C mit speziellen Kühlkappen werden die Durchblutung und die Stoffwechselaktivität der Haarfollikel reduziert, weshalb weniger Chemotherapeutika die Haarwurzel erreichen und schädigen können.

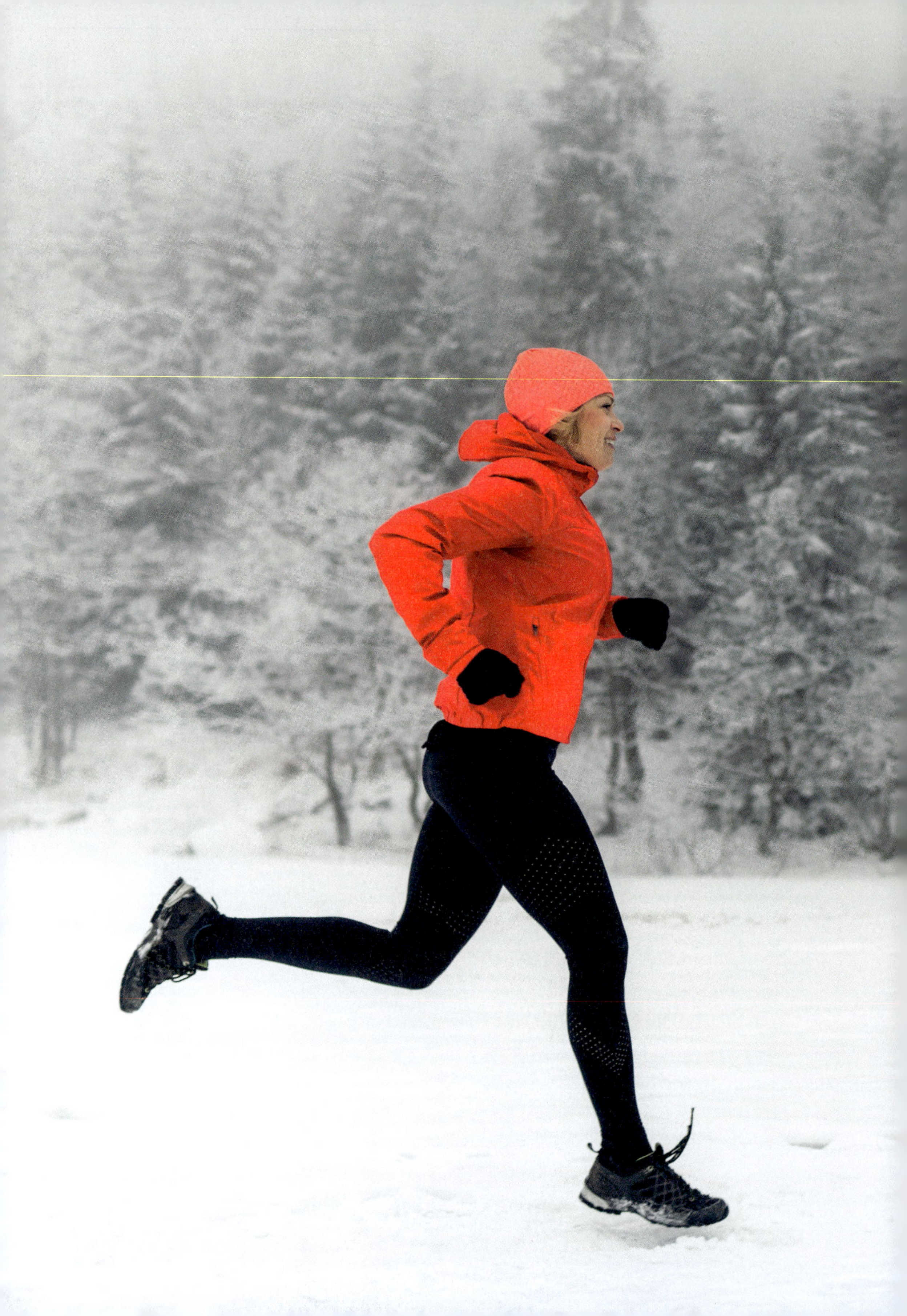

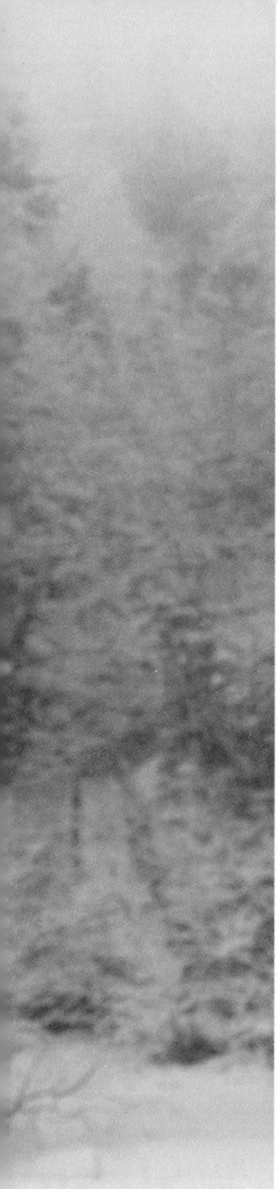

3

KÄLTE IM SPORT

UNVERGLEICHBAR GUT

Einen guten Überblick über den Einsatz und Nutzen von Kälte im Sport zu geben, ist gar nicht so einfach. Tatsächlich ist der wissenschaftliche Forschungsstand nicht leicht zu überblicken. Der interessierte Sportler muss sich überlegen, was er mit den Kälteanwendungen erreichen möchte. Soll die Kälte zur kurzfristigen Leistungssteigerung im Wettkampf, zur Regeneration oder zur Optimierung der langfristigen Leistungsentwicklung eingesetzt werden? In Studien werden vielfältige Parameter für diese Zielsetzungen gemessen. Sportler, die diese Studienergebnisse als Wegweiser zum Ziel und zum Verbessern der persönlichen Bestleistung nutzen möchten, stellen jedoch oft enttäuscht fest, dass sich die gemessenen Parameter von Studie zu Studie unterscheiden oder sie kaum miteinander vergleichbar sind. Warum?

- **Unterschiedliche Kühlmethoden:** In Studien werden die Effekte von Kühlwesten, Teilkörperkaltluft, Kältekammern, Kryosaunen und Vollbädern untersucht. Da sich diese Methoden qualitativ stark voneinander unterscheiden, sind diese Anwendungen jedoch nicht vergleichbar.
- **Unterschiedliche Kühlprotokolle:** Die in Studien untersuchten Protokolle sind hinsichtlich der Anwendungsdauer und Temperatur uneinheitlich. Ein fünfminütiges Eisbad (5 °C) kann jedoch nicht mit einem 15-minütigen kalten Bad (10 °C) verglichen werden.
- **Unterschiedliche Messpunkte:** Die Messdaten werden zu unterschiedlichen Trainingszeitpunkten erhoben: vor, während, zwischen oder nach der Belastung. Die Ergebnisse werden jedoch durch den Messzeitpunkt beeinflusst.
- **Unterschiedliche Sportarten:** Der Effekt von Kälteanwendungen wird auf verschiedenste Sportarten anhand von unterschiedlichsten Belastungsprotokollen untersucht. Da es große Unterschiede zwischen Kraft- und Ausdauersport gibt, sollten wir jedoch nicht überrascht sein, wenn sich Kälteanwendungen unterschiedlich auswirken.

Dass für Ausdauersportler ein Precooling mit Kühlwesten vor dem Wettkampf leistungsfördernd ist, wohingegen ein kaltes Bad nach dem Training die Trainingsfortschritte von Kraftsportlern behindert, ist also keine Überraschung: Es handelt sich um unterschiedliche Sportarten, verschiedene Kühlmethoden sowie komplett andere Zielsetzungen (Leistungssteigerung versus Leistungsentwicklung). In den folgenden Abschnitten werden die Effekte der Kälte deshalb nach der Zielsetzung aufgeschlüsselt.

LEISTUNGSSTEIGERUNG: AUFWÄRMEN VERSUS ABKÜHLEN

Wer kennt sie nicht: Aufwärmübungen vor dem Sport, um den Körper auf die Belastung vorzubereiten, die sportliche Leistungsfähigkeit zu erhöhen und das Verletzungsrisiko zu mindern … Stehen Kälteanwendungen mit diesem Konzept im Widerspruch? Die Sport- und Trainingswissenschaftlerin Dr. Sandra Ückert zieht ein für viele bestimmt überraschendes Fazit: »Die Erhöhung der Körperkerntemperatur stellt für Kurz-, Mittel- und Langzeitanforderungen eine leistungsnegative Maßnahme dar.« In ihrem Buch *Temperatur und sportliche Leistung* legt sie ausführlich dar, warum das Ziel einer optimalen Anforderungsvorbereitung nicht die Erhöhung der Körperkerntemperatur, sondern im Gegensatz zur bisherigen Auffassung tatsächlich das geringfügige Absenken der Körperkerntemperatur sein sollte.[1]

Als Hauptargument für das Abkühlen vor oder während der sportlichen Belastung (sogenanntes Precooling oder Simultancooling) wird von Sportwissenschaftlern angeführt, dass sich die Erhöhung der Körperkerntemperatur negativ auf die körperliche Leistungsfähigkeit auswirkt. Doch warum ist das so? Die Faktoren der Leistungsminderung bei erhöhter Körperkerntemperatur werden von dem Sportwissenschaftler Professor Dr. Winfried Joch wie folgt zusammengefasst:[2]

- **Ungünstige Verteilung der Blutmenge:** Um überschüssige Wärme abzuführen, kommt es zur Weitung der Blutgefäße in der Körperperipherie (also in Haut und Extremitäten). Die daraus resultierende Verlagerung von größeren Blutmengen in oberflächennahe Hautschichten führt zum gewünschten Abkühlungseffekt. Ein unerwünschter Nebeneffekt ist jedoch die verringerte Blutmenge im Körperzentrum, was ein Absinken des Herzzeitvolumens und einen entsprechenden Anstieg der Herzfrequenz zur Folge hat. Daher kann man die Herzfrequenz unter Belastung als physiologischen Parameter für die Leistungsfähigkeit betrachten.
- **Unterversorgung der Muskulatur mit Blut:** Die verringerte Blutmenge im Körperzentrum führt auch zu einer geringeren Blutversorgung der Muskeln und einer dadurch bedingten geringeren Sauerstoffversorgung der Muskelzellen. Unter Sauerstoffmangel wird zur anaeroben Energiebereitstellung gewechselt, was die Entstehung von Laktat und eine damit zusammen-

hängende frühere Ermüdung zur Folge hat. Daher gilt die Laktatkonzentration im Blut als Parameter für Leistungsfähigkeit.

- **Verringerung der maximalen Sauerstoffaufnahme:** Unter Hitzebedingungen reduziert sich die maximale Sauerstoffaufnahme, da die Bindungsaffinität des Sauerstoffs an das Trägermolekül Hämoglobin abnimmt, wenn die Temperatur steigt. Dies führt zu einer Reduktion der Ausdauerleistungsfähigkeit. Daher gelten im Laufsport zum Beispiel Laufgeschwindigkeit und Laufstrecke als Leistungsparameter.

Unter Dauerbelastung erzeugt die Arbeitsmuskulatur also so viel Wärme, dass sich der Körper weit über die Normaltemperatur und damit über die optimale Leistungstemperatur hinaus erwärmt. Die aufgeführten thermoregulatorischen Prozesse zur Wiederherstellung der Normaltemperatur kosten den Körper sehr viel Energie. Genau genommen dienen über 75 Prozent der energetischen Prozesse bei körperlicher Anstrengung der Wärmeregulation, während nur 25 Prozent der Energie in mechanische Muskelkontraktionen umgesetzt werden.[3] Dieser Wirkungsgrad der Muskulatur verschlechtert sich noch weiter bei starker Beanspruchung und hohen Außentemperaturen. Gerade im Ausdauersport werden daher Kühlmaßnahmen vor (Precooling), während (Simultancooling) oder auch zwischen der Belastung (Intercooling) eingesetzt, um die Körpertemperatur zu senken. So kann Energie, die ansonsten zur Thermoregulation verbraucht wird, zur Leistungserbringung genutzt werden.

Eine Vielzahl von Studien belegt im Ausdauerbereich Leistungssteigerungen durch Precooling von vier bis acht Prozent, wobei die konkrete Größenordnung abhängig ist vom Trainingszustand der Probanden, der Umgebungstemperatur, der Kühlmaßnahme und der ausgeübten Sportart.[4, 5] Dabei wirken alle Kühlmethoden, die die Körperkerntemperatur absenken, ähnlich gut: Kühlwesten, Kältekammern, Teilkörperkaltluft auf den Oberkörper und eventuell sogar kühle Getränke.[6, 7]

Ist das Aufwärmen somit gänzlich überholt?! Die Antwort ist von der Definition des Wortes »Aufwärmen« abhängig. Die Sport- und Trainingswissenschaftlerin Dr. Sandra Ückert plädiert für einen bewussteren Umgang mit dem Begriff »Aufwärmen« und für die Unterscheidung zwischen einer allgemeinen Erhöhung der Körperkerntemperatur und einer gezielten Muskelerwärmung. Wie bereits besprochen, wirkt sich eine vorbereitende Erhöhung der Körperkerntemperatur negativ auf die Leistungserbringung aus. Eine Erhöhung der Muskeltemperatur hingegen hat einen leistungspositiven Effekt. Insbesondere schnelligkeits-, schnellkraft- und beweglichkeitsdominante Kurzzeitanforderungen wie Sprünge, Würfe und Sprints profitieren von einer Muskelerwärmung durch gezielte Dehnung und Mobilisation.[8]

Die Auswahl der richtigen Belastungsintensität ist dabei, so Dr. Sandra Ückert, maßgeblich, ob ein Vorbereitungsprogramm leistungssteigernd ist. Zu niedrige Belastungsintensitäten sind leistungsneutral, wohingegen zu hohe Belastungsintensitäten zur Ermüdung und zu einem leistungsnegativen Anstieg der Körperkerntemperatur führen. Daher empfiehlt sie auch für Kurzzeit- und Maximalanforderungen ausgewählte Precoolingmaßnahmen. Diese werden vor oder während der Muskelerwärmung eingesetzt, um einen Anstieg der Körperkerntemperatur zu vermeiden. Kühlwesten und Kältekammeranwendungen sind hier optimal, auf Kaltwasserbäder sollte verzichtet werden, um eine kontraproduktive Muskelauskühlung zu vermeiden. Die Ursachen für die bisher lückenhafte und teilweise widersprüchliche Studienlage zur Verletzungsprophylaxe und Leistungsverbesserung durch Muskelerwärmung und Precoolingmaßnahmen sieht Ückert in einer falschen Auswahl von individuell passenden Maßnahmen sowie darin, dass diese zu wenig oder zu intensiv eingesetzt werden.[9]

Für die Praxis: Optimale Belastungsvorbereitung mit Kälte

Vorbereitende Maßnahmen bei **Kurz,- Mittel- und Langzeitbelastungen** sollten so gewählt werden, dass eine Vorermüdung vermieden wird und die Körperkerntemperatur möglichst wenig ansteigt. Ausdauerbetonte Mittel- und Langzeitanforderungen profitieren von sogenannten Precoolingmaßnahmen, die die Körperkerntemperatur absenken. Dabei verstärken sich die leistungssteigernden Effekte mit zunehmender Umgebungstemperatur und Luftfeuchtigkeit. Am deutlichsten profitiert man bei Ausdauerbelastungen von über 20 Minuten, wenn das traditionelle Aufwärmen (mit Erhöhung der Körperkerntemperatur) durch Precooling ersetzt wird. Ab einer Belastungsdauer von mehr als einer Stunde ist der Precoolingeffekt jedoch aufgebraucht, daher empfiehlt sich bei Langzeitbelastungen eine zusätzliche Kühlung während der Belastungen (Simultancooling). Beim Intervalltraining können die zusätzlichen Kühlungen in die Belastungspausen gelegt werden, dann handelt es sich um sogenanntes Intercooling.

Als Pre- und Intercoolingmaßnahme empfiehlt das Bundesinstitut für Sportwissenschaft den Einsatz von feuchten Handtüchern, gekühlten Getränken und den Aufenthalt in klimatisierten Räumen.[10] Dr. Sandra Ückert rät beim Precooling mit Kühlwesten, eine auf 0 bis maximal 3 °C temperierte Kühlweste für 20 bis 40 Minuten anzulegen, wobei hier eine Kühlweste mit dem Prinzip »Kühlung durch Schmelzen« gemeint ist.[11]

Für Wasserbäder empfiehlt Dr. Sandra Ückert kalte Bäder für 30 bis 60 Minuten bei Wassertemperaturen zwischen 15 bis 22 °C.[12] Kalte Bäder unter 15 °C kaltem Wasser werden nur zur Regeneration nach dem Training befürwortet, sie sind kontraproduktiv zur Belastungsvorbereitung der Arbeitsmuskulatur!

Auch Belastungen von 45 Sekunden bis zwei Minuten profitieren von Precoolingmaßnahmen, allerdings weniger stark – Sprünge, Würfe und Sprints gehören in diesen Bereich, allgemein spricht man hier von **schnellkraftdominanten Kurzzeitanforderungen**. Um negative Effekte zu vermeiden, sollte man hier auf Maßnahmen, die zu einer kontraproduktiven Muskelauskühlung führen, verzichten. Kühlwesten und Kältekammeranwendungen sind optimal, Kaltwasserbäder sind nicht geeignet. Bei schnellkraftdominanten Kurzzeitanforderungen wird unter anderem auch mit dem Trinken von eiskaltem Wasser experimentiert. Bei einem 70 Kilogramm schweren Menschen führt beispielsweise das Trinken eines Liters kalten Wassers mit 7 °C zu einer signifikanten Körperkernreduktion von 0,61 °C.[13]

Empfohlene Kälteanwendungen zur optimalen Belastungsvorbereitung

	Belastungszeit		
	kurz	**mittel**	**lang**
Erhöhung der Körperkerntemperatur	nicht empfohlen		
Precooling mit Wasserbad (15–22 °C für 30 bis 60 Minuten)	nicht empfohlen, Kühlwesten und kalte Getränke sind zu bevorzugen	empfohlen	empfohlen
Precooling mit Kühlwesten (0–3 °C für 20 bis 40 Minuten)	empfohlen in Kombination mit anschließenden Dehn- und Mobilisationsübungen kurz vor der Belastung	empfohlen	empfohlen, zusätzliches Simultancooling bei Belastungen von über einer Stunde

Schnellkraftdominante Kurzzeitanforderungen profitieren zudem von gezielten Dehn- und Mobilisationsübungen, die als fünf- bis zehnminütige Muskelerwärmung auf eine Precoolingmaßnahme folgen sollten. Die anschließende Pausenlänge zwischen der Muskelerwärmung und der Kurzzeitanforderung sollte mindestens zwei und maximal fünf Minuten betragen. Dass solch ein Stretching vor (oder nach) dem Sport gegen Muskelkater hilft, ist laut einer Cochrane-Übersichtsstudie leider ein Mythos – der Einfluss auf Verletzungsprävention oder Leistungssteigerung wurde hier jedoch nicht untersucht.[14]

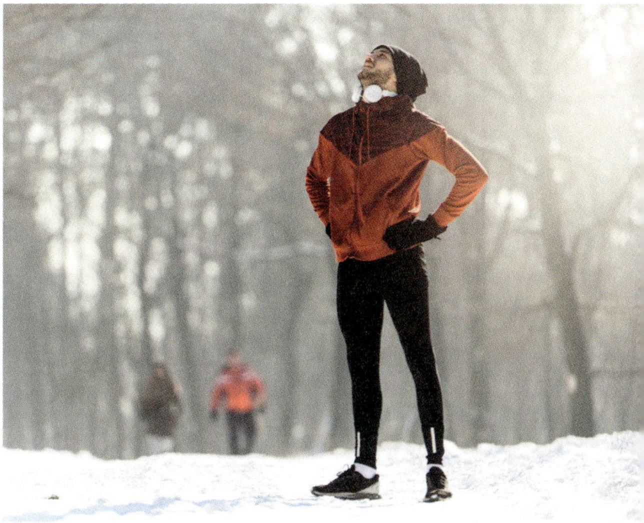

Von dem Effekt des Simultancoolings profitieren im Winter auch Freizeitsportler.

UNTERSTÜTZUNG DER REGENERATION

Kälteanwendungen haben längst Einzug in die Welt des Leistungssports gehalten. Sie werden in der Hoffnung genutzt, dass Sportler durch sie wieder schneller fit und einsatzbereit sind.

Falls du dich fragst, ob an diesem Glauben etwas Wahres dran ist und ob du Kälteanwendungen in deine persönliche Trainingsroutine integrieren solltest, erhältst du im folgenden Abschnitt eine Orientierungshilfe. Bevor ich jedoch tiefer ins Thema Kälteanwendung zur Regeneration einsteige, will ich noch einen wichtigen Hinweis geben: Eine gesunde Ernährung, guter Schlaf, mentaler und emotionaler Stressabbau sind die Grundlagen für Regeneration.

Kälteanwendungen allein können nicht helfen, wenn du nicht einem ausgewogenen Ernährungs- und Trainingsplan folgst und die Regenerationspausen zu kurz für deine geistige und körperliche Erholung sind. Die meisten wissenschaftlichen Untersuchungen zur Regeneration fokussieren sich auf die Frage, inwiefern eine Kältebehandlung den trainingsinduzierten Leistungsabfall und Muskelkater nach einer Belastung begrenzen oder gar verhindern kann – hier wird vom sogenannten Postcooling gesprochen. Doch wie kommt es eigentlich zu den Phänomenen des Leistungsabfalls beziehungsweise Muskelkaters?

Intensive Trainingseinheiten können Muskelschäden und nachfolgende Entzündungen hervorrufen, die zu Schwellungen, Muskelschmerzen und Muskelkraftverlust führen. Ein anstrengendes Training führt außerdem zu einer Freisetzung von Sauerstoffradikalen, C-reaktivem Protein (CRP) und entzündungsfördernden Botenstoffen (TNF-alpha, Interleukin-1β, Interleukin-2 und Interleukin-8 und Interleukin-6). Als Gegenreaktion werden später antioxidativ wirkende Enzyme und endogene Radikalfänger hochgeregelt sowie entzündungshemmende Botenstoffe (Interleukin-10) und Inhibitoren (Interleukin 1-ra) ausgeschüttet.[15]

Die nächste Frage in diesem Zusammenhang lautet: Warum wird der Kälte nun aber eigentlich eine regenerative Wirkung nachgesagt? Tatsächlich hat die Wissenschaft den Wirkungsmechanismus noch nicht vollständig entschlüsselt. Das Absinken der Körperkerntemperatur sowie die daraus folgende Reduktion der kardiovaskulären Belastung spielt jedoch sicherlich eine Rolle. Kältebehandlungen reduzieren die Belastung auf das Herz-Kreislauf-System, indem sie den durchs Training erhitzten Körper herunterkühlen und so die zur Abkühlung eingeleiteten thermoregulatorischen Mechanismen überflüssig machen. Außerdem verengen sich die Blutgefäße der Haut, sodass das Blut aus der Peripherie in den Körperkern zurückfließt, was das Herz-Kreislauf-System entlastet.[16]

Werden Wasserbäder als Kältebehandlung gewählt, profitiert man zusätzlich von zwei Vorteilen. Erstens ist die Wärmeleitfähigkeit von Wasser deutlich höher als die von Luft, deshalb senken insbesondere Eis- und Wechselbäder die Körperkerntemperatur effektiv ab.[17] Zweitens hilft der hydrostatische Druck des Wassers, Ödeme zu vermeiden, er wirkt wie ein Kompressionsstrumpf.[18] So wird einer Schwellung des Muskels vorgebeugt und der damit einhergehende Muskelkater vermieden.[19] Mit diesem Wissen wird es nachvollziehbar, dass sich die Methoden der Kälteanwendung je nach Verwendung von Luft oder Wasser in ihrer regenerativen Wirkung unterscheiden[20] und die Studienlage zu heterogen für eine Verallgemeinerung ist. Im folgenden Abschnitt wird daher nach den Methoden der Kälteanwendung unterschieden.

REGENERATION MIT KÄLTEKAMMERBEHANDLUNGEN

Eine Übersichtsstudie mit den gebündelten Daten von zehn Studien zeigt, dass Kältekammerbehandlungen (mit mindestens minus 100 °C) zu einer subjektiven Verbesserung von Muskelschmerzen, jedoch zu keiner objektiven Verbesserung des Muskelkraftverlusts nach verschiedenartigen sportlichen Belastungen führen.[21] Ob Kältekammeranwendungen über den Placeboeffekt hinaus wirken, bleibt auch in anderen Studien fraglich.[22, 23]

Zwei Überblicksstudien aus den Jahren 2014[24] und 2015[25] kommen zu dem Fazit, dass die derzeit verfügbaren Erkenntnisse einfach nicht ausreichen, um Kryosauna- oder Kältekammeranwendungen zur Regeneration zu empfehlen. Sie verweisen darauf, dass kostengünstigere Methoden der Kälteanwendung, wie die lokale Anwendung von Eispackungen oder das Eintauchen in kaltes Wasser, für Athleten ähnliche physiologische und klinische Auswirkungen haben. Ein zehnminütiges Bad bei 8 °C bewirke sogar eine stärkere Verringerung der Durchblutung der Extremitäten als Kältekammeranwendungen bei minus 110 °C für zwei Minuten.[26] Dieser gefäßverengende Effekt wird nach dem Sport als vorteilhaft angesehen, da schmerzhafte Schwellungen und Ödeme so reduziert werden. Bei Kaltwasser-, Eis- und Wechselbädern unterstützt der hydrostatische Druck des Wassers diesen Effekt zusätzlich.

In einer Studie mit Ausdauersportlern wurde gezeigt, dass Kaltwasserbäder die Muskelfunktion und die Wahrnehmung von Schmerzen im Vergleich zu Kältekammern besser beeinflussen, was der gängigen Annahme widerspricht, dass Kältekammern eine überlegene Regenerationsstrategie darstellen.[27] Wenn andere Faktoren als Parameter der Regeneration untersucht werden, finden sich viele kleine Studien, die exemplarisch positive Veränderungen zeigen. In diesen Studien wurden eine Erhöhung von antioxidativen Schutzmechanismen,[28] der Herzratenvariabilität[29] und der Schlafqualität[30] festgestellt. Eine förderliche Zunahme der entzündungshemmenden Botenstoffe[31] sowie eine Abnahme der entzündungsfördernden Botenstoffe[32] und des Entzündungsmarkers CRP (C-reaktives Protein) konnte ebenso beobachtet werden. Weitere Forschung ist jedoch dringend nötig, um diese Einzelstudien und eine regenerative Wirkung von Kältekammern zu bestätigen und ein wirksames Regenerationsprotokoll zu etablieren.

KRYOSAUNIEREN ZUR REGENERATION

Die von Kryosaunen häufig beworbenen Aussagen beziehen sich übermäßig auf die vorgestellten und weiterhin umstrittenen Forschungsergebnisse mit Ganzkörper-Kältekammern. Es ist jedoch anzuzweifeln, ob diese Ergebnisse überhaupt übertragbar sind, da bei Kryosaunen die am Körper wirksam werdenden Temperaturen mit nur minus 25 bis minus 50 °C deutlich geringer ausfallen[33] und eine Kälteexposition des Kopfes samt regenerationsfördernder Aktivierung des Parasympathikus entfällt.[34]

Alles Placebo, oder was?

Zwar ist das Gebiet der Kälteanwendung im Sport relativ gut untersucht, aber es gibt nur sehr wenige Studien, die dabei die strengen Kriterien der evidenzbasierten Medizin erfüllen. Randomisierte, doppelblinde und zudem noch placebokontrollierte Studien sind selten. Bei Arzneimittelprüfungen werden die Probanden zufällig in Gruppen eingeteilt (randomisiert) und die Wirksamkeit eines neuen Wirkstoffs immer gegen ein Placebopräparat getestet (placebokontrolliert). Dabei ist das Placebopräparat visuell nicht von seinem wirksamen Gegenstück zu unterscheiden, sodass bei einer doppelblinden Studie nicht einmal der behandelnde Arzt weiß, ob der Patient den Wirkstoff erhält oder ob er der Kontrollgruppe zugeordnet wurde.

Im Gegensatz zu Arzneimittelstudien können Kälteanwendungen nicht gegen ein Placebopräparat getestet werden. Einige Studien haben clevere Lösungen gefunden, so wurden zum Beispiel regenerative Effekte von Kaltwasserbädern mit normaltemperierten Bädern bei 30 Probanden nach hochintensivem Intervalltraining verglichen. Der Kontrollgruppe im normaltemperierten Bad wurde mitgeteilt, dass ihr Bad einen regenerativ wirksamen Badezusatz enthält.[35] Eine andere Studie mit 31 Marathonläufern gab der Kontrollgruppe ohne Kälteexposition einfach Tabletten aus reiner Maisstärke, man teilte ihnen jedoch mit, dass sie ein regenerationsförderndes Präparat erhieten.[36] Diese placebokontrollierten Studien bezweifeln einen regenerativen Effekt von Kältekammern und Kaltwasserbädern, der über die Placebowirkung (also eine subjektiv empfundene Verbesserung) hinausgeht. Für mich sind diese Ergebnisse nicht unbedingt ernüchternd, denn ich weiß, dass auch viele gängige Medikamente nicht besser als ein Placebo wirken. So veröffentlichte zum Beispiel das Cochrane Institut, dessen Ergebnisse international als Goldstandard für hohe Qualität und Vertrauenswürdigkeit angesehen werden, dass Antidepressiva in 522 Studien bei mehr als 90 Prozent der über 100 000 Patienten nicht besser als ein Placebo wirken.[37] Warum führe ich diese Studie hier an? Um die Relationen aufzuzeigen. Die zwei vorhergehenden Studien zur Regeneration untersuchten lediglich 30 beziehungsweise 31 Probanden bei zwei sehr unterschiedlichen Sportarten (Kraft- versus Ausdauersport). Weitere Forschung in diesem Bereich ist also dringend nötig.

Eine Studie verglich den Effekt von einmaligen dreiminütigen Kälteanwendungen und befand, dass Ganzkörper-Kältekammeranwendungen (bei minus 110 °C) eine größere Wirkung auf die Aktivierung des Parasympathikus haben als Kryosaunaanwendungen (bei angegebenen minus 110 bis minus 160 °C).[38]

Da es bisher keine Übersichtsstudien zur regenerativen Wirkung von Kryosaunen gibt, ist nur ein Einblick in kleinere, teilweise widersprüchliche Einzelstudien möglich.

- In einer kleinen Studie mit 19 Teilnehmern ohne Kontrollgruppe wurde kein signifikanter Unterschied zwischen der regenerativen Wirkung von Kryosaunen (zwei Minuten bei angegebenen minus 135 °C) im Vergleich zu Kaltwasserbädern (zehn Minuten bei 10 °C) festgestellt.[39]
- In zwei weiteren Studien mit Kontrollgruppen wurde befunden, dass Kryosaunaanwendungen zwischen zwei aufeinanderfolgenden Trainingseinheiten die exzentrisch (unter Dehnung der Muskeln) [40] und isometrisch (statisch haltende, ohne Längenänderung des Muskels)[41] erfolgende Muskelkraft verbessern – wahrscheinlich handelt es sich hier jedoch nicht um Regenerationseffekte, sondern um einen Precoolingeffekt, da der Abstand zwischen den Trainingseinheiten sehr kurz war.
- Neuere Ergebnisse einer Studie aus dem Jahr 2019 legen nahe, dass sich Kryosaunaanwendungen nicht positiv auf die Leistungsparameter Wohlbefinden, Muskelkater und Schlafqualität bei Eliterugbyspielern auswirken – untersucht wurde die Wettbewerbsphase einer Saison.[42]

Diese Aufzählung bisheriger Studien zeigt, dass dringend weitere Untersuchungen nötig sind, bevor Kryosaunen als Ersatz für Kältekammern und Kaltwasserbäder zur sportlichen Regeneration gewählt werden.

KALTWASSER- UND WECHSELBÄDER

Gleich mehrere Überblicksstudien zeigen, dass sich Kalt- und Wechselbäder positiv auf die Muskelregeneration nach hochintensivem Intervalltraining, exzentrischem Krafttraining und im Mannschaftssport auswirken.[43, 44, 45, 46, 47, 48] Wenn man den Effekt von Wasserbädern auf die körperliche Regeneration verstehen will, sollte man sie nach ihrer Temperatur unterscheiden und zumindest Kaltwasser- und Wechselbäder getrennt betrachten, Kaltwasserbäder sind im Bereich 5 bis 15 °C anzusiedeln, zu den Wechselbädern gehören kalte Bäder (8 bis 15 °C) und warme Bäder (35 bis 42 °C). Bei Kaltwasserbädern wäre eine weitere Unterscheidung in Eisbäder und kalte Bäder sinnvoll und notwendig, da nur definierte Temperaturabgrenzungen eine Differenzierung der beobachteten Effekte ermöglichen. Da dies jedoch nur selten in Forschungsarbeiten und vergleichenden Übersichtsstudien der Fall ist, kann auch im Folgenden nur im begrenzten Maße darauf eingegangen werden.

Eine Überblicksstudie, die sich mit der Frage beschäftigte, ob Wassertemperatur und Eintauchzeit die Wirkung von Kaltwasserbädern auf den Muskelkater beeinflussen, fand beim Vergleich von neun Studien heraus, dass Wassertemperaturen zwischen 11 und 15 °C bei einer Eintauchzeit von 10 bis 15 Minuten die besten Ergebnisse für die Muskelregeneration liefern.[49] In anderen Überblicksstudien scheinen die positiven Effekte auf Muskelkater, Muskelschäden oder Muskelkraft jedoch unabhängig von den in den Studien gewählten Temperaturen oder Eintauchzeiten zu sein.[50, 51] Ebenso unterscheiden sich die Angaben darüber, wie lange die regenerativen Effekte von Kaltwasserbädern nach verschiedenartigen sportlichen Belastungen messbar sind, die Angaben schwanken studienabhängig zwischen 24 bis 96 Stunden.[52, 53, 54]

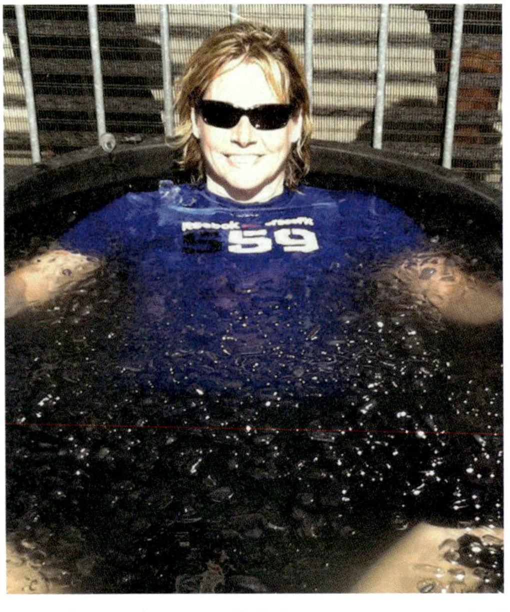

Die olympische Gewichtheberin Karyn Marshall gönnt sich ein 15-minütiges Eisbad nach den Crossfit Games im Jahr 2011.

Wechselbädern wird ebenso ein regenerativer Effekt zugeschrieben. Eine Überblicksstudie verglich 23 Studien mit Kaltwasser- und Wechselbädern und schreibt beiden einen ähnlich regenerativen Effekt nach Mannschaftsspielsportarten zu. Die Autoren der Studie raten bei Kaltwasserbädern zu zwei fünfminütigen Bädern bei 10 °C mit einer zweiminütigen Pause. Für Wechselbäder empfehlen sie den Wechsel zwischen einem kalten Bad mit 10 °C und einem warmen Bad mit 38 bis 40 °C für eine Dauer von zehn Minuten (bei gleichen Aufenthaltszeiten in beiden Bädern).[55] Eine weitere Überblicksstudie, die durchgehend in allen beteiligten Einzelstudien einen regenerativen Effekt von Wechselbädern nach hochintensivem Intervalltraining und exzentrischem Krafttraining feststellte, fand eine breite Streuung der wirksamen Temperaturen (kaltes Bad: 8 bis 15 °C, warmes Bad: 35 bis 42 °C).[56]

All die vorgestellten Studien zeigen, dass sich Kalt- und Wechselbäder positiv auf die Muskelregeneration auswirken. Wie sieht es jedoch mit anderen Regenerationsparametern wie antioxidativer Kapazität, Herzratenvariabilität, Schlafqualität und Entzündungswerten aus? In kleinen Studien wurde gezeigt, dass regelmäßige Eisbäder von bereits 20 Sekunden[57] bis zu fünf Minuten Dauer[58] zu einer Erhöhung der antioxidativen Schutzmechanismen führen. Eine Studie mit 100 Teilnehmern zeigte, dass Kaltwasserbäder die Regeneration (Wiederherstellung) der Herzratenvariabilität auf Ausgangswerte nach einem hochintensiven Training beschleunigen, insbesondere wenn das Bad für 15 Minuten bei 14 °C durchgeführt wurde.[59] Ähnliche Effekte wurden in einer kleineren Studie auch für Wechselbäder bestätigt.[60] Die Effekte von Kaltwasser- oder Wechselbädern nach dem Training auf die Schlafqualität und die trainingsinduzierte Entzündungsreaktion sind nicht gut untersucht, kleine Studien bezweifeln jedoch einen Einfluss.[61, 62, 63]

Für die Praxis: Wie man Kälte zur Regeneration einsetzt

In seinem 2010 vom Bundesinstitut für Sportwissenschaften herausgegebenen Buch empfiehlt Oliver Faude den Einsatz von Kälte zur Regeneration während mehrtägiger intensiver Wettkampfphasen.[64] Da 2010 nur wenige Studien zu Kältekammern publiziert waren, fokussiert er sich auf Aussagen zu Kaltwasser- und Wechselbädern. Kaltwasserbäder sollten bei Temperaturen im Bereich von 10 bis 15 °C über einen längeren Zeitraum erfolgen (mindestens fünf Minuten, eventuell wiederholte Anwendungen). Bei Wechselbädern wird im Ein- bis Zwei-Minutentakt zwischen einem kalten Bad (meist 8 bis 15 °C) und einem warmen Bad (meist 35 bis 42 °C) mehrfach hin- und hergewechselt (mindestens zehn Minuten, mit gleich langem oder doppelt so langem

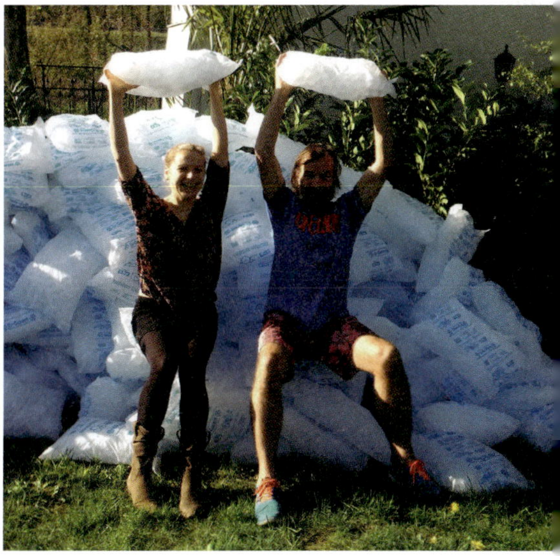

Kälte macht stark – wenn man sie wie Iceman Wim Hof richtig für sich im Trainingsplan einzusetzen weiß!

Aufenthalt im warmen Bad).[65, 66] Die Kaltwasser- und Wechselbäder wurden in den meisten Studien für jeweils 10 bis 15 Minuten durchgeführt.[67] Leistungssportlern rät Oliver Faude von einem unreflektierten Einsatz von Kaltwasser- oder Wechselbädern ab, da bei hauptsächlich anaeroben Belastungen auch negative Effekte auf die Trainingsadaptation möglich sind.[68] Während des Trainings sollten Leistungsverläufe daher protokolliert werden, damit negative Auswirkungen rechtzeitig bemerkt werden und Kälteanwendungen auf das persönliche Trainingsoptimum eingestellt werden können.

OPTIMIERUNG DER LANGFRISTIGEN LEISTUNGSENTWICKLUNG

Der letzte Abschnitt hat euch wahrscheinlich erkennen lassen, dass die aktuelle Studienlage definitiv Kaltwasser- und Wechselbäder als Regenerationsmaßnahme der Wahl nach einem harten Training oder Wettkampf präferiert. Man sollte jedoch nicht nur die kurzfristigen positiven Effekte, sondern auch die langfristigen Folgen betrachten. So können Kaltwasser- und Wechselbäder bei einem mehrstündigen oder mehrtägigen Wettkampf zum Beispiel gewinnbringend eingesetzt werden, aber bei regelmäßiger Nutzung trotzdem den langfristigen Trainingsfortschritt verhindern. Hierbei ist es wichtig, zwischen Ausdauersport und Kraftsport zu unterscheiden. Eine zwölfwöchige Studie mit 21 Männern zeigte, dass regelmäßige Kaltwasserbäder (zehn Minuten, 10 °C) nach dem Krafttraining den Zuwachs an Muskelkraft und Muskelmasse negativ beeinflussen.[69] Dieser Zusammenhang wurde für Kraftsportler in einer größeren Überblicksarbeit bestätigt, während für Ausdauersportler spannenderweise in der gleichen Überblicksarbeit weder negative noch merklich positive Effekte von Kaltwasserbädern festgestellt wurden.[70] Auf den Muskel- oder Muskelkraftzuwachs von Ausdauerleistung haben Kaltwasserbäder also mittel- bis langfristig keine Auswirkung. Ob sich regelmäßige Wechselbad-, Kryosauna- und Kältekammeranwendungen ähnlich auf den Langzeittrainingseffekt auswirken, bleibt bisher unklar. Eine Studie aus dem Jahr 2019 die genau diesen Fakt bemängelt, untersuchte den Effekt von Kältekammeranwendungen nach hochintensivem Intervalltraining über einen Zeitraum von vier Wochen und fand weder positive noch negative Effekte auf die sportliche Ausdauerleistung und den Schlaf.[71]

Optimaler Einsatz von Kälteanwendungen zur Beeinflussung von Leistungsfähigkeit und Regeneration		
	Leistungsfähigkeit	**Regeneration**
	Pre- und Intercooling	**Postcooling**
Kältewesten	20–40 Minuten, 0–3 °C	Kaltwasserbäder sind zu bevorzugen*
Kältekammer	2–2,5 Minuten, minus 110 °C	bisher unklare Studienlage
Kryosauna	bisher unklare Studienlage	bisher unklare Studienlage
Wechselbäder	bisher unklare Studienlage	10–15 Minuten, bei 8–15 °C bzw. 35–42 °C*
Kaltwasserbäder	30–60 Minuten, bei 15–22 °C*	10–15 Minuten, 10–15 °C*

** Nur für Ausdauersportler deuten Studienergebnisse hier auch auf eine positive Wirkung der langfristigen Leistungsentwicklung hin.*

Für die Praxis: Den Trainingsfortschritt mit Kälte beeinflussen

Die aktuelle Studienlage zeigt, dass Kaltwasserbäder nach einer intensiven Belastung für manche Sportler nützlich sind, um Muskelkater sowie dem trainingsinduzierten Leistungsabfall entgegenzuwirken. Wenn man den langfristigen Trainingsfortschritt betrachtet, sollten jedoch nur Ausdauersportler regelmäßig die Kälte zur Regeneration nutzen.

Nach heutigem Wissensstand sollten Kraftsportler regelmäßige Kaltwasserbäder direkt nach dem Krafttraining meiden, da diese auf lange Sicht einen negativen Einfluss auf Muskelparameter haben. Das bedeutet nicht, dass Kraftsportler gänzlich auf Kaltwasserbäder verzichten müssen, sie sollten nur nicht direkt nach dem Training praktiziert werden. Für konkretere Aussagen und Empfehlungen fehlt jedoch die weitere Forschung.

Unabhängig davon werden im Leistungssport immer häufiger Kaltwasserbäder oder Eisbäder eingesetzt, denn wenn es darum geht, sich zwischen oder nach Wettkämpfen schneller zu erholen, ist es vermutlich verschmerzbar, wenn ein etwaiger Trainingseffekt verloren geht. Außerdem wurden in mehrtägigen intensiven Trainings- und Wettkampfphasen auch gelegentlich positive Auswirkungen auf Schnellkraft und Schnelligkeit beobachtet.[72]

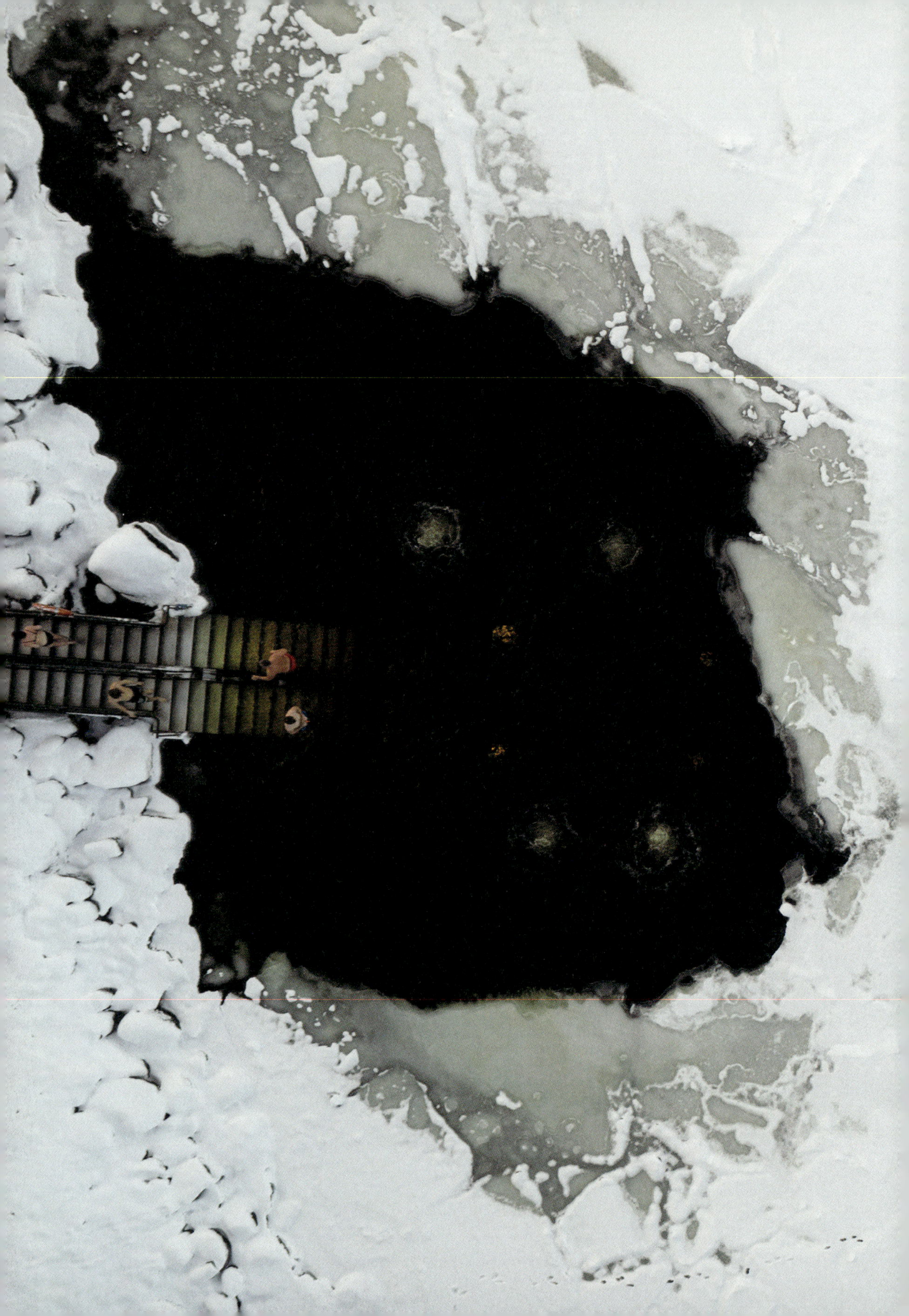

4

KÄLTE, IMMUNFUNKTION UND GESUNDHEIT

ÜBER DEN GLAUBEN, DASS KÄLTE KRANK MACHT

Dass Kälte krank macht, hat wohl jeder schon einmal in seinen Kindertagen gehört. Sätze wie »Zieh dich warm an, sonst erkältest du dich noch« prägen uns. Oft verinnerlichen wir sie, ohne sie zu hinterfragen. Aber ist denn etwas dran an solchen Aussagen? Werden wir wirklich krank durch die Kälte? Für Mediziner gibt es nur eine Antwort: Erkältungen werden durch Bakterien und Viren verursacht. Ob Kälte als alleiniger Faktor eine Erkältung hervorrufen kann, ist bislang weder erwiesen noch widerlegt.

Obwohl Erkältungen statistisch gesehen signifikant häufiger in der kalten Jahreszeit als in den wärmeren Monaten auftreten, ist bis heute unklar, ob es sich dabei um einen direkten kausalen Zusammenhang handelt. Tatsächlich wird inzwischen die Theorie favorisiert, dass eine zu geringe Luftfeuchtigkeit in beheizten Innenräumen der Auslöser von winterlichen Erkältungen ist. Eine relative Luftfeuchtigkeit von unter 35 Prozent bedingt eine erhöhte Ansteckungsrate durch gesteigerte Tröpfcheninfektion.[1] Zusätzlich trocknet die Nasenschleimhaut in beheizten Räumen aus und wird dadurch anfälliger für Keime. Und schließlich trägt auch noch die Überfüllung der Innenräume im Winter zur zwischenmenschlichen Ausbreitung von Erregern bei. Erwähnt sei ebenfalls, dass andere saisonal schwankende Faktoren – wie etwa geringere Vitamin-D-Werte in den dunklen Wintertagen – einen Einfluss auf das Ansteckungsrisiko haben sollen.[2] Wer bei Spaziergängen die Wintersonne genießt und täglich die frische Winterluft in Wohnung und Büro lässt, beugt einer Erkältung also eher vor, als sie auszulösen.

Ist der Glaube unserer Mütter, dass Kälte krank macht, nun vollkommen falsch? Nein, ein kleines Fünkchen Wahrheit steckt auch hinter dieser Binsenweisheit. Insbesondere kalte Füße können wohl Erkältungssymptome auslösen. Die Autoren einer Studie, bei der Daten von 180 Menschen ausgewertet wurden, erklären sich den beobachteten schwach signifikanten Effekt durch eine reflektorisch ausgelöste Reduktion der Durchblutung in den oberen Atemwegen. So gelangen weniger Zellen der Immunabwehr in die Schleimhäute der oberen Atemwege, was die lokale Infektabwehr schwächt.[3] Zusätzlich bewirkt die geringere Durchblutung einen Temperaturabfall, was die Immunabwehr (sowie alle anderen biologischen Prozesse, die von der Stoffwechselaktivität abhängen) verlangsamt. Wenn Nase und Atemwege also zu stark auskühlen, dann könnte das der lokalen Infektabwehr schaden und uns anfälliger für Atemwegsinfekte machen.[4]

Außerdem gibt es noch die weitverbreitete Annahme, dass extreme Kälte unser gesamtes Immunsystem durch die Ausschüttung von Stresshormonen kurzzeitig schwächt. In diesem Zeitfenster, so die Idee, sind wir daher ein leichtes Opfer für Erreger.

Obwohl diese Hypothese schlüssig ist, wurde in Studien mit absichtlicher Übertragung von Erkältungsviren auf Probanden kein kälteabhängiger Effekt auf das Ansteckungsrisiko festgestellt.[5, 6] Ganz im Gegenteil: Regelmäßige Kälteexpositionen scheinen unser Immunsystem eher abzuhärten, die Ergebnisse verschiedener Studien weisen darauf hin:

- Eine Studie kommt zu dem Ergebnis, dass bei einem zwölfwöchigen Eisbadetraining die kälteinduzierte Ausschüttung des Stresshormons Kortisol abnimmt.[7]
- Außerdem steigen durch wiederholte Kaltwassergüsse über zehn Wochen die Zellen der spezifischen Immunabwehr maßgeblich an, die Häufigkeit von Atemwegsinfektionen wird reduziert und das subjektive Wohlbefinden gesteigert.[8]
- Untersuchungen zeigen, dass ein einmaliges kaltes Bad (14 °C für eine Stunde) kaum einen Effekt auf das Immunsystem von sportlichen jungen Männern hat, wohingegen drei wöchentliche Bäder über einen Zeitraum von sechs Wochen zu einem signifikanten Anstieg der Monozyten sowie Lymphozyten führen und so eine Aktivierung des Immunsystems bewirken.[9]
- Routinemäßige kalte Duschen (30 bis 90 Sekunden) über einen Zeitraum von 30 Tagen führen sogar zu einer Abnahme der selbst gemeldeten Krankheitstage von 30 Prozent.[10]

An der so oft beschriebenen Abhärtung des Immunsystems scheint also etwas dran zu sein. Kältereize stören zwar zunächst das Gleichgewicht des Körpers und lösen eine Stressantwort aus, diese Stressantwort ist jedoch der nötige Reiz für eine Anpassung und Stärkung unseres Immunsystems (Stichwort: Hormesis, Reiz-Reaktions-Adaptions-Prinzip). Dabei ist es wichtig, nicht zu übertreiben.

Eine leichte Abnahme der Körperkerntemperatur um 0,5 bis 1 °C stellt einen förderlicheren Reiz für das Immunsystem dar, eine stärkere Abnahme der Körperkerntemperatur kann es vermutlich überlasten. In diesem Zeitfenster könnte sich dann eine bereits vorliegende symptomfreie Infektion zu einer Erkrankung mit den typischen Erkältungssymptomen wandeln.[11] Im Prinzip verhält es sich hier ähnlich wie beim Sport: Ein adäquater Reiz führt zum Trainingsfortschritt, während eine zu hohe Belastung den gegenteiligen Effekt bewirkt (Stichwort: Übertrainingssyndrom). Wahrscheinlich war sich schon Pfarrer Kneipp über diese Zusammenhänge im Klaren, als er mit Blitzgüssen kalten Wassers rheumatische Beschwerden behandelte. Dabei folgte er dem Grundsatz: »Je kürzer das Bad, desto besser die Wirkung! Wer eine Minute im kalten Vollbade bleibt, handelt klüger und sicherer als derjenige, welcher fünf Minuten darinnen bleibt.«[12]

Die Reaktion unseres Immunsystems auf Kältereize ist bis heute überraschend wenig untersucht. Tatsächlich sind in diesem Forschungsfeld Studien, bei denen die Probanden zufällig in Gruppen eingeteilt werden und bei denen weder der behandelnde Arzt noch der Patient weiß, ob sie eine wirksame oder eine unwirksame Behandlung erhalten (also sogenannte randomisierte, doppelblinde und placebokontrollierte Studie) unauffindbar. Über die Behandlung von Kontrollgruppen mit wirksam geglaubten warmen Bädern oder Placebopräparaten könnte man den Einfluss des Placeboeffekts von Kälteanwendungen überprüfen – leider fehlen solche Studien bisher.

Ob es sich bei den beobachteten Effekten der vier aufgelisteten Studien auf Seite 113 um einen reinen Placeboeffekt handelt, bleibt daher unklar. Eins ist hingegen klar: Wenn der Glaube dazu in der Lage ist, unseren Körper weniger oft erkranken zu lassen, dann kann er auch das Gegenteil bewirken. Wissenschaftler beobachten in Studien nicht nur einen Placeboeffekt, sondern auch einen Noceboeffekt. Dieser Effekt beschreibt die dunkle Seite der menschlichen Einbildungskraft und wissenschaftlich nicht erklärbare negative Reaktionen auf Placebopräparate oder eine Placebobehandlung. Die Furcht, dass uns Kälte krank macht, kann aufgrund dieses Noceboeffektes dazu führen, dass wir im Winter tatsächlich öfter krank werden. Daher sollten wir in diesem Winter lieber optimistisch gestimmt spazieren gehen sowie kalte Duschen und Bäder nehmen, als uns vor der Kälte zu fürchten – dieses Buch wird dir dabei helfen!

Um wirklich nachvollziehen zu können, wie und ob Kälte das Immunsystem auf zellulärer Ebene stärkt oder schwächt, ist es wichtig, den Aufbau und die Arbeitsweise dieses komplexen Systems noch besser zu verstehen. Da sich ganze Bücher diesem Thema widmen und bis heute immer wieder spannende neue Erkenntnisse publiziert werden, kann und wird im Folgenden nur ein kurzer Überblick über die wissenschaftlich allgemein anerkannten Vorgänge gegeben.

DAS ZUSAMMENSPIEL VON SPEZIFISCHEM UND UNSPEZIFISCHEM IMMUNSYSTEM

Der Mensch ist ständig von Bakterien und Viren, aber auch von Pilzen und Parasiten umgeben. Er atmet diese Organismen mit der Atemluft ein, verzehrt sie mit dem Essen und wird meist trotzdem nicht krank. Das liegt zum einen daran, dass ihm viele dieser Eindringlinge nicht schaden, zum anderen hat es damit zu tun, dass das Immunsystem effektiv arbeitet. Der menschliche Körper ist wie eine Festung, in der viele mechanische und chemische Barrieren ihren Beitrag zum Schutz der Gesundheit leisten. So stellen beispielsweise die Haut und Schleimhaut eine mechanische und die Magensäure eine chemische Barriere dar, die wie ein Schutzwall vielen Erregern den Weg in den Körper versperren. Wenn diese Barrieren überrannt werden und Erreger eindringen, reagiert zunächst das unspezifische Immunsystem: Die zu den weißen Blutkörperchen gehörenden kleinen (Granulozyten) und großen (Makrophagen) Fresszellen erkennen die Eindringlinge an ihrer unbekannten Oberflächenstruktur. Bei Verletzung und Entzündung reagieren diese Fresszellen auf die freigesetzten entzündungsfördernden Botenstoffe und fressen fremde Erreger dann buchstäblich auf (Stichwort: Phagozytose).

Diese unspezifische Abwehr ist auch bei einer Erstinfektion mit einem unbekannten Krankheitserreger sofort einsatzbereit und wird daher als angeborene Immunantwort bezeichnet. Durch die Mechanismen der angeborenen Immunabwehr kann das Immunsystem die meisten Krankheitserreger innerhalb weniger Stunden aufspüren und zerstören. Wenn es mit diesen ersten Verteidigungsmechanismen nicht gelingt, die Erreger zu vernichten, kommt es nach drei bis vier Tagen zur erworbenen Immunantwort.

Die erworbene Immunantwort benötigt eine Anlaufphase zum Erlernen von spezifischen Abwehrmechanismen gegen einen neuen Erreger. Da diese Antwort erregerspezifisch ist, wird sie auch spezifische Immunantwort genannt. Die vorgestellten Fresszellen nehmen sowohl in der unspezifischen als auch in der spezifischen Immunantwort eine entscheidende Rolle ein. Sie bekämpfen nicht nur die Erreger, sondern alarmieren auch die Zellen des spezifischen Immunsystems mit Botenstoffen und präsentieren ihnen die Bruchstücke der vernichteten Krankheitserreger (Stichwort: Antigenpräsentation). Jetzt werden andere weiße Blutkörperchen aktiv, die B- und T-Lymphozyten der spezifischen Immun-

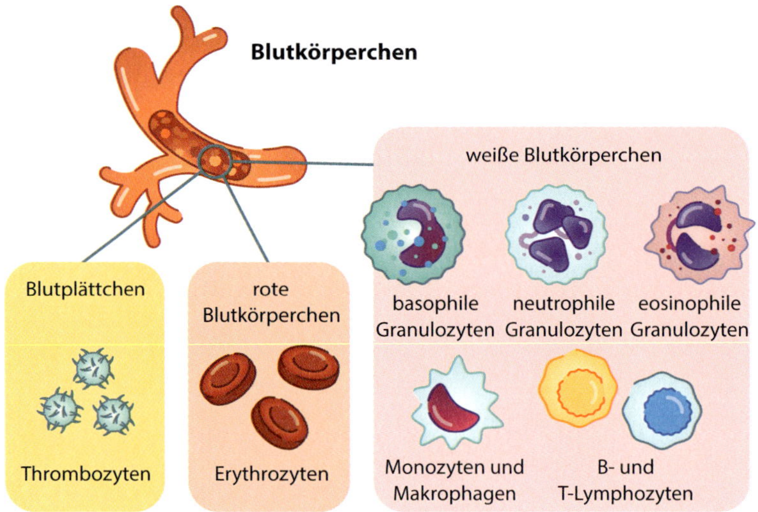

Die weißen Blutkörperchen übernehmen als Granulozyten, Monozyten und Lymphozyten vielfältige Aufgaben bei der Immunabwehr.

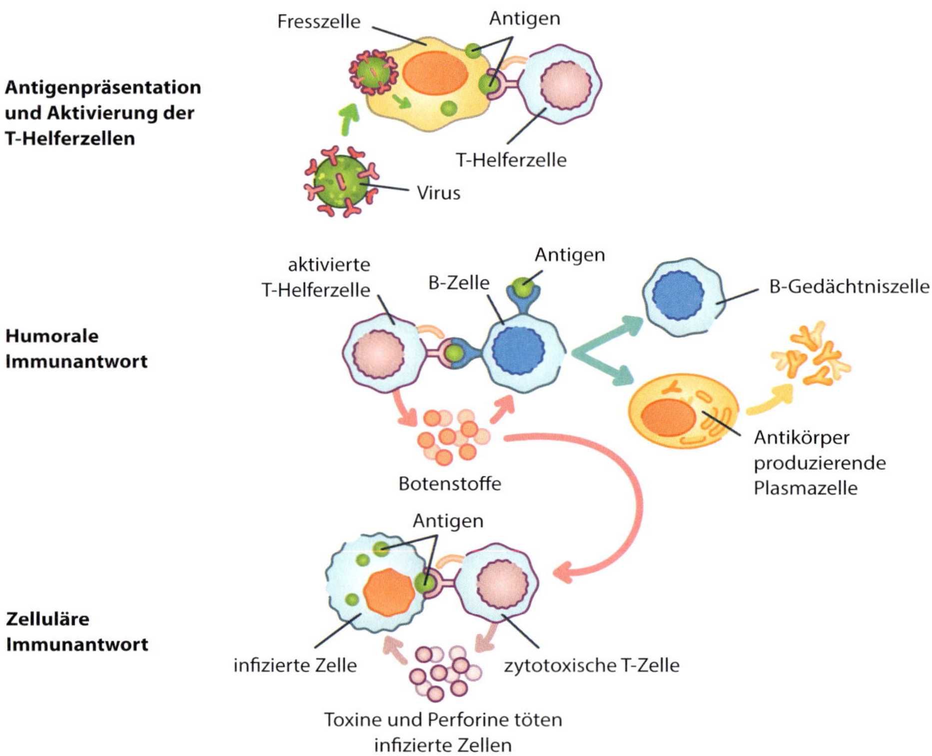

Wenn Erreger in den Körper eindringen, werden T-Lymphozyten aktiviert (oben), die über die humorale (Mitte) und die zelluläre Immunantwort (unten) Immunität vermitteln.

antwort, welche die Erreger gezielt über zwei ganz unterschiedliche Mechanismen vernichten – die humorale und die zelluläre Immunantwort. Für alle, die über diese Mechanismen etwas mehr wissen möchten: Die humorale Immunantwort wird durch die von den B-Lymphozyten produzierten erregerspezifischen Antikörper vermittelt, die zelluläre Immunantwort hingegen über zytotoxische T-Lymphozyten, welche die virusinfizierten Zellen oder den Erreger direkt zerstören.

Das spannende, aber komplexe Zusammenspiel des spezifischen und unspezifischen Immunsystems wird durch Botenstoffe reguliert. Nur bei erfolgreicher Immunregulation existiert ein gesundes Gleichgewicht aus Stimulation und Hemmung der Körperabwehr. Bei anhaltender Immunstimulation können Entzündungen chronisch werden und Allergien entstehen. Anhaltende Immundepression führt hingegen zu Abwehrschwäche sowie zu einem erhöhten Infektions- und Krebsrisiko. Unser Körper reguliert die Arbeitsweise des Immunsystems unentwegt und passt sie so den aktuellen Notwendigkeiten an. Wer darüber hinaus mehr über die Immunregulation sowie die zugehörigen Botenstoffe lernen möchte, findet weitere Informationen in der Grafik und in der Tabelle auf Seite 118 – allen anderen sei es verziehen, wenn sie den folgenden Abschnitt einfach überspringen.

DIE BOTENSTOFFE DES IMMUNSYSTEMS

Zu den wichtigsten Botenstoffen der Immunregulation gehört die Gruppe der Zytokine. Sie können die Immunantworten anregen oder hemmen und koordinieren die Aufgabenteilung zwischen der unspezifischen und der spezifischen Immunabwehr.[13] Die Benennung der Zytokine ist uneinheitlich, klassischerweise werden sie nach ihrer Wirkung während der Immunantwort in entzündungsfördernde und entzündungshemmende Botenstoffe unterteilt. Das dynamisch gut abgestimmte Gleichgewicht zwischen entzündungsfördernden und entzündungshemmenden Botenstoffen ist Voraussetzung dafür, dass ein Erreger wirksam bekämpft werden kann, aber auch dafür, dass die Entzündungsreaktion im Anschluss wieder abklingt. Ein dauerhaftes Ungleichgewicht bedingt hingegen chronische Entzündungen und damit das Auftreten von Autoimmunerkrankungen wie Schuppenflechte, multipler Sklerose, Morbus Crohn und rheumatoider Arthritis. Hier setzen inzwischen einige therapeutische Maßnahmen an, die durch Gabe von entzündungshemmenden Botenstoffen oder die Hemmung von entzündungsfördernden Botenstoffen eine positive Wirkung erzielen. Bei Tumoren oder dem erworbenen Immunschwächesyndrom HIV nutzt man auf der anderen Seite jene Therapeutika, die das Immunsystem künstlich aktivieren.

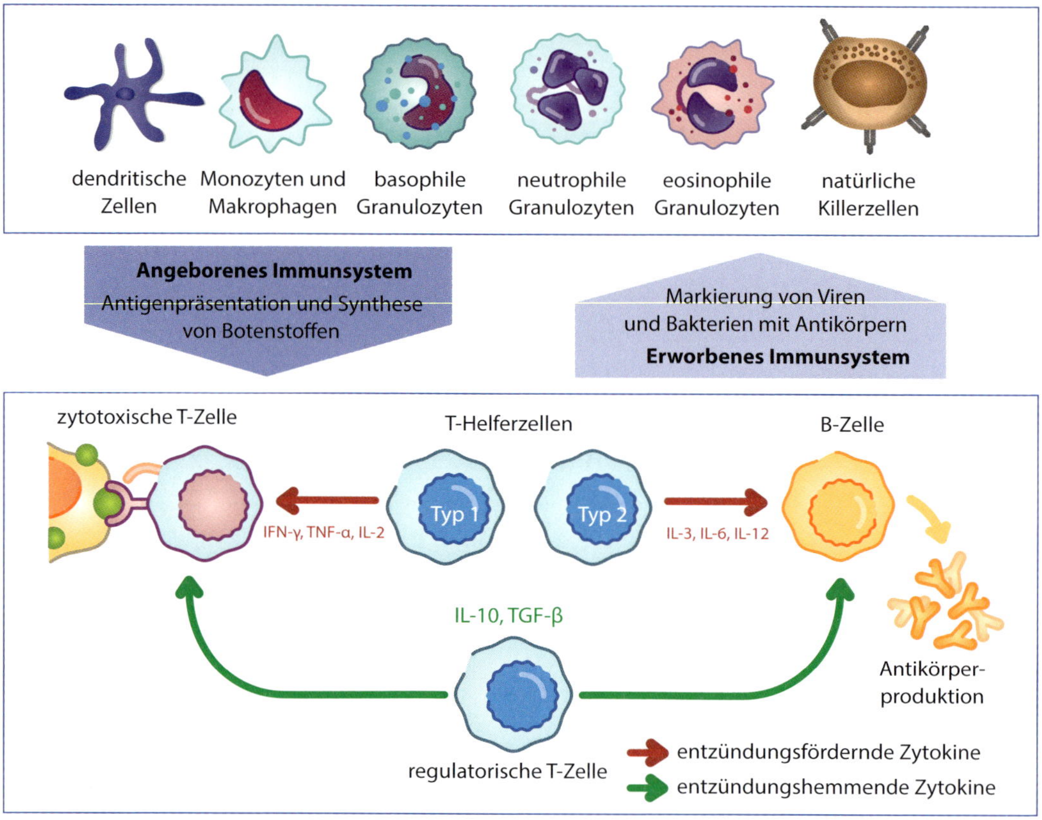

Das komplexe Zusammenspiel des spezifischen und unspezifischen Immunsystems wird über Botenstoffe reguliert.

Das Gleichgewicht zwischen den Botenstoffen bestimmt akute und chronische Immunreaktionen		
	Entzündungsfördernde Botenstoffe	**Entzündungshemmende Botenstoffe**
Bezeichnung	• Tumornekrosefaktor-alpha (TNF-α) • Interferon-gamma (IFN-γ) • Interleukine-1, 2, 6 und 12 (IL-1, IL-2, IL-6, IL-12)	• transformierender Wachstumsfaktor-beta (TGF-β) • Interleukin-10 (IL-10)
Akute Effekte	• stärkere Durchblutung des betroffenen Gewebes • Aktivierung der Immunzellen	• Abklingen der Entzündung • Deaktivierung der Immunzellen nach erfolgreicher Bekämpfung der Krankheitserreger
Chronische Effekte	• chronische Entzündungen • Autoimmunerkrankungen • Allergien	• Abwehrschwäche • erhöhtes Infektions- und Krebsrisiko

DAS LEBENSNOTWENDIGE GLEICHGEWICHT ZWISCHEN TOLERANZ UND ABWEHR

Voraussetzung für unsere Gesundheit ist also nicht nur die Fähigkeit des Immunsystems, körperfremde Erreger abzuwehren und Immunität aufzubauen, sondern auch die Fähigkeit, körpereigene Strukturen sowie ungefährliche körperfremde Stoffe zu tolerieren. Dafür muss unser Immunsystem sicher zwischen »selbst« und »nicht selbst« sowie zwischen »gefährlich« und »ungefährlich« unterscheiden können und fallspezifisch jeweils richtig antworten. Der Situation angepasst, sorgen entzündungsfördernde und entzündungshemmende Botenstoffe in einem gesunden Körper für die passende Antwort. Wenn das dynamische Gleichgewicht zwischen diesen Funktionen nun gestört ist, hat das folgenschwere Konsequenzen.

- Bei Autoimmunerkrankungen greift das spezifische Immunsystem körpereigene Zellen an, wie Gelenkmembranen bei der rheumatoiden Arthritis oder die insulinproduzierenden Zellen der Bauchspeicheldrüse bei Diabetes.
- Bei Allergien kommt es durch eine Überreaktion des spezifischen Immunsystems auf harmlose Substanzen der Umwelt zu unerwünschten Nebenwirkungen, wie zum Beispiel zu Heuschnupfen in den allergieauslösenden Pollenflugzeiten.

Die Balance zwischen Abwehr und Toleranz ist bei Autoimmunerkrankungen und Allergien also aus dem Gleichgewicht geraten. Die hoffungsvolle Frage ist: Können wir sie durch Kältereize wieder ins Gleichgewicht bringen?

Für die Praxis: Abhärtung nach Kneipp

Sebastian Kneipp führt in seinem Buch *Meine Wasserkur* verschiedene sehr einfache Übungen zur Abhärtung auf. Nach Kneipp ist davon das Barfußgehen die natürlichste und einfachste – denn es ist für Menschen jedes Lebensalters geeignet. In seinem Buch von 1886 inspiriert er zum Gehen auf nassen Wiesen, auf nassen Steinen, im neu gefallenen Schnee und im kalten Wasser. Für das Gehen im nassen Gras und auf nassen Steinen empfiehlt er eine Zeit zwischen drei und 15 Minuten, für das wesentlich intensivere Gehen im Schnee nur drei bis vier Minuten. Dabei sollte man Kneipps Anmerkung, nur neu gefallenen Schnee für das Barfußlaufen zu wählen und nicht im Schnee stehen zu bleiben, heute mehr denn je beherzigen, um Erfrierungen zu vermeiden. Heutzutage kann sich Schnee auf Straßen und Wegen durch Streusalze schnell in Matsch mit Temperaturen von bis zu minus 20 °C wandeln. Dadurch ist das Verletzungsrisiko durch Erfrierungen hier noch höher als bei dem schon von Kneipp aus dem gleichen Grund bemängelten alten, starren, festgefrorenen Schnee.

Für das Wassertreten in Bächen oder an Ufern empfiehlt Kneipp eine Dauer von 15 Sekunden bis drei Minuten. Hier kann das Wasser anfangs nur bis über die Knöchel gehen. Man kann sich langsam steigern, bis das Wasser später an die Waden oder bis zu den Knien reicht. Mutige – oder jene, die auch ihre Hände und Arme abhärten möchten – tauchen zusätzlich ihre Arme bis über die Ellenbogen für eine Minute ins kühle Nass. Je kälter das Wasser ist, umso besser.

All diese Übungen, dürfen laut Kneipp durchgeführt werden, wenn die Füße oder Hände kalt sind, jedoch nicht, wenn der ganze Körper schon friert oder fröstelt. Wer oft unter kalten Extremitäten leidet, wird von jeder dieser Übungen profitieren. Nach dem Barfußlaufen, so rät Kneipp, sollte man, ohne die Füße abzutrocknen, schnell in trockene Socken und Schuhe schlüpfen. Anschließend gilt es so lange mit bekleideten Füßen im gewöhnlichen Tempo umherzulaufen, bis die Füße wieder warm sind – was oft nicht länger als eine Viertelstunde dauert.

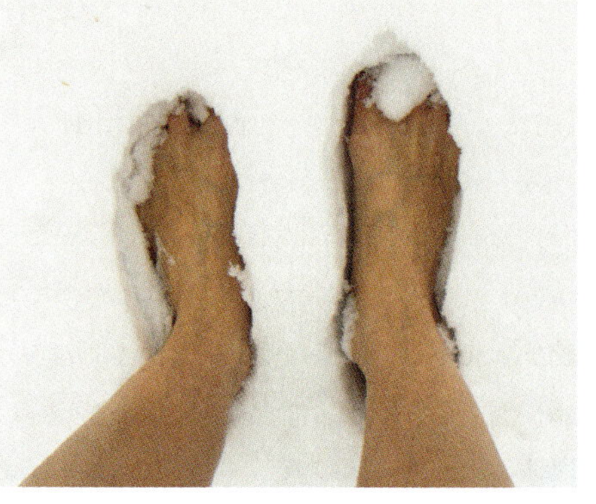

Schon Pfarrer Sebastian Kneipp hat das Barfußlaufen im Schnee als Mittel zur Abhärtung empfohlen.

BEEINFLUSSUNG DES IMMUNSYSTEMS DURCH KÄLTEREIZE

Allergien und Autoimmunerkrankungen haben eines gemeinsam: Es kommt zu chronischen Entzündungen. Da genau diese Entzündungen die Symptome von rheumatoider Arthritis, Morbus Bechterew, Schuppenflechte, multipler Sklerose und Fibromyalgie verursachen, kann man durch die Hemmung von Entzündungsprozessen eine Vielzahl von eigentlich sehr unterschiedlich klingenden Krankheiten gut behandeln. Menschen mit chronisch entzündlichen Erkrankungen berichten oft von positiven Effekten durch

Eisbäder und andere Kälteanwendungen. Studien belegen diesen Effekt. Eine Studie untersuchte 36 Winterschwimmer mit Rheuma, Fibromyalgie oder Asthma und dokumentierte nach vier Monaten mit mehreren Eisbädern pro Woche eine signifikant erhöhte Vitalität, gelinderte Schmerzen und ein allgemein verbessertes Wohlbefinden.[14]

Eine Überblicksstudie, die sechs Studien mit insgesamt 257 Patienten mit rheumatoider Arthritis umfasst, berichtet von deutlich gesenktem subjektivem Schmerzempfinden der Patienten und einer geringeren Krankheitsaktivität in den Gelenken nach Ganz- und Teilkörperkälteanwendungen.[15] In einer anderen kleineren Studie wurde gezeigt, dass 44 Patienten mit rheumatoider Arthritis auch drei Monate nach Abschluss einer vierwöchigen Kältebehandlung (täglich zwei bis drei Minuten bei minus 140 bis minus 160 °C) von signifikant reduzierten Werten des Entzündungsmediators Histamin profitieren.[16] Die dahintersteckenden entzündungshemmenden Effekte werden wahrscheinlich nerval-reflektorisch vermittelt. Aber was bedeutet nerval-reflektorisch eigentlich? Ich werde es am Tauchreflex erklären.

Über die partielle Kälteexposition des Gesichts, zum Beispiel über ein kaltes Gesichtsbad, kommt es beim Tauchreflex unter anderem zu einer Verlangsamung des Herzschlags und zu einem Anstieg des Blutdrucks. Wie bekommt nun das Herz etwas von der Kälte im Gesicht mit? Die einfache Antwort ist, dass Nerven des Gesichts mit Nerven des Herzens in Kommunikation stehen. Diese nervale Verbindung bewirkt, dass es bei einem Kältereiz reflexartig zu einer Verlangsamung des Herzschlags kommt. Daher wird diese Reaktion als nerval-reflektorisch bezeichnet. Man weiß im Fall des Tauchreflexes sogar, welche Nervenbahnen an dieser Reaktion beteiligt sind: der Trigeminusnerv im Gesicht und der im Körper umhervagabundierende Vagusnerv.

Das ist spannend, denn die Stimulation des Vagusnervs soll auch eine entzündungshemmende Wirkung haben.[17] Wir sind also zurück beim Thema und haben eine Idee, warum Kältereize entzündungshemmend wirken können: über die Aktivierung des Vagusnervs. Es ist und bleibt bisher jedoch umstritten, welche Veränderungen von Hormonen und Botenstoffen letztendlich zu den beobachteten positiven Effekten bei entzündlichen Erkrankungen nach Kälteexpositionen beitragen. Kein Wunder, die vielfältige Wirkung von Botenstoffen des Immunsystems wird selbst im gesunden Organismus noch nicht vollständig verstanden, eventuelle Veränderungen von Hormonen und Botenstoffen in einem erkrankten (und oft medikamentös behandelten) Organismus noch weniger. Aktuell ist es daher schwierig, den Effekt von Kältereizen auf das Immunsystem zu beschreiben, ohne auf Hypothesen zurückzugreifen.

Wissenschaftler vermuten, dass der entzündungshemmende Effekt von Kältereizen auf das Immunsystem über das Hormon Noradrenalin vermittelt wird. Denn Noradrenalin ist ein Entzündungshemmer und wird dauerhaft – selbst nach wiederholten Kältereizen – ausgeschüttet.[18] Dass Kälteanwendungen das Immunsystem beeinflussen, darüber sind sich Wissenschaftler einig; wie Kälteanwendungen das Immunsystem beeinflussen, darüber streiten sie sich allerdings. Insbesondere wird die Rolle des Botenstoffs Interleukin-6 bei der Entzündungshemmung heiß diskutiert. Schauen wir uns einmal an, was Studien über die Veränderungen der Hormone und Botenstoffe während Kälteanwendungen berichten.

- Eine Studie mit sieben gesunden Männern beobachtete einen kälteinduzierten Noradrenalinanstieg und die zeitgleiche Erhöhung von Interleukin-6, Lymphozyten, Granulozyten sowie natürlichen Killerzellen während einer zweistündigen Kälteexposition bei 5 °C kalter Luft.[19]
- Mehrere wöchentliche Bäder (14 °C, eine Stunde) über einen Zeitraum von sechs Wochen bewirkten bei den zehn Studienteilnehmern einen signifikanten Anstieg von Interleukin-6 sowie von aktivierten T- und B-Lymphozyten.[20]
- Eine Studie mit 20 gesunden Frauen fand keinen Einfluss eines zwölfwöchigen Eisbade- oder Kältekammertrainings (20 Sekunden bei 2 °C oder zwei Minuten bei minus 110 °C) auf die entzündungsfördernden Botenstoffe Interleukin-1-beta, Interleukin-6 und TNF-α, obwohl die Werte von Noradrenalin wiederholt anstiegen.[21]
- Bei 40 Patienten mit rheumatoider Arthritis (RA), einer chronisch-entzündlichen Erkrankung, führte eine lokale Behandlung der Gelenke mit Teilkörperkaltluft mit minus 30 oder minus 160 °C zu einer Symptomverbesserung, ohne dass eine Veränderung von Interleukin-6 beobachtet wurde.[22]
- Ganzkörperkälte (zwei Minuten bei minus 110 °C im Vergleich zu Teilkörperkälte bei bis zu minus 30 °C) führte hingegen zu einer Zunahme der Interleukin-6 Werte in einer Studie mit 55 RA-Patienten.[23] Eine Zunahme des Interleukin-6 gilt klassischerweise als unerwünschtes Phänomen, jedoch zeigten diese Patienten in dieser Studie das beste klinische Ergebnis.
- Eine weitere Studie mit 45 gesunden Männern, die den Effekt von täglichen Kältekammerbehandlungen (drei Minuten bei minus 130 °C) untersuchte, fand ebenfalls einen Anstieg von Interleukin-6 zusammen mit entzündungshemmenden Veränderungen von Interleukin-10 und Interleukin-1-alpha. Die Autoren dieser Studie weisen darauf hin,

dass Interleukin-6 zu Unrecht als Entzündungsmediator klassifiziert wurde.[24]

Diese Studien zeigen, dass Kälteanwendungen zu einem Anstieg von Noradrenalin, den Abwehrzellen des Immunsystems und oft auch Interleukin-6 führen. Obwohl Interleukin-6 klassischerweise zu den entzündungsfördernden Botenstoffen gezählt wird, führte der Anstieg dieses Botenstoffs bei Patienten mit chronisch entzündlichen Erkrankungen zu einer Symptomverbesserung. Wie ist das möglich? Wichtig ist nicht nur das Level von Botenstoffen, sondern auch, ob Zellen auf diese Botenstoffe reagieren können. Dabei ist es entscheidend, dass Zellen einen passenden Rezeptor aufweisen. Hier könnte die Lösung des Disputs um Interleukin-6 liegen. Für Interleukin-6 gibt es zwei solcher Rezeptoren, einen frei im Zellzytoplasma vorliegenden und einen in der Zellmembran. Je nachdem, welcher dieser Rezeptoren aktiviert wird, werden entzündungsfördernde oder entzündungshemmende Reaktionen ausgelöst. Bei Interleukin-6 unterscheidet man interessanterweise zwischen dem klassischen entzündungsfördernden Signalweg über eine indirekte Bindung an lösliche Rezeptoren und dem erst kürzlich bekannt gewordenen entzündungshemmenden Signalweg mit direkter Bindung an membranständige Rezeptoren.[25]

Was würde es für Menschen mit chronischen Entzündungen bedeuten, wenn dieser lösliche Interleukin-6 Rezeptor – welcher ja die entzündungsfördernde Reaktion vermittelt – nicht vorhanden wäre? Die entzündungsfördernden Eigenschaften des Interleukin-6 gingen verloren. Tatsächlich zeigte eine Studie eine deutliche Reduktion dieses löslichen Rezeptors bei erfahrenen Winterschwimmern.[26] Menschen, die regelmäßig Eisbaden, schalten die entzündungsfördernden Eigenschaften von Interleukin-6 so wahrscheinlich einfach aus.

Dass es durch Kälte zu einer Zunahme an Interleukin-6 kommt, hat nun keine negativen, sondern nur noch positive Folgen. Denn die entzündungshemmenden Eigenschaften über den membranständigen Rezeptor bleiben erhalten. Obwohl diese Theorie eine Erklärung für die Beobachtung bietet (nämlich die, dass Kälte trotz Interleukin-6-Anstieg bei entzündlichen Erkrankungen hilft), halten viele Wissenschaftler an der gängigen traditionellen Hypothese fest, dass Interleukin-6 ein reiner Entzündungsmediator ist.[27, 28] Die Zukunft wird zeigen, ob eine dieser Hypothesen oder eine gänzlich andere näher an der zellulären Wahrheit liegt.

Was dir nach diesem umfangreichen Abschnitt über die entzündungshemmenden Eigenschaften der Kälte im Kopf bleiben sollte, ist, dass wiederholte Kälteexpositionen auf einem – wenn auch umstrittenen – Weg das Ausmaß von chronisch entzündlichen Erkrankungen sowohl kurz- als auch längerfristig reduzieren.

HEILUNG DURCH GANZKÖRPERKÄLTETHERAPIE BEI MINUS 110 °C

Ich konnte mir keinen besseren Beitrag zu diesem Thema vorstellen als ein Interview mit Professor Doktor Winfried Papenfuß, einem wahren Vorreiter der Kältetherapie in Deutschland. Als ehemaliger Chefarzt einer Rehaklinik hat er langjährige Erfahrung in der Anwendung der Ganzkörperkältetherapie bei Erkrankungen gesammelt und konnte Tausenden Patienten helfen. Diese Erfahrungen hat er mit krankheitsspezifischen Therapieprotokollen in seinem Buch »Die Kraft aus der Kälte – Ganzkörperkältetherapie bei minus 110 °C« zusammengefasst. Jedem Leser, der die Ganzkörperkälte als Therapiemöglichkeit für eine spezifische Krankheit nutzen möchte, empfehle ich dieses Buch als weiterführende Literatur.

Anfang der 1990er-Jahre stieß Winfried Papenfuß bei der Suche nach Erfolg versprechenden neuen Behandlungsmethoden für den Einsatz in der Klinik auf die Forschungsergebnisse des japanischen Rheumatologen Professor Toshiro Yamauchi und des deutschen Mediziners Professor Reinhard Fricke. Bestärkt durch den Austausch mit Professor Fricke, der bereits seit 1984 stickstoffbetriebene Kältekammern zur Therapie von Patienten mit rheumatoider Arthritis nutzte, integrierte Professor Papenfuß die Ganzkörperkältetherapie in das Behandlungskonzept der neu entstehenden Rehaklinik in Heringsdorf. So entstand hier in Zusammenarbeit mit der Firma Zimmer MedizinSysteme GmbH die erste elektrisch betriebene Kältekammer. Die früher oft durch das Einatmen von verdampfendem Stickstoff ausgelösten Nebenwirkungen wie Schwindel, Übelkeit und Kopfschmerzen konnten so vermieden werden, ohne auf die Vorteile der Kälteexposition des gesamten Körpers zu verzichten. Zu den ersten Patienten in Heringsdorf gehörten Menschen mit rheumatoider Arthritis, Morbus Bechterew und Fibromyalgie.

Mit einem Lächeln auf dem Gesicht teilt Professor Papenfuß die Erfolgsgeschichte eines an Morbus Bechterew erkrankten Mannes mit mir, als wir unser Interview durchführen. Wie alle seine Patienten fragte er auch diesen Patienten, was sein Therapieziel sei und wie er dieses Ziel erreichen möchte. Für Professor Papenfuß gilt die aktive Mitarbeit von Patienten schon von jeher als eine entscheidende Voraussetzung für einen Behandlungserfolg.

»Heilen kann nur der Organismus! Und kein Arzt und kein Medikament.« Obwohl Winfried Papenfuß mit dieser Ansicht seiner Zeit weit voraus war, wurde er durch seine Arbeit doch immer wieder darin bestätigt. Auch bei dem Morbus-Bechterew-Patienten war dies der Fall, dieser äußerte bei seinem ersten Besuch in der Klinik einfach nur den Wunsch, er würde gern das Licht wieder selbst an- und ausschalten können. Durch die Erkrankung hatte der Mann tatsächlich eine so stark vornübergebeugte Haltung eingenommen, dass er mit seiner Hand den Lichtschalter nicht mehr betätigen konnte. Sein bescheidenes Ziel hatte der Patient bereits nach wenigen Tagen mit zwei bis drei Kältebehandlungen pro Tag erreicht, wobei zu erwähnen ist, dass diese Anwendungen mit einer Bewegungstherapie kombiniert waren. Er setzte sich weitere Ziele und ein Jahr später, nach zwei jeweils dreiwöchigen Kältetherapien, fuhr er das erste Mal seit vielen Jahren wieder Ski!

Durch den Austausch mit Patienten und Kollegen entwickelte Professor Papenfuß im Laufe der Jahre weitere Behandlungsgebiete. Ein an multipler Sklerose erkrankter Mann berichtete dem Professor zum Beispiel, dass ihm morgendliche kalte Bäder dabei halfen, die krankheitsbedingte Lethargie für ein paar Stunden hinter sich zu lassen. Auch im Kollegenkreis diskutierte der Professor seine Beobachtungen, und da die Beeinflussung der psychophysischen Aktivitätslage durch die Kälte auch von Kollegen beobachtet wurde, entstand die Idee für einen kältetherapeutischen Ansatz zur Behandlung von multipler Sklerose. Nach bisherigen Erfahrungen des Professors führt eine zweimal im Jahr durchgeführte Ganzkörperkältetherapie von zwei bis drei Wochen mit zwei Expositionen täglich zu einer deutlichen Zustandsverbesserung bei Patienten mit multipler Sklerose.

Winfried Papenfuß beschränkte den Einsatz der Ganzkörperkältetherapie jedoch nicht nur auf erwachsene Patienten, sondern arbeitete auch mit Kindern (in Ausnahmefällen ab dem zweiten Lebensjahr), die durch eine frühkindliche Hirnschädigung an chronischen Haltungs- und Bewegungsstörungen litten (sogenannte infantile Zerebralparese). Das bei der infantilen Zerebralparese gestörte Wechselspiel zwischen muskulärer Anspannung und Entspannung (Spastik) kann durch die Ganzkörperkältetherapie in Einklang gebracht werden. Die so herbeigeführte Lockerung der Muskulatur wird in der anschließenden Bewegungstherapie erfolgreich genutzt, um die Gelenke durchzubewegen und neue Bewegungsmuster zu erlernen. Weil auch die Gesichtsmuskeln durch die Kälte gelockert werden, wird zudem eine Sprachtherapie mit den Kälteanwendungen kombiniert. Bei der Mehrheit der kleinen und großen Patienten werden mit einer zwei- bis dreiwöchigen Therapie mit zwei Behandlungen pro Tag motorische Fortschritte erzielt.

Professor Papenfuß kann noch von vielen weiteren Erfolgsgeschichten von Patienten mit Hauterkrankungen (Schuppenflechte, Neurodermitis), degenerativen Gelenk- und Bindegewebserkrankungen (Arthrose, Wirbelsäulensyndrome), chronischen Schmerzen, Schlafproblemen, psychischen Störungen und anderen Erkrankungen berichten. Die negative Stellungnahme der FDA kann er mit seinem Erfahrungshintergrund bei der aktuellen Studienlage nicht verstehen. Zudem kritisiert er, dass die FDA in ihrer Stellungnahme nicht zwischen der Ganzkörperkältetherapie und der mit stickstoffbetriebenen Kryosaunen erzielten Teilkörperkältetherapie unterscheidet (siehe Seite 72/73). Für den Behandlungserfolg sind zwei Punkte extrem wichtig: erstens, dass auch der Kopf und das Gesicht einen Kältereiz erfahren (Aktivierung des Parasympathikus), und zweitens, dass in der Kammer örtlich wie zeitlich durchgehend eine therapeutisch wirksame Temperatur von unter minus 100 °C über die Behandlungsdauer hinweg gehalten wird. Für therapeutische Zwecke zur Behandlung der zuvor genannten Erkrankungen empfiehlt Professor Papenfuß die Kältekammern der Zimmer MedizinSysteme GmbH. Wichtig sei, dass in den drei Minuten in der Kältekammer die Hauttemperatur auf unter 15 °C abgesenkt wird, um die positiven Effekte der Kälte therapeutisch zu nutzen.[29] Dies könne auch durch Eisbäder erzielt werden, da die Wärmeleitfähigkeit von Wasser über 20-mal höher ist als die von Luft und so, rein physikalisch bedingt, ein Körper bei gleichen Temperaturen im Wasser deutlich schneller auskühlt. Diesen Effekt nutzt der 85-jährige Professor für sich, seit fast 30 Jahren beginnt er jeden Wintermorgen mit einem eiskalten Bad im See.

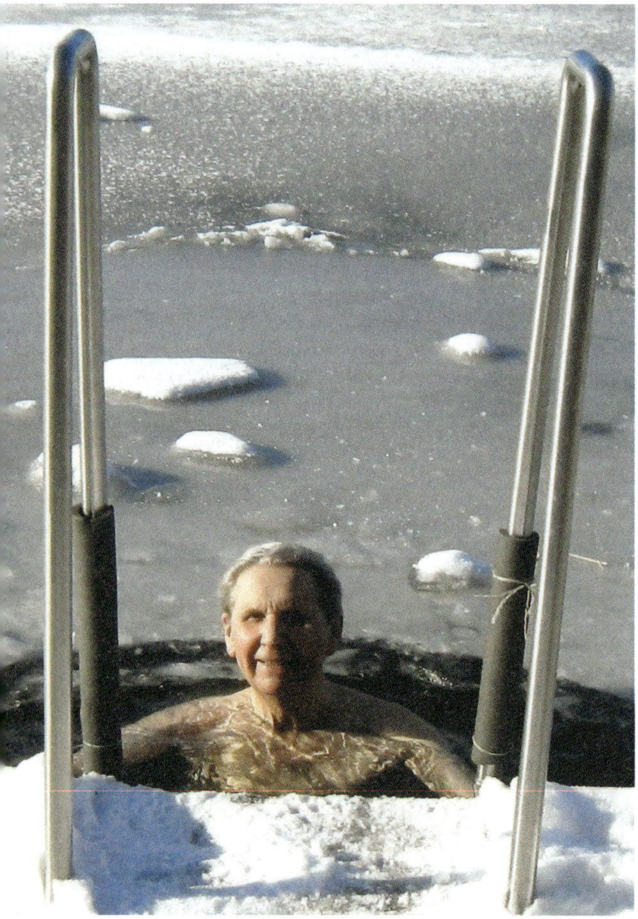

Der 85-jährige Professor Winfried Papenfuß nutzt die Kraft der Kälte für sich. Im Winter nimmt er jeden Morgen ein einminütiges Eisbad.

Therapieansätze nach Professor Winfried Papenfuß

Die hier aufgeführten Behandlungsansätze wurden aus dem Buch *Die Kraft aus der Kälte – Ganzkörperkältetherapie bei -110 °C* entnommen und sind stark zusammengefasst. Viele der Therapieansätze umfassen weitere therapeutische Maßnahmen wie Krankengymnastik, Sprachtherapie und das Erlernen von Entspannungsmethoden. Weiterführende Informationen hierzu wurden von Professor Papenfuß auf der Website *Wholebody Cryotherapy* in Zusammenarbeit mit der Zimmer MedizinSysteme GmbH online gestellt.[30]

- Rheumatoide Arthritis, Morbus Bechterew: zwei bis drei Kälteanwendungen täglich über einen Zeitraum von zwei bis drei Wochen
- Infantile Zerebralparese: zwei Kälteanwendungen täglich über einen Zeitraum von zwei bis drei Wochen (zwei- bis dreimal jährlich)
- Multiple Sklerose: zwei Kälteanwendungen täglich über einen Zeitraum von zwei bis drei Wochen (zweimal jährlich)
- Schuppenflechte: zwei Kälteanwendungen täglich über einen Zeitraum von zwei Wochen (25 bis 30 Kälteexpositionen)
- Arthrosen: eine Kälteanwendung täglich über einen Zeitraum von zwei bis drei Wochen (ein- bis zweimal jährlich)
- Neurodermitis: bis zu 30 Kälteexpositionen
- Fibromyalgie: 20 bis 30 Kälteexpositionen
- Wirbelsäulensyndrome und Tendopathien: bis zu 20 Kälteexpositionen

Weitere Anwendungsgebiete: Asthma bronchiale, Schlafstörungen, hypotone Kreislaufregulationsstörung (schwacher Blutdruck), Störungen der Bewegungskoordination und des Gleichgewichts, chronische Schmerzen, psychische Störungen, Morbus Crohn und Colitis ulcerosa, Restless-legs-Syndrom, Tinnitus aurium.

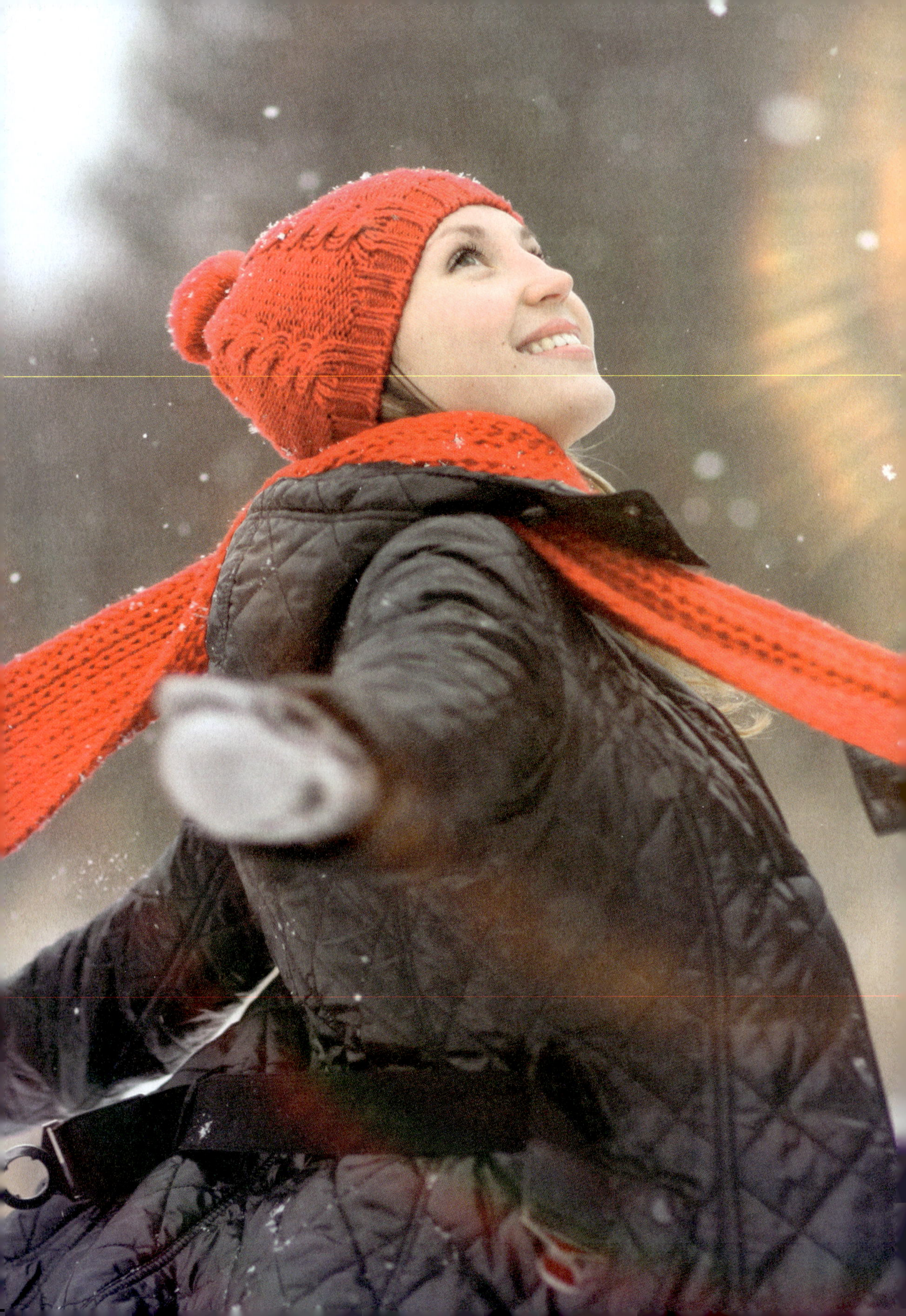

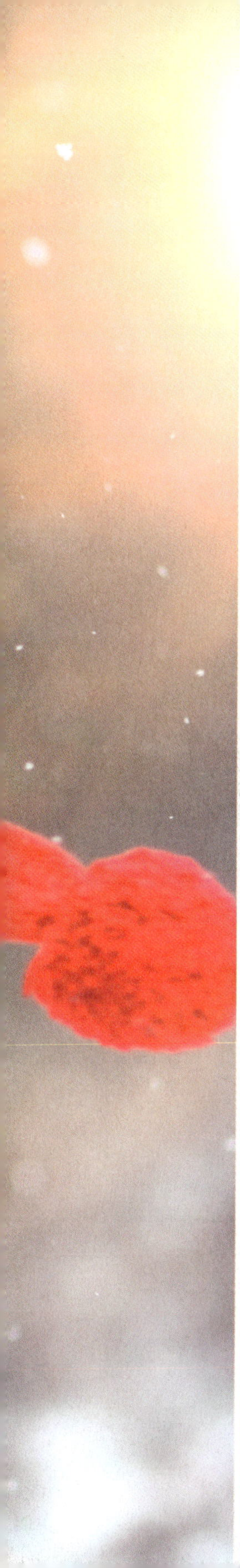

5 Kälte für Körper, Geist und Seele

GLÜCKSGEFÜHLE PER KNOPFDRUCK?

Ausgeglichenheit, Gesundheit und Glücksgefühle, wer wünscht sich das nicht? Wäre es nicht schön, wenn wir all das ganz einfach per Knopfdruck bestellen könnten? Ganz so einfach ist es leider nicht. Aber Eisbäder und Kälteanwendungen verändern unseren Hormonstatus definitiv schlagartig. Die verketteten Reaktionen von Hypophyse, Zirbeldrüse, Nebennieren und Pankreas, die einen wahren Hormoncocktail als Antwort auf Kälteexpositionen produzieren, sind dabei bis heute noch nicht vollständig entschlüsselt.[1] Auch hier macht der Einsatz nicht vergleichbarer Kälteanwendungen (Methode, Dauer, Wiederholungen), unvergleichbarer Probandengruppen (junge Sportler, ältere Rentner, Kranke, Gesunde, Männer und Frauen), Messungen zu und über unterschiedliche Zeiträume (einmalig bis über drei oder sechs Monate) den Wust an Ergebnissen fast unüberschaubar. Selbst für den offensichtlich euphorischen Effekt von Kältebehandlungen ist die wissenschaftliche Beweislage dürftig. Unterschiedliche Studien geben hier unterschiedlichste Antworten.[2, 3, 4, 5, 6] Trotzdem ist der euphorische Effekt nach Kältebehandlungen unübersehbar und für jeden fühlbar. Wahrscheinlich ist ein Mix von verschiedenen Hormonen, inklusive Dopamin und Serotonin dafür verantwortlich.[7, 8, 9] Ist es wirklich wichtig, alle Zusammenhänge zu verstehen, um einen Nutzen aus Kälteanwendungen zu ziehen? Selbst wenn Kälteanwendungen nicht über den Placeboeffekt hinauswirken würden – was ich stark bezweifle –, wäre dieser heilsame Effekt zumindest frei von Nebenwirkungen der meisten medikamentösen Therapien. Für mich ist die Antwort klar, und in den folgenden Abschnitten möchte ich dich mit Selbstversuchen dazu anregen, deine eigene Antwort zu finden.

SCHMERZEN LINDERN

In Deutschland werden seit den 1980er-Jahren entzündliche Krankheiten und die damit oft einhergehenden Schmerzen auch mit Ganzkörperkältetherapie behandelt. Übersichtsarbeiten zählen viele Studien auf, in denen diese Therapie erfolgreich Schmerzen bei rheumatischen Erkrankungen, rheumatoider Arthritis, systemischen Gelenkerkrankungen, Fibromyalgie, ankylosierender Spondylarthritis und nach orthopädischen Operationen lindert.[10, 11] Bereits eine Anwendung nimmt die Schmerzen für Stunden, wohingegen täglich aufeinanderfolgende sogenannte serielle Anwendungskuren (siehe Therapieansätze nach Professor Winfried Papenfuß, Seite 127) den Schmerz für Wochen und Monate nehmen können.[12] Auch Winterschwimmer berichten von gelinderten Schmerzen bei Rheuma oder Fibromyalgie. Diese Schmerzfreiheit erhöht die Lebensqualität und ermöglicht Patient wie Therapeut meist erst die so wichtige Durchführung von physiotherapeutischen Maßnahmen. Aber warum wirkt Kälte schmerzhemmend?

Bevor wir verstehen können, warum Kältereize unsere Schmerzwahrnehmung beeinflussen, müssen wir zunächst verstehen wie Schmerz wahrgenommen wird – und das ist wieder einmal ein recht komplexes Thema. Fangen wir bei der Schmerzentstehung an.[13] Schmerzreize entstehen durch die thermische, mechanische oder chemische Reizung von sogenannten Nozizeptoren. Diese Schmerzrezeptoren sind freie Endigungen von Nervenfasern, die den Schmerzreiz von der Peripherie bis ins Rückenmark leiten (Stichwort: Schmerzweiterleitung über C-Fasern und A-delta-Fasern). Hier erfolgt die Umschaltung der Reize. Es kommt zum Auslösen von (motorischen und vegetativen) Reflexbögen auf Rückenmarksebene und zur Weiterleitung der Schmerzsignale in den Gehirnstamm, den Hypothalamus und andere Hirnregionen. Die Schmerzwahrnehmung wird im limbischen System emotional verarbeitet und in der Großhirnrinde einer bestimmten Körperregion zugeordnet. Das Zentralnervensystem kann über die Freisetzung von Botenstoffen (wie Endorphine, Serotonin und Noradrenalin) die Schmerzweiterleitung hemmen. Hierfür ist eine Region des Mittelhirns verantwortlich, die als periaquäduktales Grau oder kurz PAG bezeichnet wird. Schmerz ist daher nicht allein von der Reizung der Schmerzrezeptoren abhängig, sondern auch von Filter- und Rückkopplungsprozessen des Gehirns und gilt daher als subjektive Sinneswahrnehmung. So erklärt sich auch das Phänomen der reduzierten Schmerzempfindlichkeit während eines Verkehrsunfalls, bei Wettkämpfen oder im Gefecht. Wie trägt Kälte nun zur Hemmung von akuten Schmerzen bei? Auf diese Frage gibt es drei Antworten:

- **Hormonell:** Bei Kälteanwendungen kommt es zur Ausschüttung von Hormonen, die eine Hemmung der Schmerzwahrnehmung bewirken.
- **Physikalisch:** Durch Abkühlung verlangsamen sich Diffusionsprozesse, chemische Reaktionen und so auch die Weiterleitung von Schmerzreizen.
- **Neuronal:** Kälte- und Schmerzreize werden über die gleichen Nervenbahnen weitergeleitet und im Gehirn in den gleichen Arealen verarbeitet, weshalb es zu einer Leitungs- und Wahrnehmungskonkurrenz kommt. Da Kältereize die Schmerzreize überlagern, werden weniger Schmerzen wahrgenommen.

Wer zum letzten Punkt der neuronalen Schmerzhemmung noch mehr erfahren möchte, kann sich im folgenden Abschnitt weiter darüber informieren. Grundlage für dieses Phänomen ist, dass Kälte- und Schmerzwahrnehmung überraschende Ähnlichkeiten zeigen. Kälte- und Schmerzreize entstehen durch die Reizung von identischen Nervenfasern, den C-Fasern und den A-delta-Fasern. Diese Fasern leiten die Reize auf anatomisch untrennbaren Nervenfasern in Richtung Gehirn: Bei Schädigung dieser Nervenbahn werden Schmerz- und Warm-Kalt-Empfindung gleichermaßen unterbrochen. Ebenso werden Schmerz- und Kältereize im Gehirn in den gleichen Arealen verarbeitet. Da ein und dieselben Nervenzellen der Großhirnrinde – genauer gesagt des somatosensorischen Kortex – verschiedene Sinnesreize wahrnehmen können, kommt es hier also zu einer Leitungs- und Wahrnehmungskonkurrenz zwischen Schmerz- und Kältereizen. Jetzt wird es spannend. Wie können Kältereize die Schmerzreize überlagern? Wir haben schon über die schmerzweiterleitenden C-Fasern und die A-delta-Fasern gesprochen. Es gibt nur deshalb beide in unserem Körper, weil sie unterschiedliche Aufgaben übernehmen. Die schnellen A-delta-Fasern vermitteln den blitzschnell eintretenden ersten sogenannten »hellen« Schmerz und warnen uns so vor Gefahren und weiteren Verletzungen. Der durch die langsamen C-Fasern vermittelte anhaltende späte »dumpfe« Schmerz motiviert hingegen zur Schonung verletzter Körperteile.

Da Kältereize über die A-delta-Fasern mit hoher Leitungsgeschwindigkeit ins Gehirn geleitet werden, überlagern sie krankheits- und verletzungsbedingte »dumpfe« Schmerzsignale, die mit langsamer Geschwindigkeit über die C-Fasern Richtung Gehirn wandern. So kommt es zu einer subjektiven Schmerzhemmung. Dass dieser Effekt für mehrere Stunden nach dem Kältereiz anhält, liegt daran, dass dieser starke Reiz auch einen schmerzhemmenden Rückkopplungsmechanismus über das PAG auslöst. Interessanterweise wurde an Wim Hof persönlich gezeigt, dass die von ihm entwickelte Methode genau dieses Kontrollzentrum zur Schmerzmodulation, das PAG, aktiviert.[14] Wie kommt es nun zur monatelangen Schmerzfreiheit? Die positiven Langzeiteffekte von wiederholten Kälteanwendungen auf chronische Schmerzen wird durch eine Desensibilisierung von zuvor durch ständige Schmerzreize sensibilisierte Nervenstrukturen erklärt. Das Schmerzgedächtnis kann durch täglich mehrfache Kälteanwendungen seine übersteigerte Schmerzwahrnehmung wieder verlernen. Die deutsche Fibromyalgie Vereinigung empfiehlt bei chronischen Schmerzen die Ganzkörperkältetherapie bei minus 110 °C mit ein bis zwei Behandlungen täglich über einen Zeitraum von ein bis zwei Wochen.[15]

MUSKELN ENTSPANNEN

Während du dieses Buch in den Händen hältst, arbeitet deine Muskulatur, am Seitenende blätterst du um, und du bist dir wahrscheinlich oft nicht darüber im Klaren, welche Meisterleistung an Koordination und Kommunikation zwischen Muskulatur und Gehirn dahintersteckt. Erst im Krankheitsfall wird uns klar, wie viel dieses abgestimmte Wechselspiel aus muskulärer An- und Entspannung zu unserer Lebensqualität beiträgt. Professor Papenfuß berichtet, wie er vielen Menschen mit spastisch verkrampfter Muskulatur, zum Beispiel bei multipler Sklerose oder infantiler Zerebralparese, mit Ganzkörperkältetherapie helfen konnte.[16]

Diese Art der Kälteanwendung senkt den Muskeltonus, lockert die Muskulatur und schafft so die Möglichkeit zur Bewegungs- und Sprachtherapie. Die Fortschritte in den Bewegungsabläufen halten meist für einige Wochen an. Auch für gesunde Menschen ist diese Senkung der Muskelspannung deutlich wahrnehmbar – man fühlt sich so entspannt wie nach einer guten Massage.

Wie kommt es auf muskulärer Ebene zu diesem Zustand? Hierfür gibt es leider nur ein recht komplexes Erklärungsmodell. Schauen wir uns zunächst einmal an, wie beim gesunden Menschen das Zusammenspiel aus Bewegung (motorischer Aktivität) und Bewegungswahrnehmung (sensorischer Verarbeitung) stattfindet. Die Grundlage für die menschliche Sensomotorik stellen Mechanorezeptoren in der Muskulatur dar, die sogenannten Muskelspindeln. Diese hoch spezialisierten Rezeptoren sind in unsere Muskulatur eingebettet. Bei Bewegungen werden sie gedehnt oder verkürzt und leiten diese Informationen über ihren Dehnungszustand weiter.

- **Passive Dehnung:** Diese aktiviert die Muskelspindeln, welche die Information über ihren aktuellen Dehnungszustand in Richtung Rückenmark leiten. Hier wird diese Information auf die Alpha-Motoneuronen umgeschaltet und so eine Gegenreaktion im Muskel erzeugt. Es kommt zur Kontraktion des zuvor passiv gedehnten Muskels.
- **Willentliche Bewegungen:** Sie werden über unser Gehirn gesteuert. Die aktiven Kontraktionen und geplanten Bewegungen von Muskeln werden dabei über eine trickreiche Zusammenarbeit der Alpha- und Gamma-Motoneuronen ausgelöst.
- **Regulierung der Muskelspannung:** Diese erfolgt wahrscheinlich über die Kopplung von Alpha- und Gamma-Motoneuronen in der sogenannten

Gamma-Spindelschleife. So kann unser Körper regulieren, wie viel Muskelkraft für eine Bewegung, wie das Stemmen eines Gewichts, tatsächlich nötig ist.

Bei Spastiken und Verspannungen kommt es nach der sogenannten Muskelspasmus-Hypothese zu Störungen in dieser gut abgestimmten Regulation. Nach dieser alten, aber umstrittenen Hypothese lösen Schmerzreize eine erhöhte Aktivität der Gamma-Motoneuronen aus und so eine unerwünschte Dauerkontraktion der Muskulatur. Professor Papenfuß vermutet, dass kurze Kältereize die Gamma-Motoneuronen hemmen, wodurch sich Dauerkontraktionen lösen können.[17]

Diese Entspannung der Muskeln fördert ihre Durchblutung, da die Blutversorgung des Muskels von seinem Spannungszustand abhängig ist, und somit die Regeneration. Diese Effekte nutzen Therapeuten bei spastischen Muskelerkrankungen sowie bei Muskelverspannungen schon seit Jahrhunderten.

Wo befindet sich nun die Schnittstelle, an der Kälte- und Schmerzreize auf die Aktivität von Motoneuronen und damit den Muskeltonus Einfluss nehmen? Im letzten Abschnitt haben wir gelernt, dass die Weiterleitung von Kälte- und Schmerzreizen über A-delta-Fasern und C-Fasern erfolgt, die im Rückenmark umgeschaltet werden. Genau hier, an diesem Umschaltpunkt, befindet sich wahrscheinlich die Schnittstelle.

Für die Praxis: Körperreise zur Muskelentspannung

Wir wissen aus eigener Erfahrung, dass wir unsere Muskeln willentlich anspannen können. Auch die Gegenreaktion, das Lockerlassen der Muskeln, ist willentlich möglich. Viele Entspannungsverfahren, wie die progressive Muskelentspannung nach Jacobsen, nutzen die willentliche An- und Entspannung von Muskelgruppen, um den Muskeltonus zu senken und einen Zustand tiefer Entspannung zu erreichen. Lass uns diese Methode einmal ausprobieren, denn die Fähigkeit, den Körper und den Geist zu entspannen, macht jedes Eisbad einfacher.

In den nächsten Minuten wirst du, während du diese Zeilen liest, nacheinander einzelne Muskelpartien anspannen, die Muskelspannung für einen Moment halten und anschließend entspannen. Du kannst dafür sitzen oder liegen. Später, wenn du die Sequenz verinnerlicht hast, empfehle ich dir, die Übung mit geschlossenen Augen in Rückenlage durchzuführen. Bevor du mit der Übung beginnst, nimm deinen Körper ganz bewusst wahr und erstelle eine

Momentaufnahme dieses Augenblicks (siehe auch »Für die Praxis: Meditative Momentaufnahme«, Seite 30/31). Spüre deinen Atem und beobachte, wie frische Luft in dich einströmt und deinen Körper – etwas erwärmt – wieder verlässt. Nimm auch wahr, welche Bereiche deines Körpers sich mit jedem Atemzug bewegen. Lasse mit jeder Ausatmung körperliche Anspannung aus dir fließen, indem du bewusst mit jeder Ausatmung loslässt.

- Bringe deine Aufmerksamkeit nun zu deinem rechten Arm und nimm ihn ganz bewusst wahr, von den Fingerspitzen bis zur Schulter. Beuge dann mit der nächsten Einatmung deinen rechten Arm leicht an, balle deine Hand zu einer Faust und halte die Spannung für drei Sekunden. Mit der Ausatmung entspanne deinen Arm und deine Hand. Lass locker und los.
- Nimm ganz bewusst wahr, wie sich dein rechter Arm nun anfühlt. Spürst du einen Unterschied zwischen deinem rechten und deinem linken Arm? Mit der nächsten Einatmung beugst du nun deinen linken Arm, ballst die Hand und spürst die Kraft in deinem linken Arm. Halte die Spannung auch hier für drei Sekunden, bevor du mit der Ausatmung jegliche Spannung aus dir fließen lässt. Nimm dir ein paar Atemzüge Zeit und beobachte, wie sich deine Arme nun anfühlen. Fühlen sie sich anders an als vorher?
- Wandere nun mit deiner Aufmerksamkeit zu deinem Kopf und fühle dein Gesicht, deine Ohren und deine Kopfhaut. Spanne nun dein Gesicht an, indem du dein schönstes Zitronengesicht mit Kussmund und zusammengekniffenen Augen formst. Halte diese Spannung für drei Sekunden, bevor du dein Gesicht total entspannst. Lass deine Stirn locker und entspanne den Bereich um die Augen. Wie fühlt sich dein Kopf nun an? Spüre Gesicht, Ohren und Kopfhaut ganz bewusst für ein paar Atemzüge.
- Wandere vom Kopf mit deiner Aufmerksamkeit zu deinem Nacken und deinen Schultern und nimm sie für ein paar Momente ganz bewusst wahr. Mit der nächsten Einatmung ziehst du deine Schultern nach oben und zeitgleich nach hinten, sodass sich deine Schulterblätter fast berühren. Spanne dabei deinen Bauch an und ziehe ihn fest ein. Halte die Spannung für drei Sekunden, bevor du die Schultern entspannt sinken und den Bauch lockerlässt. Nimm wahr, wie sich deine Schultern nun anfühlen, und bleibe ein paar Atemzüge hier. Lass die Schultern mit jeder Ausatmung mehr und mehr sinken. Spüre, wie sich deine Schultern mit jeder Einatmung heben und wie du die Ausatmung nutzen kannst, um lockerzulassen.
- Bringe deine Aufmerksamkeit von den Schultern zu deinen Beinen, spüre deine Zehen, deine Füße, deine Unter- und Oberschenkel. Ziehe nun die Zehen deines rechten

Beins an und hebe den rechten Oberschenkel an, halte die Spannung hier für drei Sekunden und lasse danach dein Bein entspannt zurücksinken. Nimm wahr, ob du einen Unterschied zwischen deinem rechten und deinem linken Bein spüren kannst.

- Wechsle zu deinem linken Bein. Ziehe die Zehen des linken Beines Richtung Körpermitte und hebe den Oberschenkel an. Spüre die Spannung für drei Sekunden, bevor du mit der Ausatmung lockerlässt. Spüre deine Füße, deine Beine, Hüften, deinen gesamten Körper in diesem Moment und lasse alle Anspannung, alle Gedanken für ein paar Minuten los. Schließe dazu für einen Moment das Buch und deine Augen.

STRESS ABBAUEN

Unter Stress versteht man die Beanspruchung des Menschen durch innere und äußere Reize. Der Umgang mit diesen Beanspruchungen ist von unseren eigenen körperlichen und psychischen Eigenschaften abhängig und kann als positiv oder negativ empfunden werden und sich dementsprechend auswirken. Ohne hier zu sehr auf die Physiologie oder Psychologie von positivem, negativem und chronischem Stress einzugehen, lässt sich sagen: Der Umgang mit Stress ist erlernbar. Dabei können uns Kälteexpositionen helfen.

Wissenschaftler vermuten, dass es eine Kreuzadaptation zwischen Kälteexposition und anderen Formen von Stress gibt. Die Anpassung (Adaptation) an einen Stressreiz wie Kälte könnte also auch eine Anpassung an andere Stressoren vermitteln. Wiederholte Stressreize in Form von Kälte trainieren unser System wahrscheinlich darauf, das Ausmaß von Stressantworten zu reduzieren. Eine Studie, die diese Hypothese unterstützt, zeigt, dass bei 20 Frauen die kälteinduzierte Ausschüttung von Stresshormonen über ein zwölfwöchiges Kältetraining abnahm. Bereits nach einem Monat mit drei Kälteanwendungen pro Woche (entweder 20 Sekunden im Eisbad bei circa 1 °C oder zwei Minuten in der Kältekammer bei minus 110 °C) hatte sich der Körper angepasst und reagierte auf den Kältestress mit deutlich geringerer Ausschüttung des Stresshormons Kortisol (und dessen Kontrollhormon Adrenocorticotropin). Der Effekt war deutlicher bei den zehn Winterschwimmerinnen als bei den zehn Anwenderinnen der Kältekammer. Eine weitere Studie, die die Theorie der Kreuzadaptation unterstützt, zeigte, dass eine Gewöhnung an Kältereize die sportliche Leistung unter Sauerstoffmangel fördert.[18] Auf Zellebene könnte die Gewöhnung an einen Stressreiz, wie Sport, Sauerstoffmangel und Kälte, auch die zeitgleiche Anpassung an andere Stressreize bewirken, da die physiologischen Schutzmechanismen schon hochgefahren wurden (Kreuzadaptation).

Aus eigener Erfahrung kann ich sagen, dass die wiederholte erfolgreiche Bewältigung von Stressreizen auch den psychologischen Umgang mit Stress trainiert. Vielleicht hast du so eine Anpassung auch schon in deinem Alltag beobachtet: Bei den ersten Präsentationen vor Arbeitskollegen ist man noch nervös und aufgeregt, während man später gelassener mit dieser Situation umgeht. Das wiederholte erfolgreiche Meistern der Situation lässt uns zunehmend entspannter werden. Ich bin mir sicher, dass es durch wiederholte Kälteanwendungen auch zu einer psychologischen Kreuzadaptation kommt: Wer gelernt hat, unter dem intensiven Stressreiz eines Eisbads zu entspannen, der meistert andere stressige Lebenssituationen mental und körperlich entspannter.

Für die Praxis: Erlerne, unter Stress zu entspannen

Oft kämpfen wir im Alltag mit stressigen Situationen und bemerken dabei meist nicht, wie sich unsere Atmung, unser Herzschlag und unser Muskeltonus verändern. Wir sitzen vor der Präsentation, die bis morgen fertig sein muss, oder blicken auf unseren überfüllten E-Mail-Posteingang – und unser Körper nimmt eine Schutzhaltung mit hochgezogenen Schultern ein. Wir können jedoch lernen, mit Stress umzugehen und bewusst körperlich wie geistig zu entspannen.

Eine Möglichkeit, mit ganz konkreten Stresssituationen umzugehen, bieten Eisbäder. Das muss nicht direkt ein Vollbad sein, auch ein Eisbad für die Hände oder Füße können wir zum bewussten Training nutzen. Fülle dafür einen Eimer mit kaltem Wasser sowie Eiswürfeln oder Kühlakkus und gib dem Ganzen etwas Zeit, um auf 5 °C abzukühlen. Erstelle währenddessen eine Momentaufnahme deines aktuellen körperlichen, emotionalen und mentalen Zustandes (siehe »Für die Praxis: Meditative Momentaufnahme«, Seite 30/31).

- Bevor du mit deinen Händen oder deinen Füßen ins Wasser tauchst, nimm noch einmal ganz bewusst das Level deiner körperlichen Anspannung wahr und beobachte den Rhythmus deiner Atmung. Wenn es dir schwerfällt, deinen aktuellen Anspannungszustand wahrzunehmen, fokussiere dich zunächst nur auf das Level deiner muskulären Anspannung im Schulterraum.

- Tauche dann erst mal nur eine Hand oder einen Fuß ins Eisbad. Beobachte, wie dein Körper reagiert, und erstelle eine zweite Momentaufnahme zum Vergleich. Nimm wahr, wie sich dein Atemrhythmus, das Level deiner körperlichen Anspannung insgesamt und selektiv im Schulterbereich verändert hat. Hast du eventuell deinen Atem angehalten und deine Schultern hochgezogen? Oder atmest du nun schnell und flach in deinen Brustraum? All diese Reaktionen sind ganz normal. Bewerte sie nicht und fokussiere dich darauf, deine Atmung und deinen Körper bewusst zu entspannen.
- Atme tief und langsam in den Bauch und lasse mit jeder Ausatmung deine Schultern tiefer sinken, entspanne mit jeder Ausatmung deinen gesamten Körper mehr und mehr. Bleibe für ein bis zwei Minuten im Eiswasser und entspanne dabei immer wieder deine Muskulatur und deine Atmung.
- Wiederhole diese Übung im Anschluss mit deiner anderen Hand oder deinem anderen Fuß. Lass dich nicht entmutigen, auch wenn diese Aufgabe anfangs von unangenehmen Empfindungen begleitet wird und eine wahre Herausforderung ist. Wenn du erlernst, unter diesen intensiven Bedingungen zu entspannen, dann schaffst du es auch, in anderen Lebenssituationen gelassen zu bleiben.

EISKALT MEDITIEREN

Woran denken wir, wenn wir an Meditation denken? Wahrscheinlich an Menschen, die im Lotussitz mit geschlossenen Augen friedvoll für Stunden in Ruhe verweilen. Wir setzen die äußere Ruhe mit innerer Ruhe gleich, obwohl das harmonische äußere Bild gar nicht so selten mit einem inneren Chaos an Gedanken und Gefühlen im Widerspruch steht. Meditation ist allerdings tatsächlich weit mehr als das Halten einer meditativen Position. Meditation ist ein Weg zum Loslassen. Momente, in denen wir unsere Gedanken, unsere Gefühle, unsere Erinnerungen und Pläne loslassen, sind die wahren meditativen Momente. Der auch als Autor bekannte Mönch Ajahn Brahm beschreibt sie als Momente des stillen Gewahrseins zwischen den Gedanken – er empfiehlt, mit geschärfter Wachsamkeit auf den Punkt zu achten, an dem ein Gedanke zu Ende ist und der nächste noch nicht begonnen hat. Am Anfang können wir diese Momente nur kurzzeitig erhaschen, aber mit etwas Übung halten sie bald länger an.

Es gibt viele Techniken, um Gedanken zu beruhigen und innere Stille zu erreichen. Nicht immer sitzt der Meditierende dabei ruhig (Vipassana- oder Zazenmeditation), es gibt auch dynamische Meditationsformen, bei denen gegangen, getanzt und sogar gehüpft sowie geschrien wird (Geh-Meditation, Derwisch-Tanz im Sufismus, Meditationen nach Osho). Die äußere Form ist also nicht so entscheidend, wichtiger ist die innere Achtsamkeit. Körperliche Tätigkeiten können bei Meditationen als Fokuspunkt für die Achtsamkeit dienen, ebenso wie die Betrachtung des Atems oder die Wiederholung von Mantren.

Genauso vermögen es intensive Kältereize, dass die Aufmerksamkeit ganz in diesen Moment gelenkt wird. Bei Eisbädern etwa lässt das eisige Wasser Anfängern wie Profis keine andere Wahl, als den Körper intensiv zu spüren. Die Reize überfluten uns dann und helfen uns, nicht nur jeden Millimeter der Haut zu spüren, sondern auch jeden Muskel, der noch verspannt ist. Wir lernen, wahrzunehmen und loszulassen. Nur so kann man im eisigen Wasser entspannen und Ruhe finden. In dem Moment, in dem wir unter intensiven Außenbedingungen körperlich loslassen und entspannen, lassen wir auch gedanklich los. Im Eiswasser erlebt man Momente absoluter Gedankenstille mit geschärfter Wahrnehmung für den jetzigen Moment. Man spürt, riecht, schmeckt, sieht und hört intensiver. Es ist, als wäre die ganze Aufmerksamkeit dem jetzigen Moment gewidmet, sodass kein Platz mehr für Gedanken und Emotionen existiert.

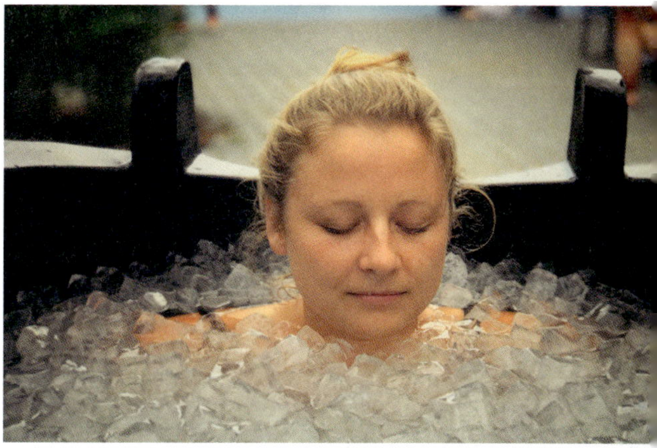

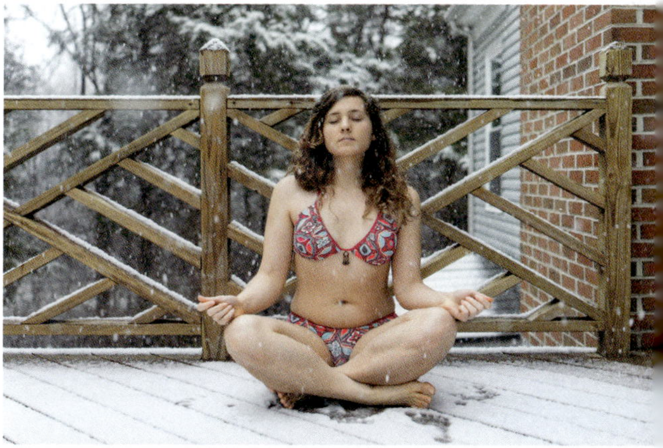

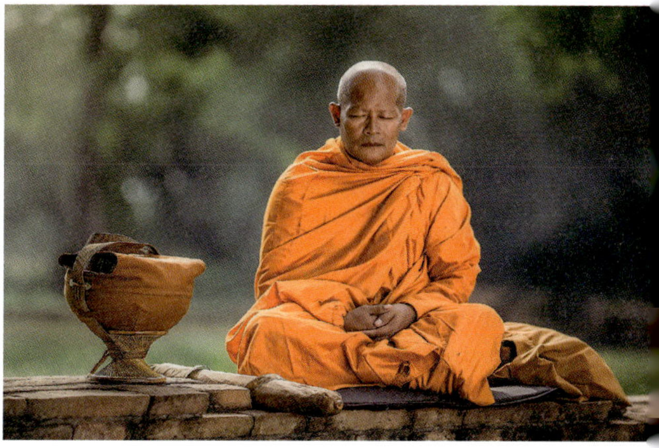

Meditation im Eis, im Schnee oder in der Sonne Asiens – Meditation kann ganz unterschiedliche Gesichter haben.

Für die Praxis: Gedankenstille im Eis

Wie erreichen wir nun gedankliche Stille während eines Eisbades? Es ist eigentlich ganz leicht, da uns die Kälte, wie Wim Hof sagen würde, als unsere Freundin und Lehrerin an die Hand nimmt und uns den Weg in die Meditation zeigt. Trotzdem solltest du deinen Körper auf die intensiven Kältereize vorbereiten.

Beginne mit kalten Duschen (siehe »Für die Praxis: Kaltes Duschen als kardiovaskuläres Training«, Seite 34) und nutze im Spätsommer und Herbst die wöchentlich fallenden Wassertemperaturen, um deinen Körper langsam an die winterlichen Eisbäder zu gewöhnen. Für das Erleben der Gedankenstille im Eis braucht es tatsächlich oft nicht viel mehr als diese körperliche Vorbereitung und das unter »Für die Praxis: Eisbaden« auf Seite 77/78 vorgestellte Ritual aus meditativer Momentaufnahme, Atemübung und achtsamem Eisbad. Viele Menschen erleben so direkt während ihrer ersten Eisbäder meditative Momente. Falls du die erhoffte Gedankenstille trotz körperlicher und mentaler Vorbereitung noch nicht selbst erlebt hast, erhältst du hier einige praktische Tipps, mit denen du es bald schaffst, in diese Stille einzutauchen.

- **Mental loslassen:** Der Schritt ins Eisbad ist oft von kreisenden Gedanken begleitet. Du hörst eine Stimme, die dir Ausreden ins Ohr flüstert, warum ausgerechnet du heute in diesem Moment nicht ins Eisbad gehen solltest. Höre für ein paar Minuten achtsam zu und durchbrich den Gedankenkreis, sobald sich die Inhalte wiederholen. Fokussiere dich dafür ganz bewusst auf deinen Atem und deine Körperwahrnehmung.
- **Ängste überwinden:** Falls es dir trotz Fokus auf den aktuellen Moment samt Atem- und Körperwahrnehmung schwerfällt, die ängstliche Stimme in dir zur Ruhe zu bringen, dann finde heraus, was sie braucht. Hilft eine haltende Hand, Augenkontakt oder doch eher ein lauter Kriegsschrei beim ersten Gang ins Eisbad?
- **Körperlich lockerlassen:** Fast reflexartig ziehen wir beim Gang ins Eisbad unsere Schultern nach oben, oft ist sogar der ganze Körper angespannt. Diese normalen körperlichen Reaktionen kann man umgehen, wenn man achtsam ist. Lass mit jeder Ausatmung ganz bewusst deine Schultern locker und sinke so langsam immer tiefer ins Eisbad, bis deine Schultern bedeckt sind.

- **Atmung verlangsamen:** Bei einigen Menschen kann es dazu kommen, dass sie nach Luft schnappen, sobald sie mit Brustkorb und Schultern unter Wasser sinken. Die Atmung geht dabei schnell und besteht hauptsächlich aus einem schnappartigen Einatmen, wohingegen kaum ausgeatmet wird. Wenn du diese Atmung bei dir selbst beobachtest, verlangsame deine Atmung und lege dabei den Fokus auf eine lange Ausatmung. Vielen Menschen hilft es dabei, leise mit der Ausatmung zu summen.
- **Gruppenenergie nutzen:** Gemeinsam ist vieles einfacher. Frage erfahrene Eisbader, Freunde oder Familienmitglieder, ob sie dich ins Eisbad begleiten. Vielen Menschen hilft es, andere dabei zu beobachten, wie sie ein Eisbad nehmen und darin Entspannung finden. In der Gruppe kannst du ausprobieren, was dir guttut: Blickkontakt, Atemsynchronisation oder beruhigende Hände auf der Schulter – zum Beispiel in Kreisformation.

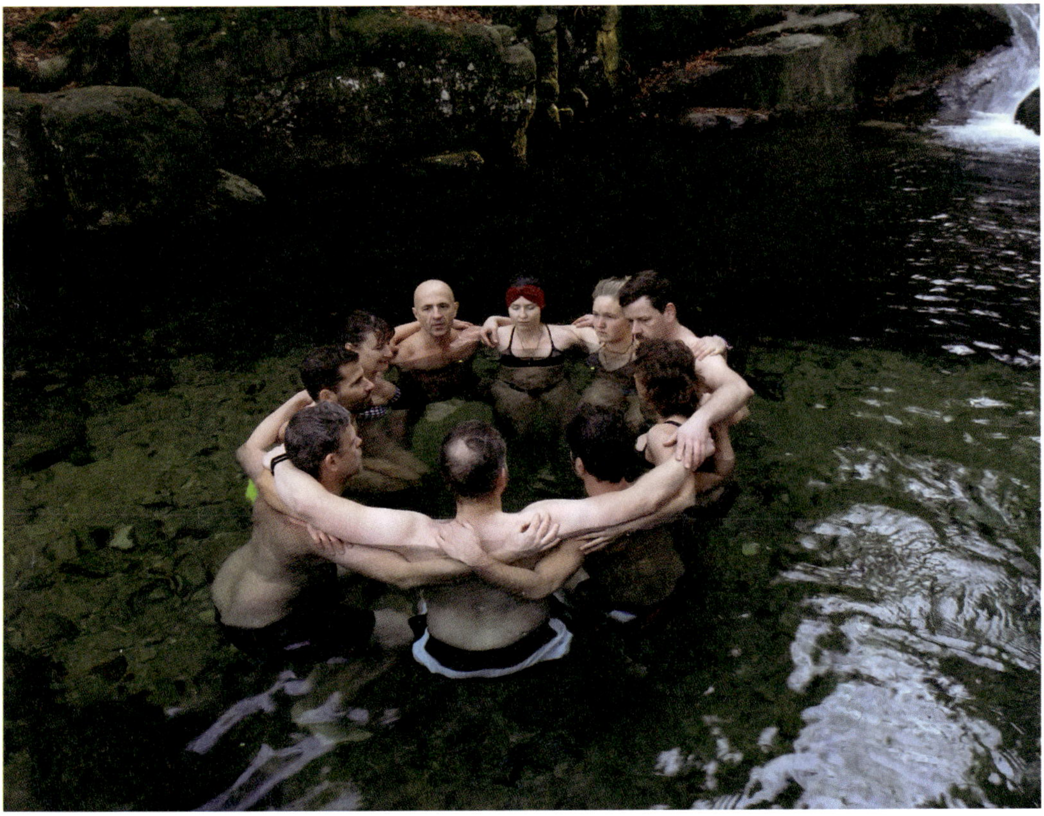

Gruppenenergie – während meiner mehrtägigen Wim-Hof-Reisen wird für die Teilnehmer spürbar, was gemeinsam möglich ist.

- **Geistiger Fokus:** Wichtig ist es, sich auch im Wasser nicht von seinen Gedanken, Ängsten oder körperlicher Anspannung überrennen zu lassen. Bleibe deshalb auch hier in jedem Moment achtsam. Dafür gibt es verschiedene Tipps, die individuell unterschiedlich gut funktionieren. Experimentiere für dich und schaue, ob es dir hilft, deine Atemzüge zu beobachten und zu zählen. Vielleicht hilft es dir aber auch, wenn du dir in deiner Körpermitte ein wärmendes inneres Feuer vorstellst? Außerdem kannst du ausprobieren, deine Hände auf die Oberschenkel zu legen und dich auf die Wärme deiner Hände zu fokussieren. Ebenso kannst du die erlernte meditative Momentaufnahme im Eisbad durchführen, um deinen Körper und Geist zu beruhigen.

Die aufgeführten Tipps verbinden verschiedene Aspekte aus anderen Übungen und bauen auf dem bereits Erlernten auf. Wenn dein Ziel ein entspanntes Eisbadeerlebnis ist, dann werden dir Übungen, wie die »Meditative Momentaufnahme« (Seite 30/31) und »Körperreise zur Muskelentspannung« (Seite 134–136) dabei helfen, dieses Ziel zu erreichen. Für ein sicheres Eisbadeerlebnis beachte und verinnerliche bitte auch die Punkte zur Sicherheit unter »Für die Praxis: Eisbaden« auf Seite 77/78.

STÄRKE FINDEN

Eisbäder fordern uns heraus. Mental, bevor wir den Schritt in die Kälte wagen, aber auch physisch, während wir im eisigen Bad sitzen. Sie nehmen uns den Atem, lassen uns vor Kälte zittern und wirken intensiv auf unser gesamtes System ein. Je mehr wir dabei von unserer inneren Mitte entfernt sind, desto einfacher fällt es diesem intensiven Reiz, uns kurzfristig aus der Bahn zu werfen und langfristig wieder in Balance zu bringen. Mit jeder Kälteanwendung lernen unser Körper und unser Geist, besser mit dieser Herausforderung umzugehen und schneller zurück ins Gleichgewicht zu finden. Es sind diese Erfolgserlebnisse, die uns mental stärken und auch andere herausfordernde Situationen leichter meistern lassen.

Für das mentale Training können wir nicht nur Eisbäder, sondern auch andere intensive Kältereize nutzen. Das kann Barfußlaufen im Schnee oder ein Frischluftbad im Winter sein.

Ich erinnere mich, dass ich vor Jahren die Dokumentation über Wim Hof gesehen habe.[19] Er bestieg zusammen mit einem Reporter und dessen Freundin nur spärlich bekleidet die Schneekoppe. Ob-

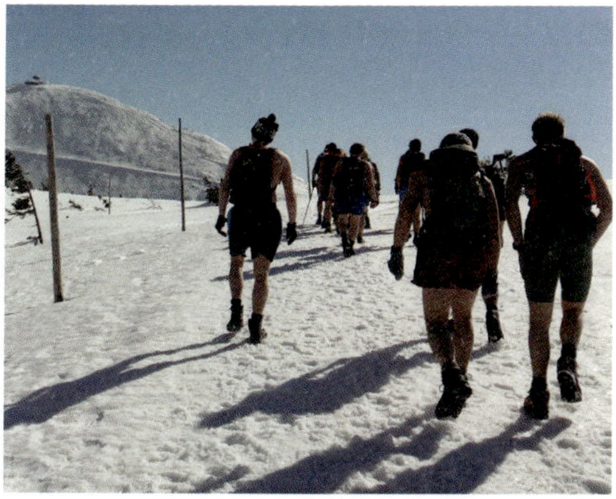

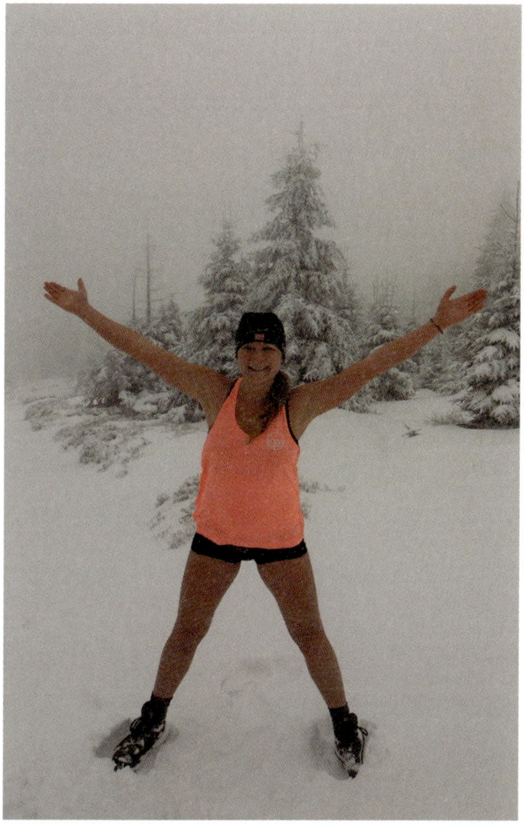

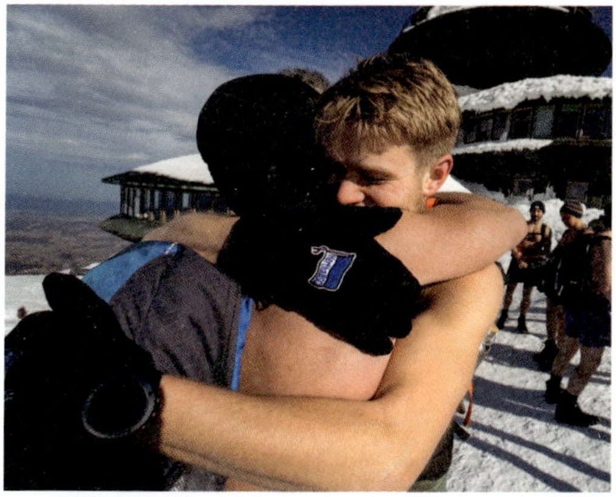

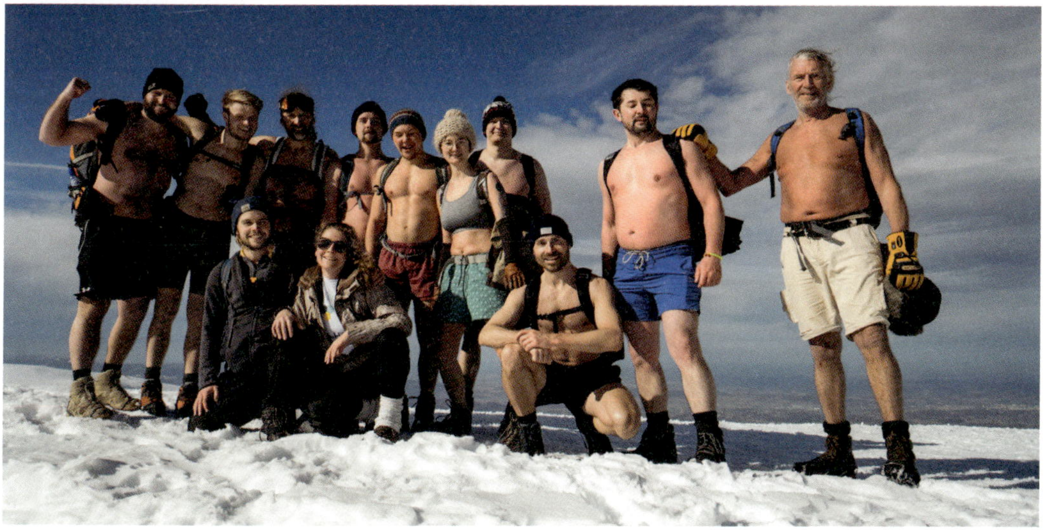

Im November 2017 habe ich zum ersten Mal die Schneekoppe bestiegen. Wie ich damals, erleben heute viele meiner Teilnehmer euphorische Momente bei der Ankunft auf dem Gipfel.

wohl ich damals weder Wim Hof kannte noch eine besondere Liebhaberin der Kälte war, begeisterte mich dieses anscheinend in uns allen steckende menschliche Potenzial. Es machte mich neugierig. Sollte auch ich dazu in der Lage sein, die Schneekoppe im Bikini zu besteigen? Als Teil meiner Wim-Hof-Trainerausbildung sollte ich auf diese Frage zwei Jahre später eine Antwort finden.

Am Morgen meines Aufstiegs auf die Schneekoppe war ich aufgeregt und Selbstzweifel fegten durch meinen Kopf. Mit mir wagten sich nur zwei Frauen in dieses Abenteuer, der Rest unserer fast 30-köpfigen Gruppe war männlich. Kann ich das? Bin ich fit genug? Was ist, wenn …? Du kennst das Gedankenkarussell. Limitierende Gedanken hindern uns oft am Erreichen unserer Ziele, da wir die ersten Schritte gar nicht erst wagen. Das sind Worte, die wir alle so wahrscheinlich schon öfter gelesen haben. Aber Wissen und persönliche Erfahrung sind zwei gänzlich verschiedene Dinge. Wirklich verstanden habe ich das Ausmaß dieser Worte erst beim eisigen Aufstieg zum Gipfel der Schneekoppe.

Wenn wir unsere Gedanken, Ängste und die gut gemeinten Ratschläge besorgter Familienmitglieder hinter uns lassen und ganz im jetzigen Moment ankommen, dann erkennen wir, dass wir zu mehr in der Lage sind, als wir selbst jemals vermutet haben. Die Vorstellung einer dreistündigen Wanderung bei Minusgraden im Bikini mag unmöglich erscheinen, jeder einzelne Schritt hinauf auf 1603 Meter hingegen durchaus möglich. Auf dem beschwerlichen Weg hinauf zum Gipfel habe ich erkannt, dass ich die zweifelnde Frage, ob ich es zum Gipfel schaffen würde, hinter mir lassen muss, um den Gipfel zu erreichen. Wenn ich im Moment blieb, konnte ich die Energie, die normalerweise mein Gedankenkarussell betrieb, in meine nächsten Schritte fließen lassen. So erreichte ich den Gipfel. Eine Erfahrung, die mich bis heute mit Ehrfurcht, Respekt und Liebe auf meine körperlichen und mentalen Fähigkeiten blicken lässt. Ich habe etwas getan, was ich vorher für mich als unmöglich ausgeschlossen habe – und wann immer ich nun vor einer vermeintlich unmöglichen Situation stehe, gibt mir diese Erinnerung Selbstvertrauen und Kraft.

Für die Praxis: Schneebaden

Falls du jetzt direkt die Schneekoppe besteigen möchtest, dann tu das nicht auf eigene Faust. Für ein inspirierendes und sicheres Erlebnis empfehle ich eine Wim-Hof-Reise mit einem erfahrenen Trainer. Du musst auch nicht direkt die Schneekoppe erklimmen oder dir andere Grenzerfahrungen suchen, um mentale Stärke zu erreichen. Jedes Eisbad ist bereits ein mentales Training. Wenn du nach zusätzlichen Herausforderungen suchst, dann wähle für den Einstieg einen leicht bekleideten Spaziergang im Winter (»Für die Praxis: Spüre den Wind auf deiner Haut – beim Frischluftbaden«, Seite 74/75) oder versuche es mit dieser Anleitung zum Schneebaden:

- Auch wenn gerade kein Schnee liegt und du dir nicht wie Wim Schnee anliefern lassen möchtest, kannst du im Winter den kalten und vielleicht sogar mit Reif bedeckten Boden für ein mentales Training nutzen. Es ist ganz einfach: Gehe in deinen Garten, einen nahe gelegenen Park oder fahre vielleicht sogar zu deiner Lieblingsbadestelle im Sommer. Ziehe dich auf der Parkbank bis auf die Unterwäsche aus und laufe dann barfuß auf die Rasenfläche.
- Suche dir ein schönes Plätzchen zum Hinlegen. Im Sommer würdest du nun dein Handtuch ausbreiten und ein Sonnenbad nehmen. Gehe mit der gleichen mentalen Haltung (Mindset) an ein Schneebad heran. Achte bei dieser Übung darauf, dass du dich fernab von möglicherweise mit Salz gestreuten Wegen befindest.
- Setzte dich dann erst einmal auf den Boden und entspanne deinen Körper. Strecke die Beine aus und lege dich langsam auf den Rücken. Fühle den Unterschied in der Temperaturwahrnehmung auf deiner Rücken- und Bauchseite und bewerte diese Empfindungen nicht. Nimm sie nur wahr und beobachte sie. Entspanne deinen gesamten Körper von Kopf bis Fuß. Dafür kannst du auch wunderbar die bei »Für die Praxis: Körperreise zur Muskelentspannung« auf Seite 134 beschriebene sequenzielle An- und Entspannung von Muskelgruppen nutzen. Wenn Schnee liegt, solltest du dies allerdings nicht länger als vier Minuten tun.
- Bleibe auch entspannt, wenn der Kältereiz unangenehm wird, und finde erneut Ruhe, indem du deine Aufmerksamkeit auf deinen Atem lenkst oder dir wärmende Sonnenstrahlen auf der Haut vorstellst.

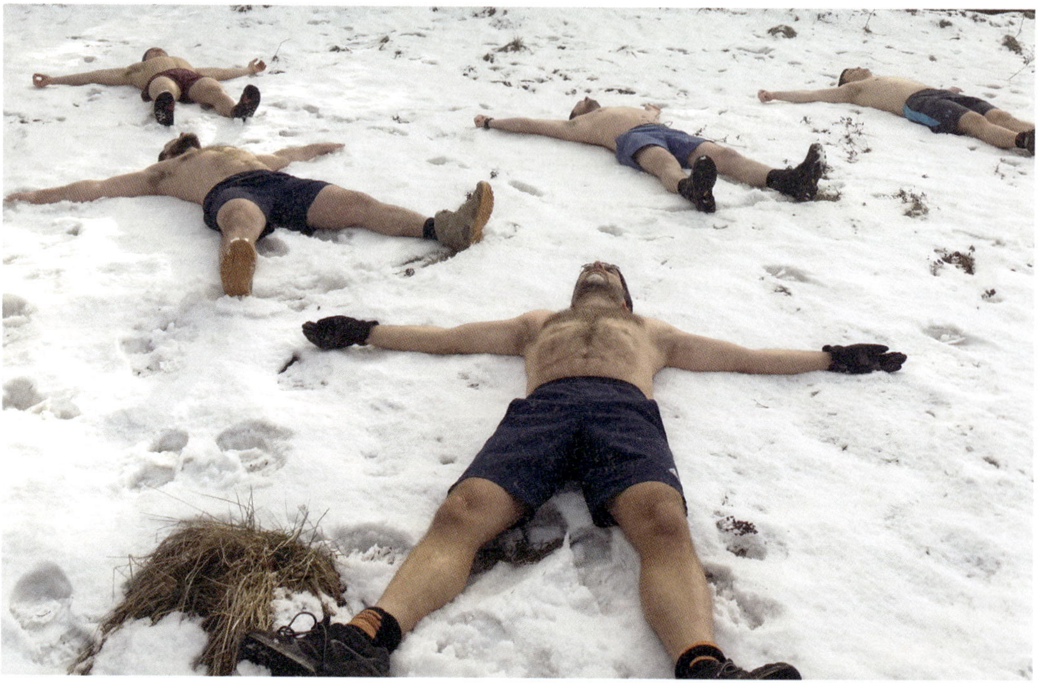

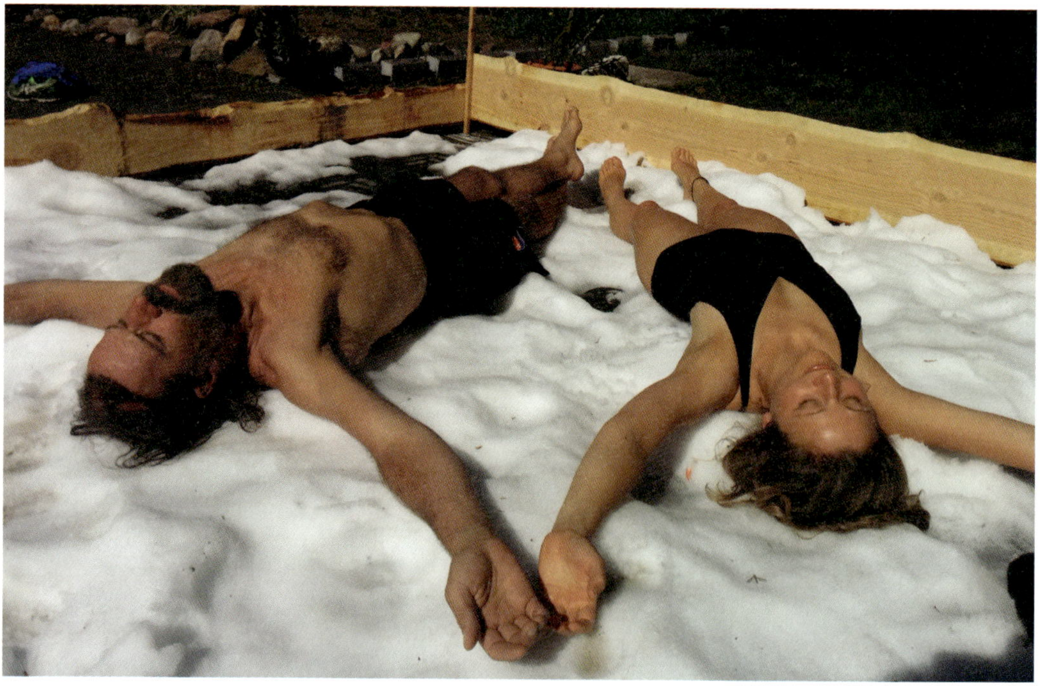

Mein erstes Schneebaden mit Wim im Frühling 2016 (Foto unten). Inzwischen haben Schneebäder auf meinen Wim-Hof-Reisen bereits Tradition.

- Drehe dich dann auf deine Bauchseite. Falls jetzt deine innere Stimme auf Abwehr schaltet und alles in dir bereits bei der Vorstellung »Nein« schreit: Es geht genau darum, diesen inneren Monolog zu unterbrechen. Bleibe im Moment. Lasse Ängsten und negativen Gedanken keinen Raum. Fokussiere dich auf deinen Atem. Fühle deinen Körper. Achte auf den Unterschied in der Temperaturwahrnehmung auf deiner Rücken- und Bauchseite. Bewerte nicht, was du fühlst – nimm es nur wahr, wie ein Beobachter.
- Entspanne dann deinen gesamten Körper ganz bewusst von Kopf bis Fuß, auch wenn unangenehme Empfindungen wach werden. Beginne zu lächeln, falls es dir schwerfällt, drei bis vier Minuten in Bauchlage im Schnee liegen zu bleiben, und stelle dir vor, es ist Sommer und dein Rücken wird von warmen Sonnenstrahlen gewärmt.
- Atme noch einmal besonders tief ein und sehr langsam und bewusst aus, bevor du aufstehst, langsam zurückläufst und trockene Wechselsachen anziehst. Bleibe auch dabei fokussiert und achtsam.
- Setze dich dann warm angezogen noch einmal auf die Parkbank, verinnerliche deine Erfolgsleistung und klopfe dir gedanklich auf die Schulter: Du hast es geschafft!

STIMMUNG AUFHELLEN

Laut einer Studie der Weltgesundheitsorganisation aus dem Jahr 2015 leiden 4,4 Prozent der Weltbevölkerung an Depressionen. Über 300 Millionen Menschen weltweit haben ihre Lebensfreude verloren oder leiden unter depressiven Stimmungslagen. Die typischen Symptome dieser psychischen Störung sind ständige Müdigkeit, verminderter Antrieb, Schlafstörungen, Appetitlosigkeit und oft auch unspezifische Schmerzen.

Die Ursachen von Depressionen sind komplex, sie reichen von genetischen, hormonellen und psychologischen Ursachen bis hin zu Infektionskrankheiten. Ebenso werden Entzündungsprozesse mit Depressionen unter anderem auf diesen drei Ebenen in Verbindung gebracht:[20]

1. Untersuchungen zeigen eine Erhöhung von entzündungsfördernden Markern wie Interleukin-6 und TNF-alpha bei Patienten mit Depressionen.
2. Die Gabe von therapeutischen Wirkstoffen mit entzündungsfördernden (Neben-) Effekten wird mit dem Auftreten von depressiven Symptomen bei den damit behandelten Patienten in Verbindung gebracht.

3. Die Behandlung mit entzündungshemmenden Medikamenten zeigt positive Effekte bei Patienten mit Depressionen.

Da Kälteexpositionen entzündungshemmend wirken, haben einige Wissenschaftler untersucht, ob Kälteanwendungen zur Behandlung von Depressionen eingesetzt werden können. Dabei wurde gezeigt, dass tägliche Kältekammeranwendungen (zwei bis drei Minuten bei minus 110 bis minus 150 °C) innerhalb von zwei bis drei Wochen die Depressionssymptome lindern.[21, 22] Außerdem verringert regelmäßiges Winterschwimmen negative Stimmungszustände, Müdigkeit und die wahrgenommene Anspannung mit der Dauer der Schwimmperiode signifikant.[23] In Fallstudien, die Therapieerfolge von Einzelpersonen beschreiben, wird auch kalten Duschen ein positiver Effekt zugerechnet.[24] Für mich ist das keine Überraschung, denn Kälteexpositionen wirken entzündungshemmend, fördern die Ausschüttung des Glückshormons Noradrenalin und bringen uns über die Aktivierung des Vagusnervs in einen entspannten Zustand. Tatsächlich werden alle diese Mechanismen auch gewinnbringend von Pharmafirmen eingesetzt:

- Entzündungshemmende Medikamente werden zur Behandlung von Depressionen verschrieben.
- Eine künstliche, also medikamentös erzielte Erhöhung des Noradrenalinwerts wird zur Behandlung von Depressionen eingesetzt.[25]
- Eine künstliche elektrische Vagusnervstimulation wurde im Jahr 2005 von der US-amerikanischen Gesundheitsbehörde FDA zur Behandlung von medikamentenresistenter Depression zugelassen. Anstelle von kalten Duschen übernimmt hier ein elektrischer Pulsgenerator, der in Patienten mit Depression eingepflanzt wird, die Aktivierung des Vagusnervs. Seit 2005 wurden über 3000 klinische und präklinische Studien zum Thema Vagusnervstimulation veröffentlicht, darunter viele Patientenstudien, die den therapeutischen Erfolg dieser Behandlungsmethode bei Depression bestätigen.[26] Inzwischen werden mehrere Tausend Patienten mit einen solchen Pulsgenerator behandelt.[27]

Wie bereits gesagt, kannst du auch, ohne Medikamente zu schlucken oder dir einen Pulsgenerator implantieren zu lassen, von diesem Wissen profitieren. Kälteexpositionen heben die Laune in kleinen und großen Krisen. Wenn du bei dir (oder einem Menschen in deinem Umfeld) die Symptome einer Depression erkennst, dann sollten Kälteanwendungen natürlich nicht die ärztlich verordnete Therapieform ersetzen.

Für die Praxis: Ausgeglichen mit kalten Gesichtsbädern

Kalte Gesichtsbäder sind wahrscheinlich die einfachste und preiswerteste Methode, uns über die Aktivierung des Vagusnervs in einen entspannten Zustand zu bringen. Alles, was du dafür brauchst, ist ein Waschbecken oder eine kopfgroße Schale, ein paar Kühlakkus oder Eiswürfel und fünf bis zehn Minuten deiner Zeit.

Ein Eisbad für das Gesicht ist der perfekte erste Schritt für alle, die sich bisher noch nicht getraut haben, ein eisiges Vollbad zu nehmen. Die Vorbereitung ist schnell getan: Du füllst dein Waschbecken oder deine Schale mit kaltem Wasser und senkst die Temperatur mit Kühlakkus oder Eiswürfeln. Gib den Eiswürfeln etwas Zeit zum Schmelzen, um eine Wassertemperatur von 5 bis 8 °C zu erhalten. Zur Vorbereitung schließe deine Augen, atme einige Male tief ein und aus und nimm dich in diesem Moment ganz bewusst wahr. Beobachte deine Atmung, deinen Herzschlag und deine Gedanken. Warum machst du dieses Eisbad? Was ist dein Warum? Setze eine Intention und öffne die Augen.

Bevor du dein Gesicht ins Wasser tauchst, spüre zunächst aber erst einmal mit deinen Händen die Kälte des Wassers und erfrische dein Gesicht wie an einem zu heißen Sommertag. Dann atme tief ein, halte deinen Atem an und tauche mit deinem Gesicht unter Wasser. Bleibe hier so lange, bis dich der Drang zu atmen oder die Kälte zum Auftauchen zwingen.

Beginne mit Gesichtsbädern von der Dauer einiger Sekunden – folge hierbei deinem Gefühl. Bald wirst du längere Zeiträume im Wasser bleiben können. Sinn dieser Übung ist es nicht, den Atem so lange wie möglich anzuhalten, da dies eine Stressreaktion im Körpersystem verursachen würde. So erzielst du keine Entspannung, sondern einen komplett gegenteiligen Effekt. Der amerikanische Biohacking-Guru Dave Asprey empfiehlt für diese Übung daher auch einen Schnorchel. Wenn du keinen Schnorchel hast, tauche zum Luftholen zwischendurch einfach auf. Beende dein partielles Eisbad nach maximal fünf Minuten. Tupfe dein Gesicht trocken und beobachte noch einmal, wie du dich fühlst. Nimm deine Atmung, deinen Herzschlag und deine Gedanken wahr. Sind sie ruhiger?

Sicherheitshinweis: Führe diese Gesichtsbäder zunächst wie beschrieben immer nur partiell aus. Erst später, wenn du deinen Körper an Eisbäder gewöhnt hast, kannst du Gesichtsbäder auch im Eisbad durchführen. Dafür ist es wichtig, den Moment sicher zu erspüren, an dem dein Körper im Eiswasser zur Ruhe kommt und sich dein Atem und dein Herzschlag wieder beruhigt haben. Tauche dein Gesicht erst an diesem Punkt unter Wasser. So vermeidest du den potenziell lebensgefährlichen Zwiespalt deines autonomen Nervensystems zwischen sympathischer und parasympathischer Aktivierung (Stichwort: autonomer Konflikt).

BESSER EINSCHLAFEN

Haben dich kalte Füße jemals beim Einschlafen gestört? Oder die deines Partners? Dann ist der folgende Text für dich besonders interessant. Da wir alle unseren Schlaf zur körperlichen und geistigen Erholung brauchen, ist der folgende Abschnitt auch für diejenigen interessant, die nicht von kalten Füßen geplagt werden. Das Schlafbedürfnis bei Erwachsenen schwankt sowohl individuell als auch altersabhängig und liegt zwischen sieben und neun Stunden pro Tag. Der Schlaf-wach-Rhythmus wird durch unsere innere biologische Uhr in einem 24-Stunden-Rhythmus gesteuert (Stichwort: zirkadianer Rhythmus). Diese innere Uhr wird wiederum durch externe Umweltbedingungen auf die passende Zeit eingestellt – vor allem Licht und Temperatur spielen hier eine wichtige Rolle.

In einem gesunden menschlichen Körper nimmt die Konzentration des Schlafhormons Melatonin gegen Tagesende zu und die Körperkerntemperatur ab. Damit antwortet der Organismus in natürlicher Art und Weise darauf, dass es am Tagesende dunkler und kälter wird. In unserer modernen Welt nehmen wir den natürlichen Tagesrhythmus von Wärme und Licht, Kälte und Dunkelheit aber kaum noch wahr, was sicherlich zur Verwirrung der inneren Uhr und zur Zunahme von Schlafproblemen beiträgt.

Ein Mensch, der im Einklang mit sich und der Natur lebt, würde intuitiv zu der Zeit ins Bett gehen, zu der seine Körpertemperatur jeden Abend deutlich absinkt.[28] Bei Schlafbeginn und in den folgenden Tiefschlafphasen nimmt die Temperatur von Körperkern und Gehirn bei gesunden Menschen kurzzeitig noch weiter ab. Das Zusammenspiel von Hormonen und thermoregulatorischen Reizen auf den Schlaf ist dabei bisher nicht wirklich verstanden. Sicher ist jedoch, dass hier ein gut abgestimmtes Zusammenspiel erfolgt, da in den frühen Morgenstunden beinahe zeitgleich der maximale Wert des Schlafhormons Melatonin und die minimale Körperkerntemperatur erreicht werden.

Erholsamer Schlaf beginnt 90 Minuten vor dem Temperaturminimum und endet sieben Stunden danach.[29] Wenn es zu einer Störung der zeitlichen Abstimmung zwischen unserem Schlaf-wach-Rhythmus und der Thermoregulation kommt, hat das schwerwiegende Konsequenzen: Das Schlafbedürfnis des Körpers kann auf 15 Stunden steigen oder auf vier Stunden sinken. Können nun kühlende Matratzenauflagen, atmungsaktive Schlafwäsche oder der Gang in die Kryosauna die Schlafqualität steigern? Und wenn ja, warum hindern uns kalte Füße dann beim Einschlafen? Beginnen wir der Reihe nach. Um gut zu schlafen, ist es wichtig, dass der Körper überschüssige Wärme und Feuchtigkeit abgeben kann. Für eine erholsame Nacht sollte die Temperatur im Schlafzimmer bei circa 18 °C und das Mikroklima unter unserer Bettdecke zwischen 31 bis 35 °C liegen.[30]

Wenn wir in heißen Sommernächten nur von einem perfekt temperierten Schlafzimmer träumen können, profitieren wir höchstwahrscheinlich von kühlenden Matratzenauflagen.[31] Biohacker Dave Asprey hat sein Schlafverhalten analysiert und schwört auf seine kühlende Matratzenauflage. Ob kühlende Matratzenauflagen jedoch auch außerhalb tropischer Temperaturen zur Schlafqualität beitragen und den Schlaf-wach-Rhythmus oder die Tiefschlafphasen beeinflussen, wurde

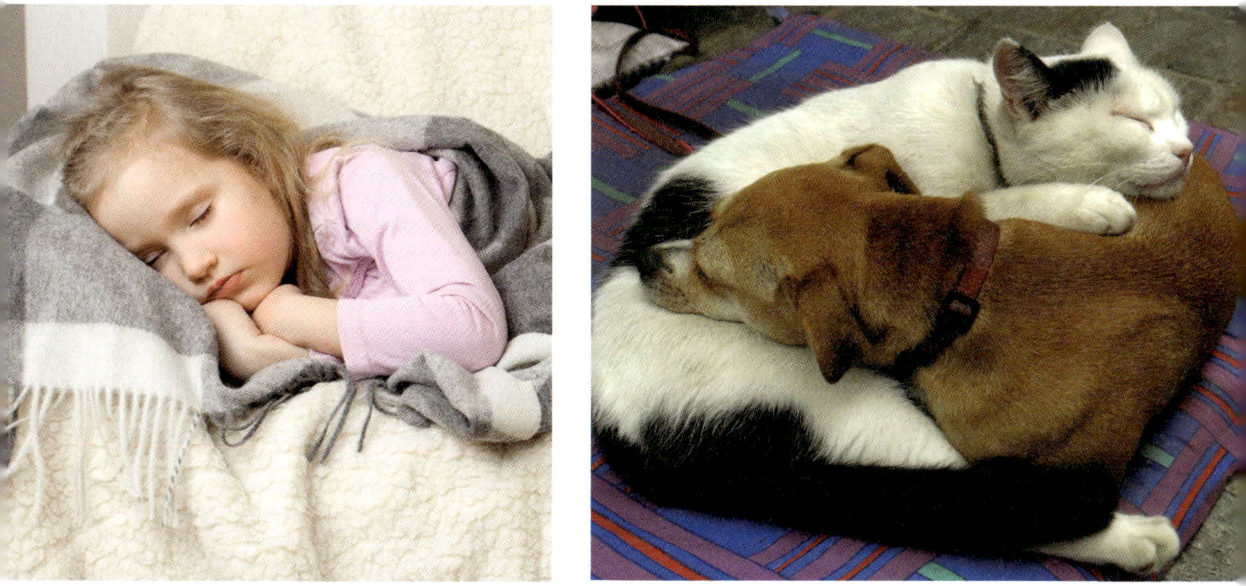

Ob Mensch oder Tier – Einkuscheln hilft beim Einschlafen, da es die Durchblutung der oberen Hautschichten und damit das Absinken der Körpertemperatur fördert.

bisher nicht in wissenschaftlichen Studien untersucht. Ebenso wurde der Effekt verschiedener Schlafbekleidung nie untersucht. Wer es gewohnt ist, im Schlafanzug zu schlafen, sollte diesen mit möglichst atmungsaktiven natürlichen Materialien wählen, denn diese helfen, die Temperatur und den Schweiß während der Nacht zu regulieren.

Die Effekte von Kryosauna, Kältekammer und Eisbad auf den Schlaf wurden wissenschaftlich nur in kleinen Studien bei Sportlern untersucht. Diese zeigten meist positive Effekte auf, sowohl was das subjektive Schlafempfinden anbelangt als auch in Bezug auf einige objektiv messbare Parameter.[32, 33] Die Autoren vermuten, dass der Schlaf hier positiv beeinflusst wird, da Kälteanwendungen den Sportlern dabei helfen, nach körperlichen Belastungen vom Aktivitätsmodus schneller zurück in den Entspannungsmodus zuschalten – so werden die Voraussetzungen für erholsamen Schlaf geschaffen.

Kommen wir jetzt zu der Frage, warum uns kalte Füße am Einschlafen hindern. In kalten Füßen sind die Blutgefäße zusammengezogen, üblicherweise öffnen sich jedoch die Blutgefäße in Händen und Füßen in den Abendstunden, um das erforderliche Absenken der Körpertemperatur einzuleiten.[34] Kalte Füße verhindern so das notwendige Absenken der Körpertemperatur. Dieser Effekt ist stärker, als man vielleicht zunächst vermutet, da kalte Füße reflektorisch auch dazu führen, dass sich alle anderen oberflächlichen Blutgefäße des Körpers verengen. Was ist die Lösung?

Ein warmes Fußbad fördert die Durchblutung der oberen Hautschichten und somit das Absenken der Körpertemperatur und unseren Schlaf.[35] Verschiedene kleine Studien zeigen, dass Fußbäder nicht nur bei alten Menschen mit Durchblutungsstörungen, sondern auch bei jungen Menschen die Schlafqualität verbessern.[36,37] Eine Meta-Analyse von 13 Studien zeigt, dass auch warme Duschen ein bis zwei Stunden vor dem Zubettgehen (zehn Minuten bei 40 bis 42 °C) mit einer verkürzten Einschlafzeit sowie verbesserter subjektiver Schlafqualität und Schlafeffektivität assoziiert sind.[38] Dem speziesübergreifenden Einkuscheln vor dem Schlafengehen wird aus ähnlichen Gründen ein schlaffördernder Effekt zugeschrieben.[39] Dieser thermoregulatorische Aspekt ist auch der Grund, warum Kälteanwendungen direkt vor dem Schlafengehen vermieden werden sollten. Kälteanwendungen lassen zudem auch den Noradrenalinspiegel ansteigen. Da Noradrenalin aber natürlicherweise vor dem Schlafengehen absinkt und während der Nacht seinen physiologischen Tiefpunkt erreicht,[40] sollte man Kälteanwendungen in einem Zeitfenster von vier Stunden vor der Schlafenszeit meiden, um die innere Uhr nicht aus dem Takt zu bringen.

Für die Praxis: Fußbäder für besseren Schlaf

Auch gesunde Menschen haben gelegentlich Schwierigkeiten einzuschlafen. Wenn Schlafstörungen allerdings den Alltag einschränken und dreimal wöchentlich über den Zeitraum eines Monats auftreten, spricht man von Insomnie. Maßnahmen zur Stressreduktion wie Meditation, Yoga sowie Atem- und Entspannungstechniken bringen den Geist zur Ruhe und helfen so, leichter in den Schlaf zu fallen. Thermoregulatorisch kann man den Einschlafprozess mit einem alten Hausmittel unterstützen: mit warmen Fußbädern.

Wissenschaftler fanden heraus, dass die Zeit zum Einschlafen bei Probanden am späten Abend umso kürzer war, je mehr die Hände und Füße durchblutet wurden.[41] Das Aufwärmen von kalten Füßen fördert die Blutzirkulation und hilft so dem Körper, seine Kerntemperatur zu senken und ihn auf den Schlaf vorzubereiten. Probiere es selbst aus! Mache dich eine Stunde, bevor du ins Bett gehen möchtest, bettfertig und fülle dann eine Schüssel oder einen Eimer mit 40 bis 42 °C warmem Wasser. Mach es dir für das Fußbad richtig gemütlich: Setze dich mit einem guten Buch auf die Couch, lege dir eine Decke über die Knie und stelle deine Füße ins Fußbad. Dabei können deine Knöchel oder sogar deine Waden ganz bedeckt werden. Bleibe 20 bis 30 Minuten hier (gieße eventuell zwischendurch etwas heißes Wasser nach). Trockne im Anschluss deine Füße ab und lege dich ins Bett. Hier kannst du noch ein wenig weiterlesen oder gedanklich eine Momentaufnahme erstellen (siehe »Für die Praxis: Meditative Momentaufnahme«, Seite 30/31).

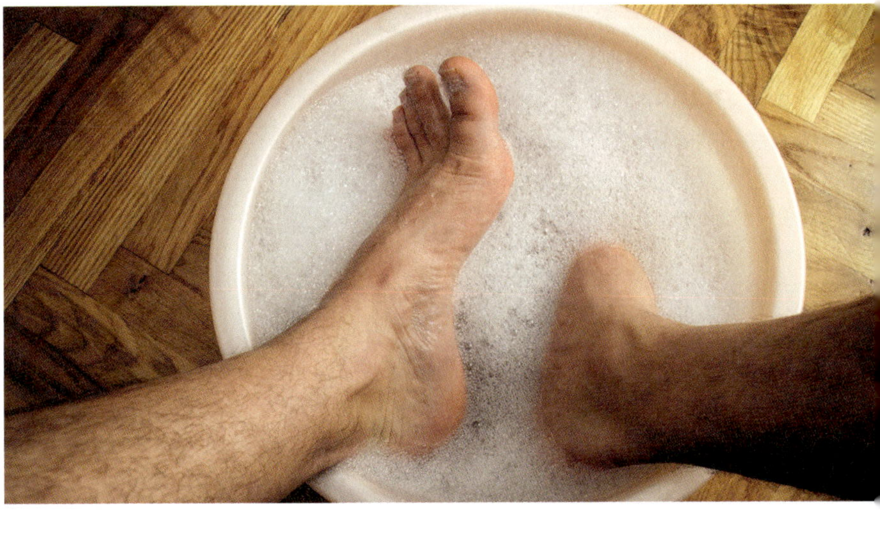

Ein 20- bis 30-minütiges Fußbad bei 40 bis 42 °C fördert die Durchblutung und hilft dadurch beim Einschlafen.

WENIGER FRIEREN

Kann sich der menschliche Körper an Kältereize anpassen? Diese Frage wurde unter anderem in einer finnischen Doktorarbeit ausführlich diskutiert.[42] Die kurze Antwort lässt sich zusammenfassen mit Ja. Für eine detailliertere Antwort gilt es weiter auszuholen und es muss zunächst in hypotherme, metabolische und isolierende Anpassungsmechanismen unterschieden werden.

- **Bei der hypothermen Kälteanpassung** wird durch das Absenken der Körpertemperatur die Wärmeabgabe an die Umgebung reduziert, während typische thermoregulatorische Mechanismen, wie Zittern und die Aktivierung des braunen Fettgewebes (kalte Thermogenese, Seite 37), bei dieser Form der Anpassung erst sehr viel später einsetzen.
- **Die metabolische Anpassung** hingegen ist gekennzeichnet durch eine erhöhte Wärmeerzeugung durch das braune Fettgewebe und verstärktes Zittern.
- **Die isolierende Anpassung** als dritte Hauptform ist durch eine starke Reduktion der oberflächlichen Durchblutung gekennzeichnet (Stichwort: Vasokonstriktion). Über diesen isolierenden Anpassungsmechanismus wird die Hauttemperatur und somit die Wärmeabgabe reduziert.

Diese drei Mechanismen der Kälteanpassung wurden bei verschiedenen Naturvölkern in unterschiedlichsten Kombinationen gefunden.[43] Die Buschmänner der Kalahari, die Aborigines von Zentralaustralien, die Alakaluf-Indianer aus Feuerland und die koreanischen Perlentaucherinnen wurden für diese Untersuchungen gewählt, da sie ihren Alltag teilweise noch heute wie seit Hunderten von Jahren ohne Windjacke, Heizung und Klimaanlage leben. Welcher Anpassungsmechanismus jeweils ausgebildet wird, hängt anscheinend von der Art und Intensität der Kälteexposition sowie von individuellen und genetischen Eigenschaften ab. Können auch wir Europäer solche Anpassungsmechanismen entwickeln?

Untersuchungen auf Ski- und Polarexpeditionen oder während schwankender Temperaturen im Jahresverlauf führten zu unterschiedlichen und teilweise recht widersprüchlichen Ergebnissen bezüglich eventueller Anpassungsmechanismen.[44] Um die Art und Länge der Kältereize vergleichbarer zu machen und klare Ergebnisse zu erhalten, wurden später auch Laborstudien unternommen. Dabei zeigte sich, dass sich der Körper schon nach wenigen ein- bis zweistündigen Kaltluftanwendungen von 10 bis 14 °C anpasst. Der Zitterreflex setzt später ein, die oft mit Kälteanwendungen verbundenen Schmerzreize nehmen ab und Hände wie Füße bleiben gut durchblutet – kurz gesagt: Man friert weniger.[45, 46]

Das Phänomen der gut durchbluteten Hände trotz Kälte wurde schon 1960 bei britischen und norwegischen Fischern als nützliche Anpassung für die Wintermonate beschrieben (Stichwort: Kältehabituation). Dabei handelt es sich um den hypothermen Mechanismus der Kälteanpassung, da durch die gleichbleibende Durchblutung der Hautoberfläche bei längeren Kälteexpositionen mehr Wärme abgestrahlt wird und es deshalb zu einem stärkeren Abfall der Körperkerntemperatur kommt.

Die metabolische Anpassung findet nur dann statt, wenn es über Wochen und Monate immer wieder zu so einem Abfall der Körpertemperatur durch Kältereize kommt. Erst wenn die metabolischen Anpassungsmechanismen nicht mehr ausreichen, um die Körpertemperatur konstant zu halten, werden die isolierenden Anpassungsmechanismen aktiviert.[47]

Wissenschaftler vermuten, dass diese drei Anpassungsmechanismen fließende Übergänge innerhalb einer zunehmenden körperlichen Kälteadaptation darstellen.[48]

Wer sich jetzt fragt, wie er diese Ergebnisse für sich anwenden kann, den inspi-

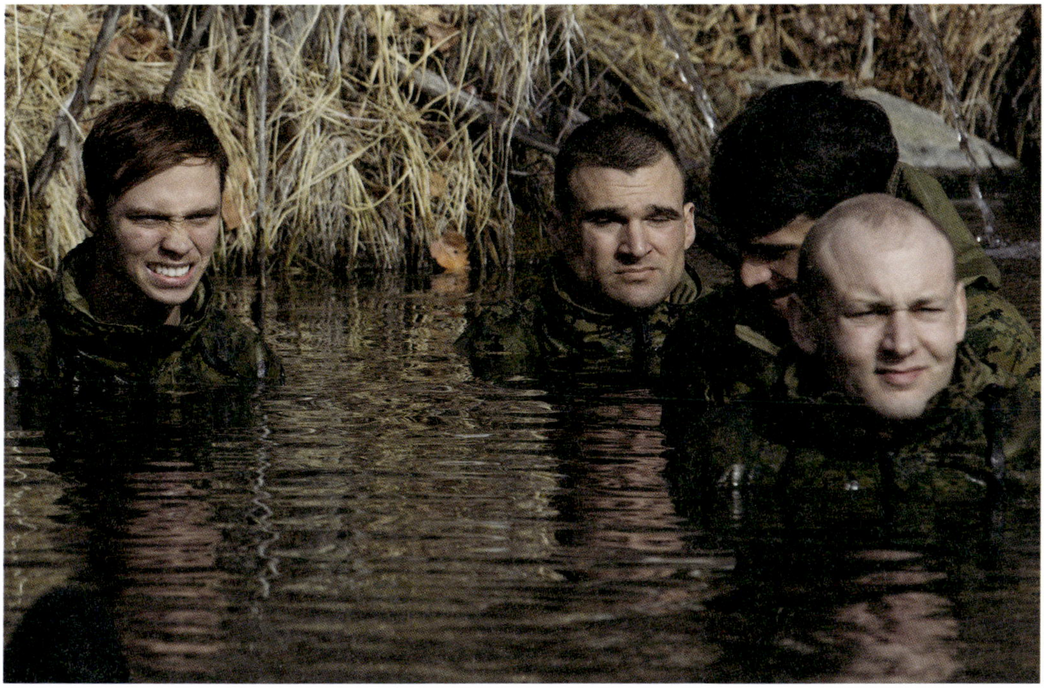

Mit Trainingseinheiten, die auf Unterkühlung abzielen, werden Soldaten auf Einsätze in Gebirgsregionen vorbereitet.

riert vielleicht folgende Studie der Universität Maastricht: Um innerhalb von zehn Tagen das braune Fettgewebe zu aktivieren und die eigene metabolische Wärmeerzeugung zu erhöhen, reichen bereits tägliche Aufenthalte im Freien bei 15 bis 16 °C mit einer Dauer von zwei bis sechs Stunden.[49]

GESUND ALTERN

Ende der 1990er-Jahre wurde die Hypothese aufgestellt, dass die Telomerlänge, also die Länge der Endbereiche unserer Chromosomen, vorhersagt, wie gesund und wie lange wir leben. Seitdem beschäftigen sich Studien vielfältig mit dem Thema, so wurde zum Beispiel untersucht, ob und wie wir unsere Telomerlänge durch Meditation positiv beeinflussen können.[50]

Weniger bekannt ist, dass auch niedrigere Entzündungswerte eine mögliche Variable für gesundes Altern und Langlebigkeit sind.[51] Chronische Entzündungen werden mit dem Risiko des Todes, dem Verlust der kognitiven Funktion, einem Verlust der Selbstständigkeit und Krankheiten wie Atherosklerose, einer entzündlichen Darmerkrankung, Typ-2-Diabetes, Alzheimer und Depression in Verbindung gebracht. Da Kälteanwendungen einen entzündungshemmenden Effekt haben, könnten sie sich auf unsere Fähigkeit, gesund alt zu werden, positiv auswirken.

Kältereize könnten uns auch dabei helfen, die natürlichen Alterungsprozesse abzumildern. Jede Sekunde fallen in unserem Körper freie Radikale an, die Zellbestandteile und auch unsere Erbinformation schädigen können. Dies ist ein normaler stoffwechselbedingter Prozess – auch im gesunden menschlichen Körper. Wichtig ist, wie unser Körper mit diesem oxidativen Stress umgeht.

Der Radikalfänger Glutathion und das antioxidativ wirkende Enzym Superoxiddismutase schützen unsere Zellen vor oxidativem Stress und somit auch vor Zellalterung und krebsartigen Veränderungen. Durch die Erhöhung dieser körpereigenen antioxidativen Schutzmechanismen könnten Kälteanwendungen dazu beitragen, uns davor zu schützen.[52]

Wie und warum kommt es nun zur Erhöhung dieser hilfreichen Enzyme? Tatsächlich gehen intensive Kälteexpositionen sowie hohe körperliche Belastung mit einer gesteigerten Generation freier Radikale einher.[53] Diese freien Radikale sind purer (oxidativer) Stress, wirken aber auch als Signal zur Aktivierung der Schutzmechanismen. Ein genialer Anpassungsmechanismus, der auch bei Winterschwimmern beobachtet wurde.[54, 55] Kurze regelmäßige Stressreize wie Kälteanwendungen oder Sport können so die körperliche Antwort auf oxidativen Stress verbessern. Interessanterweise wird der biologische Alterungsprozess teilweise durch Gene moduliert, die auch in der Stressantwort involviert sind.[56] Es ist bekannt, dass längere Belastungen (Stichwort: chronischer, toxischer Stress) die Lebensdauer verkürzen, wohingegen Kurzzeitstress (Stichwort: hormetischer Stress) durch die Aktivierung der Schutzmechanismen die Langlebigkeit und Gesundheit fördert.[57] So wurde zum Beispiel in Mäusen gezeigt, dass Kälteexpositionen vor späterer (experimentell induzierter) Neurodegeneration schützen.[58] Ob kurze Stress- oder Kältereize die Lebensspanne beim Menschen verlängern, so wie dies bei vielen Modellorganismen der Fall ist, bleibt bisher jedoch unklar.

Auch einer erhöhten Aktivität von Thermogenin wird eine lebensverlängernde Funktion zugeschrieben.[59] Thermogenin – wir erinnern uns – war das Protein in den Mitochondrien des braunen Fettgewebes, das uns bei der kalten Thermogenese hilft. Es gibt einige Varianten dieses Proteins, die besonders effektiv funktionieren und die ihren Besitzer nicht nur effizienter Wärme produzieren lassen, sondern ihm auch noch zu einem längeren Leben verhelfen.[60]

Wer nicht nur an einem langen und gesunden Leben interessiert ist, sondern bis ins hohe Alter auch noch faltenfrei bleiben möchte, für den könnten Kälteanwendungen ebenso interessant sein – dafür werben jedenfalls viele Anbieter von Kryofacials, die pro Sitzung um die 35 Euro berechnen. Dabei wird für ein paar Minuten mit Stickstoff oder Kohlendioxid heruntergekühlte Luft zur Behandlung der Gesichtshaut eingesetzt. Aber ist denn etwas dran an diesem Hype? Klar ist, dass die Festigkeit und Elastizität unserer Haut von Kollagenfasern bestimmt wird, die im Alter mehr und mehr zerfallen. Dieser Zerfallsprozess beeinflusst die mechanischen Eigenschaften der Haut zunehmend nachteilig. Anbieter, die mit dem verjüngenden Effekt von Kryofacials werben, verweisen darauf, dass Kälte den Zerfall der Kollagenfasern hemmt. Das ist jedoch keine spezifische Hemmung. Tiefe Temperaturen hemmen einfach alle zellulären Prozesse (Stichwort: RGT-Regel = Van't-Hoff-Regel).

Zahlende Nutzer dieser Anwendung sollten wissen, dass es bis heute keine Studien gibt, die einen Effekt von Kryofacials auf die Hautstraffung belegen. Wer sich für eine Ganzkörperkälteanwendung in der Kältekammer oder im Eisbad entscheidet, spart nicht nur Geld, sondern profitiert auch von einem ganzheitlichen Effekt von Kopf bis Fuß.

SICH SELBST VERTRAUEN

In den letzten Abschnitten wurden viele Anwendungsgebiete der Kälte vorgestellt, deren Einsatz noch nicht vollständig wissenschaftlich abgesichert ist. In der Wissenschaftscommunity wird viel diskutiert, ob sich Kälteanwendungen, insbesondere der Besuch in der Kryosauna, für Selbstzahler lohnen. Tatsächlich gibt es bisher nur wenige große placebokontrollierte Studien, da diese Studien viel Geld und Zeit kosten. Ein Medikament verschlingt in den zehn Jahren bis zur Marktreife locker eine Milliarde Euro. Ein Investment, das sich für Pharmakonzerne wie Pfizer, Novartis und Roche mit einem Jahresumsatz von 40 Milliarden durchaus auszahlt.[61] Doch wer finanziert Studien zu Hausmitteln oder Anwendungen wie Eisbädern, die nicht mit einem Return-on-Investment locken?

Die Ausgaben des Bundes für Wissenschaft, Forschung und Entwicklung im Förderbereich Gesundheitsforschung und Gesundheitswirtschaft belaufen sich jährlich auf nur circa zweieinhalb Milliarden Euro.[62] Staatliche Forschungsgelder sind also rar und nicht zuletzt deshalb bleibt die wissenschaftliche Anerkennung von Kälteanwendungen weiterhin umstritten. Trotzdem bin ich als Autorin dieses Buchs – so wie Wim Hof, Dave Asprey, Scott Carney, Professor Papenfuß und viele weitere Kälteexperten – von der Heilkraft der Kälte überzeugt. Leser, die Wim Hofs Leitsatz »Feeling is understanding« folgen, werden sich selbst von den positiven Effekten der Kälte überzeugen können. Dabei gilt, was auch für Ernährung, Sport und andere Lebensbereiche gilt: Was dem einen guttut, muss beim anderen nicht die gleichen positiven Effekte haben. Deshalb ist es wichtig, seinem eigenen Gefühl zu folgen und für sich selbst herauszufinden, welche Arten der Kälteanwendung (Dauer, Tageszeit, Wiederholungen) zu spürbaren Effekten und Symptomverbesserungen führen. Dabei hilft vielen die vorgestellte Übung der meditativen Momentaufnahme (Seite 30/31), bei manchen ist aber auch ein Tagebuch der sinnvollste Weg. Andere profitieren wiederum am meisten davon, wenn sie begleitend zur Kältetherapie physiologische Parameter, wie Puls, Blutdruck und Schlaf, mit modernen Gadgets zur Selbstquantifizierung messen und protokollieren.

Kälteanwendungen sollten immer nur eine ergänzende Maßnahme darstellen – also die Ergänzung eines gesunden Lebensstils oder einer ärztlich verordneten Therapie sein. Bevor man sich dem Thema widmet, ob und wie man sein System zu seinen Gunsten mit Kältereizen beeinflussen kann, sollte man für sich selbst oder in Absprache mit dem behandelnden Arzt prüfen, ob grundlegende Möglichkeiten optimal ausschöpft werden. Dazu gehören gesundes Essen, regelmäßige Bewegung sowie ausreichend Erholung und Schlaf. Diese Faktoren sind unverzichtbar, wenn wir die Selbstheilungskräfte unseres Körpers ausschöpfen wollen. Wer täglich raucht, Alkohol trinkt und durchgehend hohen Stressbelastungen ausgesetzt ist, dem werden Kälteanwendungen langfristig nur begrenzt helfen können – der erhoffte Effekt bleibt einfach aus. Anders formuliert: Es bringt wenig, mit all seiner Energie an einer kleinen Stellschraube wie der Kälte zu drehen, wenn die großen Stellschrauben, wie Sport, Ernährung und Schlaf, eingerostet sind.

Für die Praxis: Das Einstiegsprogramm für (bisher) Zögerliche

Du hast dieses Buch von Anfang bis Ende durchgelesen, und bist noch zögerlich bei der Umsetzung? Du weißt vielleicht auch nicht, wo du beginnen sollst? Kein Problem, hier findest du ein mögliches Einstiegsprogramm für die nächsten Tage und Wochen. Für viele Menschen ist es am einfachsten, mit kalten Duschen zu beginnen – versuche es selbst und nimm dir vor, direkt morgen früh mit einer kalten Dusche in den Tag zu starten.

- **Woche 1 bis 3 – morgens kalt duschen:** Beginne jeden Morgen mit einer kalten Dusche, falls dir der Anfang schwerfällt, finde eine Variation, die für dich machbar ist. Dafür kannst du nur Hände und Füße kalt abduschen, zunächst lauwarmes Wasser nutzen oder dich nur ganz zum Schluss für ein paar Sekunden kalt abduschen. Folge für einen Einstieg der Anleitung »Für die Praxis: Kaltes Duschen als kardiovaskuläres Training«, Seite 34. Auch Wechselduschen sind möglich. Ende bei den Wechselduschen kalt, wenn dir kalt ist, und warm, wenn dir warm ist. So hilfst du deinem Körper bei der gewünschten Thermoregulation. Falls du deine kalte Dusche mal vergessen hast und am Abend nachholen möchtest, nimm sie mehrere Stunden vor dem Schlafengehen und ende mit einer warmen Dusche, um deinen Körper schlaf- und thermoregulatorisch nicht aus der Balance zu bringen.
- **Woche 4 bis 5 – Eisbäder für Hände, Füße und Gesicht:** Setze deine Praxis der täglichen kalten Duschen am Morgen fort und nimm Eisbäder für Hände, Füße und Gesicht mit in dein Kältetraining auf (siehe »Für die Praxis: Erlerne, unter Stress zu

entspannen«, Seite 137/138, und »Ausgeglichen mit kalten Gesichtsbädern«, Seite 149/150). Entscheide dich täglich für eine Anwendungsmöglichkeit und beginne bei Bedarf nicht direkt mit eiskalten, sondern kalten Bädern, die du über die Zeit mithilfe des Eises kälter und kälter werden lässt. Der optimale Zeitpunkt für die partiellen Eisbäder ist morgens – bei späteren Eisbädern sollten bis zum Zubettgehen noch vier Stunden liegen. Wähle spätabends lieber ein warmes Fußbad (siehe »Für die Praxis: Fußbäder für besseren Schlaf«, Seite 153).

- **Woche 6 – eiskalte Vollbäder:** Dein Körper hat sich in den letzten Wochen an die Kälte gewöhnt und du bist nun definitiv bereit für dein erstes kaltes Vollbad. Im Herbst kannst du vom Wechsel der Jahreszeiten und Wassertemperaturen profitieren, um deinen Körper langsam an kälter werdende Vollbäder zu gewöhnen (siehe »Für die Praxis: Eisbaden«, Seite 77/78). Im Sommer kannst du diesen Effekt mit (langsam) immer kälter temperierten Bädern in deiner Badewanne nachstellen (siehe »Für die Praxis: Eisbaden im Sommer«, Seite 84/85). Optimalerweise, wählst du für diese Art der Kälteexposition, wie für die kalten Duschen und die partiellen Eisbäder, die ersten zwei Drittel des Tages.
- **Wichtig:** Überfordere deinen Körper nicht mit zu langen oder zu häufigen Eisbädern. Wie Kneipp befürworte ich nicht mehr als drei Eisbäder pro Woche – an den anderen Tagen kannst du weiterhin kalt duschen. Als einfache Faustregel zur maximalen Dauer von kalten Bädern empfehle ich, bei 15 °C Wassertemperatur nicht länger als 15 Minuten, bei 10 °C nicht länger als zehn Minuten und bei 5 °C nicht länger als fünf Minuten im Wasser zu bleiben. Die optimale Dauer eines Eisbades für Anfänger liegt deutlich darunter. In Wim-Hof-Workshops wird Einsteigern weltweit ein zweiminütiges Eisbad empfohlen, um die Kraft der Kälte auf sichere Art und Weise kennenzulernen.
- **Für dein Leben mit der Kälte danach – Rituale etablieren:** Folge deinem Gefühl und finde täglich eine für dich passende Kälteanwendung. Das kann einfach nur eine kalte Dusche sein, ein Spaziergang an der frischen Luft (siehe »Für die Praxis: Spüre den Wind auf deiner Haut – beim Frischluftbaden «, Seite 74/75), Kälteexpositionen für Hände, Füße und das Gesicht oder Vollbäder im Eiswasser. Nimm dir ausreichend Zeit für intensive Kälteanwendungen wie Eisbäder und winterliche Frischluftbäder – auch zur Erholung danach. Überfordere dich weder mental noch körperlich. Wenn du dein Immunsystem stärken möchtest, reichen ein bis zwei intensive Kälteanwendungen wöchentlich. Lege sie nach Möglichkeit auf deine freien Tage.

- **Wachse noch weiter über dich hinaus:** Irgendwann kommt der Moment, an dem du deine Rituale hinterfragst. Vielleicht wird es langweilig, vielleicht hast du keine Lust mehr, vielleicht wirst du zu neugierig und waghalsig, vielleicht zweifelst du auch einfach nur an deinen Routinen. Und dann? Dann ist es an der Zeit, in deinem Umfeld nach einer Eisbadegruppe oder nach einem Wim-Hof-Trainer mit guten Workshop- und Reiseangeboten zu suchen.

Ich wünsche dir viele wunderbare Erfahrungen und interessante Einsichten beim Entdecken der Heilkraft der Kälte und bin gespannt auf deine Erlebnisse!

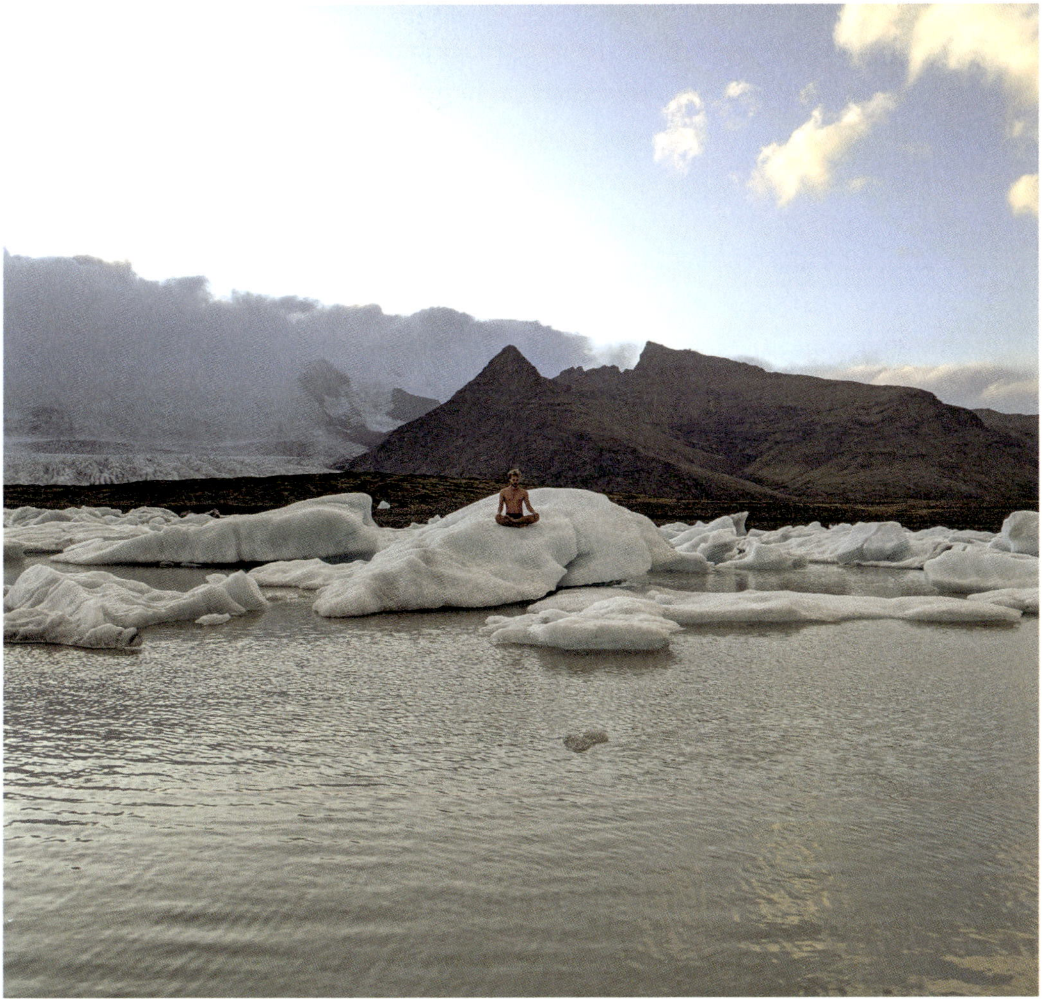

DANK

Ich sitze im Bus in Richtung Niederlande, während ich diese Zeilen schreibe. Hier in den Niederlanden begann für mich der Weg, der dazu führte, dass ich die Kälte lieben lernte. Der Niederländer Wim Hof, der so oft als »Iceman« bezeichnet wird, spielt eine wichtige Rolle auf diesem Weg. Durch eine Atemübung auf seinem Sofa lernte ich die Kraft der Wim-Hof-Atmung und wenig später die Kraft in mir kennen: im Pool von Wim nahm ich im Frühling 2016 mein erstes richtiges Eisbad. Ich danke Wim für diese Erfahrungen und die Eröffnung einer neuen Welt.

Ebenso dankbar bin ich meinem damaligen Chef Nic, der mir – durch die Reduktion meiner Stunden – die Möglichkeit gab, mich außerhalb des Biotech Business Development weiterzubilden und weiterzuentwickeln. Ich machte eine Yogalehrerausbildung, lernte für die staatliche Heilpraktikerprüfung und entschied mich, auch Wim-Hof-Trainerin zu werden. Ich bin bis heute dankbar, dass ich diese Entscheidung getroffen habe und während der Wim-Hof-Trainerausbildung ähnlich »verrückte« Menschen kennenlernen durfte, die mich dazu motiviert haben, einen neuen Weg einzuschlagen.

Auf diesem Weg begegnete ich dem niederländischen Wim-Hof-Instruktor Douwe van den Berg, mit dem ich seitdem Seite an Seite die gleiche Vision verfolge. Ich bin unglaublich dankbar für diese Begegnung. Viele Sätze dieses Buches fielen zuerst in Gesprächen und ich bedanke mich bei allen Menschen in meinem Leben, die zugehört und wichtige Fragen gestellt haben. Das war nicht nur Douwe, sondern auch meine Familie, Freunde, Yogaschüler, Kursteilnehmer und viele andere interessierte Menschen.

Ich bedanke mich für alle offenen Ohren, aber auch für das Verständnis, dass ich mich viele Wochen in mein Arbeitszimmer zurückgezogen habe und das Thema Nummer eins oft nur der Fortschritt mit dem Buch oder nicht so leicht zu schreibende Themengebiete waren. Danke! Ebenso möchte ich mich bei allen Menschen bedanken, die zu diesem Buch mit Erfahrungsberichten beigetragen haben oder sich die Zeit für ein Interview und den fachlichen Austausch genommen haben. Zuletzt möchte ich mich bei dir bedanken. Danke, dass du dieses Buch bis zu den letzten Zeilen liest – ich hoffe, wir lernen uns mal beim Eisbaden kennen!

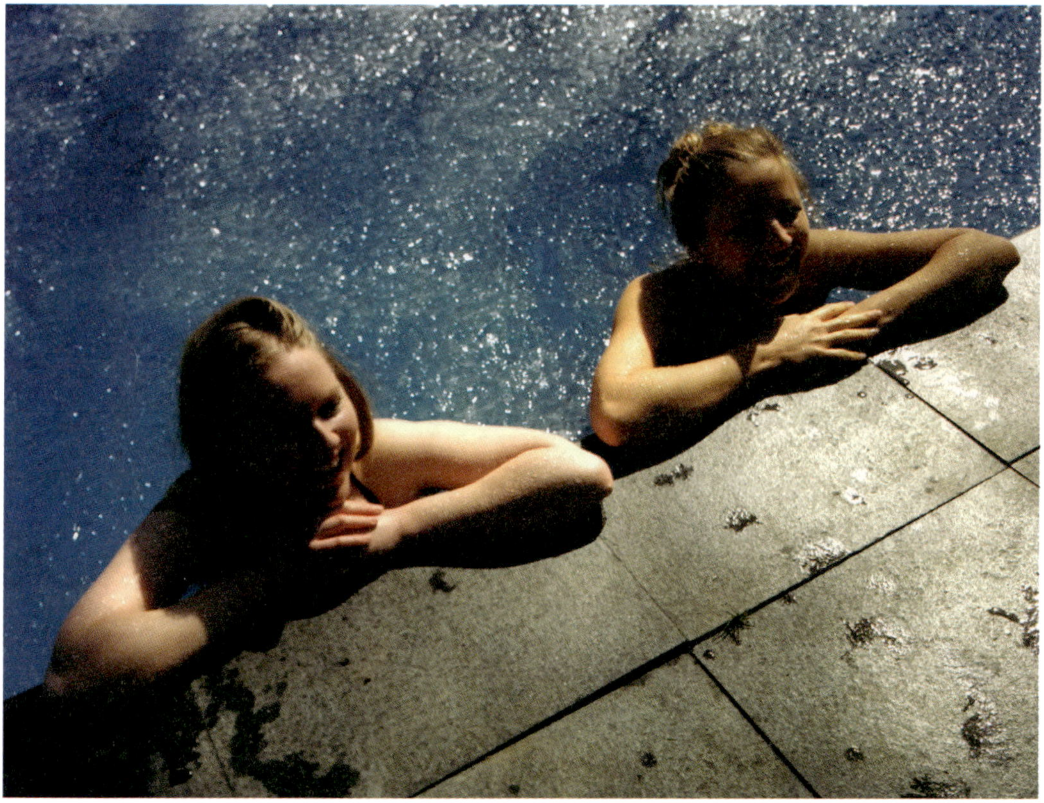

Erfahrungen mit der Wim-Hof-Methode – wie dieses Eisbad im Pool von Wim – inspirierten mich dazu, Wim-Hof-Trainerin zu werden.

AUTORENVITA

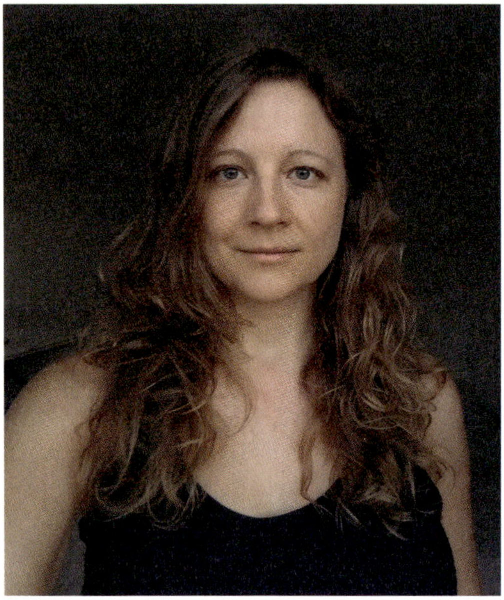

Schon immer hat mich fasziniert, wie der menschliche Körper funktioniert. Seit meiner Kindheit treiben mich neugierige Fragen an und so war es wahrscheinlich für mein Umfeld wenig verwunderlich, dass ich in meiner Heimatstadt Potsdam direkt nach dem Abitur im Oktober 2002 mit dem Studium der Biologie begann.

Während meiner Diplomarbeit am Max-Planck-Institut für Infektionsbiologie untersuchte ich, wie Chlamydien den menschlichen Körper mit speziell dafür entworfenen Proteinen infizieren, und während meiner Doktorarbeit am Max-Planck-Institut für molekulare Genetik, welche Proteininteraktionen bei neurodegenerativen Erkrankungen eine Rolle spielen. Nach dem Abschluss meiner Promotion im Juni 2012 und einer für mich sehr erkenntnisreichen Auszeit im Ausland begann ich für mehrere Jahre im Business Development eines Biotechnologieunternehmens tätig zu werden (Februar 2014 bis September 2017). Während dieser Zeit absolvierte ich auch meine Yogalehrer-Ausbildung, machte mich als Yoga- und Meditationslehrerin selbstständig und begleitete eine Studie über den »Iceman« Wim Hof.

Überzeugt von den Effekten der Wim-Hof-Methode und angetrieben von Neugier, Wissensdurst und Abenteuerlust, begann ich neben meinem Halbtagsjob im Business Development zwei Ausbildungen: eine zur Heilpraktikerin und die andere zur Wim-Hof-Trainerin. Ich fühlte mich so lebendig wie nie und wusste, dass ich auf dem richtigen Weg bin. Im Herbst 2017 verließ ich deshalb meinen sicheren Job, um meiner eigenen Entwicklung und der Arbeit mit Menschen noch mehr Raum geben zu können. Kurze Zeit später wurde ich zur ersten weiblichen Wim-Hof-Trainerin in Deutschland.

Es erfüllt mich mit Freude, in Workshops – für Firmen und Privatpersonen – zu vermitteln, wie man mit Kälteanwendungen und Atemtechniken seine Gesundheit optimieren und sein Wohlbefinden steigern kann. In meiner Tätigkeit als Heilpraktikerin, Wim-Hof-Trainerin, Yoga- und Meditationslehrerin fand ich, was ich vorher vermisste: Ich erlebe direkt, welche positive Wirkung die Kälte und die von mir vermittelten Techniken auf Menschen haben. Das motiviert mich und macht mich glücklich – bis heute. Mehr Informationen über mich und aktuelle Workshop- und Reiseangebote findest du auf www.josephineworseck.com.

MEINE EMPFEHLUNGEN FÜR DIE PRAXIS

EISBADEGRUPPEN UND -EVENTS

Deutsche Eisbadeclubs findest du auf: www.eisbaden.de/eisbaden-gruppenstaedte/ Auf internationaler Ebene kann ich dir die beiden folgenden Seiten empfehlen:

- IWSA, International Winter Swimming Association, www.iwsa.world
  Bei der IWSA kann man sich für den Worldcup anmelden.
- IISA, International Ice Swimming Association, www.internationaliceswimming.com
  Die IISA bietet zahlreiche Großevents an.

EMPFEHLENSWERTE WEBSITES MIT WORKSHOPANGEBOTEN

Wie du im Buch mehrfach gelesen hast, biete ich zahlreiche Workshops an. Besuche mich einfach auf: www.josephineworseck.com

Tiefergehende Informationen zur Wim-Hof-Methode und wie man zertifizierter Wim-Hof-Trainer wird, erfährst du hier: www.wimhofmethod.com

EMPFEHLENSWERTE PRODUKTE

Es gibt mittlerweile zahlreiche Hersteller von Kryosaunen, Kältekammern und Kryotherapiegeräten. Einige davon habe ich im Buch bereits vorgestellt. Eine gute Übersicht bietet die folgende Website: www.medicalexpo.de

Für Eisbäder im Sommer empfehle ich dir, dich auf den folgenden beiden Websites umzusehen. Dort gibt es die unterschiedlichsten transportablen und zum Teil aufblasbaren Eisbäder: www.icoolsport.de, www.whitehallmfg.com/cold-therapy-products

Für Kühlwesten und Bauchgurte aller Art wirst du hier fündig: www.slimcool.de/produkte, www.coolfatburner.com

ZUM WEITERLESEN UND WEITERHÖREN

Carney, Scott. *Extrem gesund: Wie uns eiskaltes Wasser und extreme Höhe gesünder und fitter denn je machen*. books4success, 2017

Faude, Oliver. *Kälteapplikation im Spitzensport: eine Bestandsaufnahme der wissenschaftlichen Evidenz*. Sportverl. Strauß, 2010

Hof, Wim. *Nie wieder krank: Gesund, stark und leistungsfähig durch die Kraft der Kälte*. riva Verlag, 2018

Papenfuß, Winfried. *Die Kraft aus der Kälte – Ganzkörperkältetherapie bei -110 °C. Eine physikalische Kurzzeittherapie mit Langzeitwirkung*. Verlag Edition k, Regensburg (2015), 3. Auflage

Ückert, Sandra. *Temperatur und sportliche Leistung*. Meyer & Meyer Verlag, 2012

Diese Seite von Zimmer MedizinSysteme bietet dir einen informativen und kurzen Überblick über die Anwendung und Wirkungsweise der Ganzkörperkältetherapie: www.wholebody-cryotherapy.com

Interessante Podcasts, die sich nicht nur mit Kälte beschäftigen, sondern noch zahlreiche andere Themen zu Gesundheit, Yoga und Meditation bieten:
www.flowgrade.de/podcast-lp
www.brain-effect.com/podcast
www.heldenstun.de/podcast
www.scienceontherocks.org

QUELLENVERZEICHNIS

Warum ich dieses Buch geschrieben habe

1 Baker, Monya. *1,500 scientists lift the lid on reproducibility.* Nature News 533.7604 (2016): S. 452

Warum Kälte für den Körper so gesund ist

1 Wendt, Daniël, Van Loon, Luc J. C., van Marken Lichtenbelt, Wouter (WD). *Thermoregulation during exercise in the heat.* Sports medicine 37.8 (2007): S. 669–682

2 Müller, Werner A., Frings, Stephan. *Tier- und Humanphysiologie: eine Einführung.* Springer-Verlag, Berlin, Heidelberg (2009)

3 ebd.

4 ebd.

5 Ückert, Sandra. *Temperatur und sportliche Leistung.* Meyer & Meyer Verlag (2012)

6 Keatinge, W. R., et al. *Exceptional case of survival in cold water.* British Medical Journal (Clinical research ed.) 292.6514 (1986): S. 171

7 Fiedler, H.: *Entkopplungsproteine.* In: Gressner, A. M., Arndt, T. (Hrsg.). *Lexikon der Medizinischen Laboratoriumsdiagnostik.* Springer Reference Medizin. Springer, Berlin, Heidelberg (2019)

8 Geisler, John G. *2, 4 Dinitrophenol as Medicine.* Cells 8.3: (2019): S. 280

9 Murray, Andrew J., Horscroft, James A. *Mitochondrial function at extreme high altitude.* The Journal of Physiology 594.5 (2016): S. 1137–1149

10 Blank, Cornelia, et al. *Short Vacation Improves Stress-Level and Well-Being in German-Speaking Middle-Managers – A Randomized Controlled Trial.* International Journal of Environmental Research and Public Health 15.1 (2018): S. 130

11 van Marken Lichtenbelt, Wouter D., et al. *Cold-activated brown adipose tissue in healthy men.* New England Journal of Medicine 360.15 (2009): S. 1500–1508

12 ebd.

13 Muzik, Otto, Reilly, Kaice T., Diwadkar, Vaibhav A. *Brain over body – A study on the willful regulation of autonomic function during cold exposure.* NeuroImage 172 (2018): S. 632–641

14 van Marken Lichtenbelt, Wouter D., et al. *Cold-activated brown adipose tissue in healthy men.* New England Journal of Medicine 360.15 (2009): S. 1500–1508

15 Hanssen, Mark J. W., et al. *Short-term cold acclimation improves insulin sensitivity in patients with type 2 diabetes mellitus.* Nature Medicine 21.8 (2015): S. 863

16 Pfannenberg, Christina, et al. *Impact of age on the relationships of brown adipose tissue with sex and adiposity in humans.* Diabetes 59.7 (2010): S. 1789–1793

17 Wu, Jun, et al. *Beige adipocytes are a distinct type of thermogenic fat cell in mouse and human.* Cell 150.2 (2012): S. 366–376

18 Wu, Jun, et al. *Beige adipocytes are a distinct type of thermogenic fat cell in mouse and human.* Cell 150.2 (2012): S. 366–376

19 Fenzl, A., Kiefer, F. W. *Braunes Fettgewebe: Die neue Waffe gegen Adipositas?* Journal für Klinische Endokrinologie und Stoffwechsel. Austrian Journal of Clinical Endocrinology and Metabolism 7.1 (2013): S. 13–18

20 Ouellet, Véronique, et al. *Brown adipose tissue oxidative metabolism contributes to energy expenditure during acute cold exposure in humans.* The Journal of Clinical Investigation 122.2 (2012): S. 545–552

21 van Marken Lichtenbelt, Wouter D., et al. *Cold-activated brown adipose tissue in healthy men.* New England Journal of Medicine 360.15 (2009): S. 1500–1515

22 Leppäluoto, J., et al. *Effects of long-term whole-body cold exposures on plasma concentrations of ACTH, beta-endorphin, cortisol, catecholamines and cytokines in healthy females.* Scandinavian Journal of Clinical and Laboratory Investigation 68.2 (2008): S. 145–153

23 van Marken Lichtenbelt, Wouter D., et al. *Individual variation in body temperature and energy expenditure in response to mild cold.* American Journal of Physiology-Endocrinology and Metabolism 282.5 (2002): S. E1077–E1083

24 Wishnofsky, Max. *Caloric equivalents of gained or lost weight.* American Journal of Clinical Nutrition 6 (1958): S. 542–546

25 Shattock, Michael J., Tipton, Michael J. *Autonomic conflict: a different way to die during cold water immersion?* The Journal of physiology 590.14 (2012): S. 3219–3230

26 Caspers, C., S. Cleveland, Schipke, J. D. *Diving reflex: can the time course of heart rate reduction be quantified?* Scandinavian journal of medicine & science in sports 21.1 (2011): S. 18–31

27 Lubkowska, Anna, Szyguła, Zbigniew. *Changes in blood pressure with compensatory heart rate decrease and in the level of aerobic capacity in response to repeated whole-body cryostimulation in normotensive, young and physically active men.* International journal of occupational medicine and environmental health 23.4 (2010): S. 367–375

28 ebd.

29 ebd.

30 Jacob, E-M., Volger, E. *Blutdrucksenkung durch Hydrotherapie: Eine randomisierte, kontrollierte Studie bei leichter bis mittelschwerer Hypertonie.* Physikalische Medizin, Rehabilitationsmedizin, Kurortmedizin 19.03 (2009): S. 162–168

31 Westerlund, Tarja. *Thermal, circulatory, and neuromuscular responses to whole-body cryotherapy.* Oulun yliopisto, 2009

32 Buchheit, Martin, et al. *Effect of cold water immersion on postexercise parasympathetic reactivation.* American Journal of Physiology-Heart and Circulatory Physiology 296.2 (2009). S. H421–H427

33 Professor Papenfuß. *Die Kraft aus der Kälte – Ganzkörperkältetherapie bei -110 °C.* Verlag Edition k, Regensburg (2015), 3. Auflage

34 Hayward, J. S., Eckerson, J. D. *Physiological responses and survival time prediction for humans in ice-water.* Aviation, Space, and Environmental Medicine 55.3 (1984): S. 206–211

35 McCullough, Lynne, Arora, Sanjay. *Diagnosis and treatment of hypothermia.* American Family Physician 70.12 (2004): S. 2325–2332

36 Deslarzes, Tristan, et al. An evaluation of the Swiss staging model for hypothermia using case reports from the literature. Scandinavian journal of trauma, resuscitation and emergency medicine 24.1 (2016): S. 16

37 Giesbrecht, Gordon G. *Cold card to guide responders in the assessment and care of cold-exposed patients.* Wilderness & Environmental Medicine 29.4 (2018): S. 499–503

38 Van Aken, Hugo, et al. *Intensivmedizin.* Intensivmedizin up2date 10.03 (2014): S. 199–200

39 Tipton, M. J., et al. *Cold water immersion: kill or cure?* Experimental Physiology 102.11 (2017): S. 1335–1355

40 Heil, Kieran, et al. *Freezing and non-freezing cold weather injuries: a systematic review.* British medical bulletin 117.1 (2016): S. 79–93

41 Gilbert, Mads, et al. *Resuscitation from accidental hypothermia of 13.7 C with circulatory arrest.* The Lancet 355.9201 (2000): S. 375–376

42 Rothoerl, Ralf Dirk, Brawanski, Alexander. *The history and present status of deep hypothermia and circulatory arrest in cerebrovascular surgery.* Neurosurgical Focus 20.6 (2006): S. 1–5

43 Hoedemaekers, Cornelia W., et al. *Comparison of cooling methods to induce and maintain normo-and hypothermia in intensive care unit patients: a prospective intervention study.* Critical Care 11.4 (2007): S. R91

44 Rosomoff, Hubert L., Holaday, Duncan A. *Cerebral blood flow and cerebral oxygen consumption during hypothermia.* American Journal of Physiology-Legacy Content 179.1 (1954): S. 85–88

45 Bradford, John, Schaffer, M., Talk, D. *Torpor inducing transfer habitat for human stasis to Mars.* (2018), www.nasa.gov/sites/default/files/files/Bradford_2013_PhI_Torpor.pdf

46 alcor.org/AboutAlcor/membershipstats.html

Methoden der Kälteanwendung

1 Schröder, Dieter, Anderson, Michael. *Kryo- und Thermotherapie: Grundlagen und praktische Anwendung.* G. Fischer (1995): S. 5

2 Rohde, Jürgen. *Die Behandlung von Infektionskrankheiten nach dem Vinzenz Prießnitz'schen Familien-Wasserbuch von 1847 (Teil 2).* Schweizerische Zeitschrift für Ganzheitsmedizin/Swiss Journal of Integrative Medicine 20.4 (2008): S. 292–300

3 Schröder, Dieter, Anderson, Michael. *Kryo- und Thermotherapie: Grundlagen und praktische Anwendung.* G. Fischer (1995): S. 5

4 Yamauchi, T. *Whole Body Cryotherapy is Method of extreme Cold-175° C Treatment initially used for Rheumatoid Arthritis.* Z. Phys. Med. Baln. Med. Klim 15 (1986): S. 311

5 Joch, W., Ückert, S. *Wirkung einer Ganzkörperkälteapplikation (Kältekammer bei minus 110°C) auf die Ausdauerleistungsfähigkeit*

6 www.kienbaum-sport.de

7 www.procitare.de

8 Savic, Miroslav, Fonda, Borut, Sarabon, Nejc. *Actual temperature during and thermal response after whole-body cryotherapy in cryo-cabin.* Journal of Thermal Biology 38.4 (2013): S. 186–191

9 Speck, D. F., Bruce, D. S. *Effects of varying thermal and apneic conditions on the human diving reflex.* Undersea Biomedical Research 5.1 (1978): S. 9–14

10 *Konsensus-Erklärung zur Ganzkörper-Kältetherapie (GKKT).* Bad Vöslau, Niederösterreich (Februar 2006)

11 ebd.

12 Professor Papenfuß. *Die Kraft aus der Kälte – Ganzkörperkältetherapie bei -110 °C.* Verlag Edition k, Regensburg (2015), 3. Auflage

13 *Konsensus-Erklärung zur Ganzkörper-Kältetherapie (GKKT).* Bad Vöslau, Niederösterreich (Februar 2006)

14 Faude, Oliver. *Kälteapplikation im Spitzensport: eine Bestandsaufnahme der wissenschaftlichen Evidenz.* Sportverl. Strauß (2010)

15 www.fda.gov/consumers/consumer-updates/whole-body-cryotherapy-wbc-cool-trend-lacks-evidence-poses-risks

16 Costello, Joseph T., et al. *Whole-body cryotherapy (extreme cold air exposure) for preventing and treating muscle soreness after exercise in adults.* Cochrane Database of Systematic Reviews 9 (2015)

17 Poppendieck, Wigand, et al. *Cooling and performance recovery of trained athletes: a meta-analytical review.* International Journal of Sports Physiology and Performance 8.3 (2013): S. 227–242

18 Peen, Jaap, et al. *The current status of urban-rural differences in psychiatric disorders.* Acta Psychiatrica Scandinavica 121.2 (2010): S. 84–93

19 Park, Bum Jin, et al. *The physiological effects of Shinrin-yoku (taking in the forest atmosphere or forest bathing): evidence from field experiments in 24 forests across Japan.* Environmental Health and Preventive Medicine 15.1 (2010): S. 18

20 MacKerron, George, Mourato, Susana. *Happiness is greater in natural environments.* Global Environmental Change 23.5 (2013): S. 992–1000

21 Vallerand, André L., Jacobs, Ira. *Rates of energy substrates utilization during human cold exposure.* European Journal of Applied Physiology and Occupational Physiology 58.8 (1989): S. 873–878

22 Hansen, Margaret M., Jones, Reo, Tocchini, Kirsten. *Shinrin-yoku (forest bathing) and nature therapy: A state-of-the-art review.* International Journal of Environmental Research and Public Health14.8 (2017): S. 851

23 Kox, Matthijs, et al. *Voluntary activation of the sympathetic nervous system and attenuation of the innate immune response in humans.* Proceedings of the National Academy of Sciences 111.20 (2014): S. 7379–7384

24 van Middendorp, Henriët, et al. *The role of outcome expectancies for a training program consisting of meditation, breathing exercises, and cold exposure on the response to endotoxin administration: a proof-of-principle study.* Clinical Rheumatology 35.4 (2016): S. 1081-1085

25 Muzik, Otto, Reilly, Kaice T., Diwadkar, Vaibhav A. *Brain over body – a study on the willful regulation of autonomic function during cold exposure.* NeuroImage 172 (2018): S. 632-641 26

26 Ückert, Sandra. *Temperatur und sportliche Leistung.* Meyer & Meyer Verlag (2012)

27 https://eisbaden.de/eisbaden-gruppen-staedte/

28 https://www.whitehallmfg.com/product-category.aspx und www.icoolsport.de

29 Faude, Oliver. *Kälteapplikation im Spitzensport: eine Bestandsaufnahme der wissenschaftlichen Evidenz.* Sportverl. Strauß (2010)

30 ebd.

31 Merrick, Mark A. *Secondary injury after musculoskeletal trauma: a review and update.* Journal of Athletic Training 37.2 (2002): S. 209

32 Mac Auley, Domhnall C. *Ice therapy: how good is the evidence?* International Journal of Sports Medicine 22.05 (2001): S. 379–384

33 Brosseau, Lucie, et al. *Thermotherapy for treatment of osteoarthritis.* Cochrane Database of Systematic Reviews 4 (2003)

34 Bleakley, Chris M., Costello, Joseph T., Glasgow, Philip D. *Should athletes return to sport after applying ice?* Sports Medicine 42.1 (2012): S. 69–87

35 Faude, Oliver. *Kälteapplikation im Spitzensport: eine Bestandsaufnahme der wissenschaftlichen Evidenz.* Sportverl. Strauß (2010)

36 Brinkman, M. *Zur Praxis der Kälteanwendung im Spitzensport.* In: Killing, W., Hommel, H.: *Bundestrainerforum DLV-Kältekonferenz,* 6./7.12.2008, Mainz (2008): S. 17–39

37 Ückert, Sandra. *Temperatur und sportliche Leistung.* Meyer & Meyer Verlag (2012)

38 www.medicalexpo.de/medizin-hersteller/kryotherapiegeraet-26841.html

39 Bala, Malgorzata M., et al. *Cryotherapy for liver metastases.* Cochrane Database of Systematic Reviews 7 (2019)

40 Jung, Jae Hung, et al. *Primary cryotherapy for localised or locally advanced prostate cancer.* Cochrane Database of Systematic Reviews 5 (2018)

41 Derrick, Chase D., Shridharani, Sachin M., M. Broyles, Justin. *The safety and efficacy of cryolipolysis: a systematic review of available literature.* Aesthetic Surgery Journal 35.7 (2015): S. 830–836

42 Stroumza, Nathaniel, et al. *Paradoxical adipose hypertrophy (PAH) after cryolipolysis.* Aesthetic Surgery Journal 38.4 (2017): S. 411–417

43 Gianotti, Emilia, et al. *Scalp Cooling in Daily Clinical Practice for Breast Cancer Patients Undergoing Curative Chemotherapy: A Multicenter Interventional Study.* Asia-Pacific Journal of Oncology Nursing 6.3 (2019): S. 277

Kälte im Sport

1 Ückert, Sandra. *Temperatur und sportliche Leistung.* Meyer & Meyer Verlag (2012)

2 Joch W: *Die Bedeutung der Kälteapplikation als Instrument der Leistungssteuerung in Training und Wettkampf.* In: Killing W, Hommel H *Bundestrainerforum DLV-Kältekonferenz,* 6./7.12.2008, Mainz, S. 17–39

3 Moseley, L., et al. *No differences in cycling efficiency between world-class and recreational cyclists.* International Journal of Sports Medicine 25.05 (2004): S. 374-379

4 Faude, Oliver. *Kälteapplikation im Spitzensport: eine Bestandsaufnahme der wissenschaftlichen Evidenz.* Sportverl. Strauß (2010)

5 Ückert, Sandra. *Temperatur und sportliche Leistung.* Meyer & Meyer Verlag (2012)

6 Faude, Oliver. *Kälteapplikation im Spitzensport: eine Bestandsaufnahme der wissenschaftlichen Evidenz.* Sportverl. Strauß (2010)

7 Ückert, Sandra. *Temperatur und sportliche Leistung.* Meyer & Meyer Verlag (2012)

8 ebd.

9 Ückert, S: *Kälteapplikation – ein Einblick in den Forschungsstand in Training und Wettkampf.* In: Killing, W., Hommel, H. *Bundestrainerforum DLV-Kältekonferenz,* 6./7.12.2008, Mainz (2008): S. 17–39

10 Faude, Oliver. *Kälteapplikation im Spitzensport: eine Bestandsaufnahme der wissenschaftlichen Evidenz.* Sportverl. Strauß (2010)

11 Ückert, Sandra. *Temperatur und sportliche Leistung.* Meyer & Meyer Verlag (2012)

12 ebd.

13 ebd.

14 Herbert, Robert D., de Noronha, Marcos, Kamper, Steven J. *Stretching to prevent or reduce muscle soreness after exercise.* Cochrane Database of Systematic Reviews 7 (2011)

15 Chatzinikolaou, Athanasios, et al. *Time course of changes in performance and inflammatory responses after acute plyometric exercise.* The Journal of Strength & Conditioning Research 24.5 (2010): S. 1389–1398

16 Joch, W. *Die Bedeutung der Kälteapplikation als Instrument der Leistungssteuerung in Training und Wettkampf.* In: Killing, W., Hommel, H. Bundestrainerforum DLV-Kältekonferenz, 6./7.12.2008, Mainz, S. 17–39

17 Ihsan, Mohammed, Watson, Greig, Abbiss, Chris R. *What are the physiological mechanisms for post-exercise cold water immersion in the recovery from prolonged endurance and intermittent exercise?* Sports Medicine 46.8 (2016): S. 1095–1109

18 Merrick, Mark A. *Secondary injury after musculoskeletal trauma: a review and update.* Journal of Athletic Training 37.2 (2002): S. 209

19 Bleakley, Chris, et al. *Cold-water immersion (cryotherapy) for preventing and treating muscle soreness after exercise.* Cochrane Database of Systematic Reviews 2 (2012)

20 Poppendieck, Wigand, et al. *Cooling and performance recovery of trained athletes: a meta-analytical review.* International Journal of Sports Physiology and Performance 8.3 (2013): S. 227–2421

21 Bleakley, Chris M., et al. *Whole-body cryotherapy: empirical evidence and theoretical perspectives.* Open Access Journal of Sports Medicine 5 (2014): S. 25

22 Wilson, Laura J., et al. *Whole body cryotherapy, cold water immersion, or a placebo following resistance exercise: a case of mind over matter?* European Journal of Applied Physiology 119.1 (2019): S. 135–147

23 Wilson, Laura J., et al. *Recovery following a marathon: a comparison of cold water immersion, whole body cryotherapy and a placebo control.* European Journal of Applied Physiology 118.1 (2018): S. 153–163

24 Bleakley, Chris M., et al. *Whole-body cryotherapy: empirical evidence and theoretical perspectives.* Open Access Journal of Sports Medicine 5 (2014): S. 252

25 Costello, Joseph T., et al. *Whole-body cryotherapy (extreme cold air exposure) for preventing and treating muscle soreness after exercise in adults.* Cochrane Database of Systematic Reviews 9 (2015)

26 Mawhinney, Chris, et al. *Cold-Water Mediates Greater Reductions in Limb Blood Flow than Whole Body Cryotherapy.* Medicine & Science in Sports & Exercise (2017)

27 Wilson, Laura J., et al. *Recovery following a marathon: a comparison of cold water immersion, whole body cryotherapy and a placebo control.* European Journal of Applied Physiology 118.1 (2018): S. 153–163

28 Dugué, B., et al. *Acute and long-term effects of winter swimming and whole-body cryotherapy on plasma antioxidative capacity in healthy women.* Scandinavian Journal of Clinical and Laboratory Investigation 65.5 (2005): S. 395–402

29 Westerlund, Tarja. *Thermal, circulatory, and neuromuscular responses to whole-body cryotherapy.* Oulun yliopisto, 2009

30 Douzi, Wafa, et al. *3-min whole body cryotherapy/cryostimulation after training in the evening improves sleep quality in physically active men.* European *journal of sport science* 19.6 (2019): S. 860–867

31 Banfi, Giuseppe, et al. *Effects of whole-body cryotherapy on serum mediators of inflammation and serum muscle enzymes in athletes.* Journal of Thermal Biology 34.2 (2009): S. 55–59

32 Pournot, Herve, et al. *Time-course of changes in inflammatory response after whole-body cryotherapy multi exposures following severe exercise.* PloS one 6.7 (2011): e22748

33 Bouzigon, Romain, et al. *Validation of a new whole-body cryotherapy chamber based on forced convection.* Journal of Thermal Biology 65 (2017): S. 138–144

34 Speck, D. F., Bruce, D. S. *Effects of varying thermal and apneic conditions on the human diving reflex.* Undersea Biomedical Research 5.1 (1978): S. 9–14

35 Broatch, James R., Petersen, Aaron, Bishop, David J. *Postexercise cold water immersion benefits are not greater than the placebo effect.* Medicine & Science in Sports & Exercise 46.11 (2014): S. 2139–2147

36 Wilson, Laura J., et al. *Recovery following a marathon: a comparison of cold water immersion, whole body cryotherapy and a placebo control.* European Journal of Applied Physiology 118.1 (2018): S. 153–163

37 Munkholm, Klaus, Paludan-Müller, Asger Sand, Boesen, Kim. *Considering the methodological limitations in the evidence base of antidepressants for depression: a reanalysis of a network meta-analysis.* BMJ open 9.6 (2019): e024886

38 Hausswirth, Christophe, et al. *Parasympathetic activity and blood catecholamine responses following a single partial-body cryostimulation and a whole-body cryostimulation.* Plos one 8.8 (2013): e72658

39 Hohenauer, Erich, et al. *Cold-water or partial-body cryotherapy? Comparison of physiological responses and recovery following muscle damage.* Scandinavian Journal of Medicine & Science in Sports28.3 (2018): S. 1252–1262

40 Ferreira-Junior, João Batista, et al. *Effects of partial-body cryotherapy (– 110 °C) on muscle recovery between high-intensity exercise bouts.* International Journal of Sports Medicine 35.14 (2014): S. 1155–1160

41 De Nardi, Massimo, et al. *Acute effects of partial-body cryotherapy on isometric strength: maximum handgrip strength evaluation.* The Journal of Strength & Conditioning Research 31.12 (2017): S. 3497–3502

42 Grainger, Adam, Comfort, Paul, Hefferman, Shane. *No Effect of Partial-Body Cryotherapy on Restoration of Countermovement-Jump or Well-Being Performance in Elite Rugby Union Players During the Competitive Phase of the Season.* International Journal of Sports Physiology and Performance 1.aop (2019): S. 1–23

43 Bleakley, Chris, et al. *Cold-water immersion (cryotherapy) for preventing and treating muscle soreness after exercise.* Cochrane Database of Systematic Reviews 2 (2012)

44 Bieuzen, François, Bleakley, Chris M., Costello, Joseph Thomas. *Contrast water therapy and exercise induced muscle damage: a systematic review and meta-analysis.* PloS one 8.4 (2013): e62356

45 Higgins, Trevor R., Greene, David A., Baker, Michael K. *Effects of cold water immersion and contrast water therapy for recovery from team sport: a systematic review and meta-analysis.* The Journal of Strength & Conditioning Research 31.5 (2017): S. 1443-1460

46 Machado, Aryane Flauzino, et al. *Can water temperature and immersion time influence the effect of cold water immersion on muscle soreness? A systematic review and meta-analysis.* Sports Medicine 46.4 (2016): S. 503–514

47 Leeder, Jonathan, et al. *Cold water immersion and recovery from strenuous exercise: a meta-analysis.* Br J Sports Med 46.4 (2012): S. 233–240

48 Hohenauer, Erich, et al. *The effect of post-exercise cryotherapy on recovery characteristics: a systematic review and meta-analysis.* PLoS one 10.9 (2015): e0139028

49 Machado, Aryane Flauzino, et al. *Can water temperature and immersion time influence the effect of cold water immersion on muscle soreness? A systematic review and meta-analysis.* Sports Medicine 46.4 (2016): S. 503–514

50 Leeder, Jonathan, et al. *Cold water immersion and recovery from strenuous exercise: a meta-analysis.* Br J Sports Med 46.4 (2012): S. 233–240

51 Hohenauer, Erich, et al. *The effect of post-exercise cryotherapy on recovery characteristics: a systematic review and meta-analysis.* PLoS one 10.9 (2015): e0139028

52 Bleakley, Chris, et al. *Cold-water immersion (cryotherapy) for preventing and treating muscle soreness after exercise.* Cochrane Database of Systematic Reviews 2 (2012)

53 Leeder, Jonathan, et al. *Cold water immersion and recovery from strenuous exercise: a meta-analysis.* Br J Sports Med 46.4 (2012): S. 233–240

54 Hohenauer, Erich, et al. *The effect of post-exercise cryotherapy on recovery characteristics: a systematic review and meta-analysis.* PLoS one 10.9 (2015): e0139028

55 Higgins, Trevor R., Greene, David A., Baker, Michael K. *Effects of cold water immersion and contrast water therapy for recovery from team sport: a systematic review and meta-analysis.* The Journal of Strength & Conditioning Research 31.5 (2017): S. 1443–1460

56 Bieuzen, François, Bleakley, Chris M., Costello, Joseph Thomas. *Contrast water therapy and exercise induced muscle damage: a systematic review and meta-analysis.* PloS one 8.4 (2013): e62356

57 Dugué, B., et al. *Acute and long-term effects of winter swimming and whole-body cryotherapy on plasma antioxidative capacity in healthy women.* Scandinavian Journal of Clinical and Laboratory Investigation 65.5 (2005): S. 395–402

58 Sutkowy, Paweł, et al. *Postexercise impact of ice-cold water bath on the oxidant-antioxidant balance in healthy men.* BioMed research international 2015 (2015)

59 Almeida, Aline C., et al. *The effects of cold water immersion with different dosages (duration and temperature variations) on heart rate variability post-exercise recovery: A randomized controlled trial.* Journal of Science and Medicine in Sport 19.8 (2016): S. 676–681

60 Stanley, Jamie, Buchheit, Martin, Peake, Jonathan M. *The effect of post-exercise hydrotherapy on subsequent exercise performance and heart rate variability.* European Journal of Applied Physiology 112.3 (2012): S. 951–961

61 Robey, Elisa, et al. *Effect of evening postexercise cold water immersion on subsequent sleep. Medicine and science in sports and exercise* 45.7 (2013): S. 1394–1402

62 Bieuzen, François, Bleakley, Chris M., Costello, Joseph Thomas. *Contrast water therapy and exercise induced muscle damage: a systematic review and meta-analysis.* PloS one 8.4 (2013): e62356

63 Siqueira, Angelina Freitas, et al. *Multiple Cold-Water Immersions Attenuate Muscle Damage but not Alter Systemic Inflammation and Muscle Function Recovery: A Parallel Randomized Controlled Trial.* Scientific Reports 8 (2018)

64 Faude, Oliver. *Kälteapplikation im Spitzensport: eine Bestandsaufnahme der wissenschaftlichen Evidenz.* Sportverl. Strauß (2010)

65 Higgins, Trevor R., Greene, David A., Baker, Michael K. *Effects of cold water immersion and contrast water therapy for recovery from team sport: a systematic review and meta-analysis.* The Journal of Strength & Conditioning Research 31.5 (2017): S. 1443–1460

66 Bieuzen, François, Bleakley, Chris M., Costello, Joseph Thomas. *Contrast water therapy and exercise induced muscle damage: a systematic review and meta-analysis.* PloS one 8.4 (2013): e62356

67 Leeder, Jonathan, et al. *Cold water immersion and recovery from strenuous exercise: a meta-analysis.* Br J Sports Med 46.4 (2012): S. 233–240

68 Faude, Oliver. *Kälteapplikation im Spitzensport: eine Bestandsaufnahme der wissenschaftlichen Evidenz.* Sportverl. Strauß (2010)

69 Roberts, Llion A., et al. *Post-exercise cold water immersion attenuates acute anabolic signalling and long-term adaptations in muscle to strength training.* The Journal of Physiology 593.18 (2015): S. 4285–4301

70 Broatch, James R., Petersen, Aaron, Bishop, David J. *The influence of post-exercise cold-water immersion on adaptive responses to exercise: a review of the literature.* Sports Medicine 48.6 (2018): S. 1369–1387

71 Broatch, James R., et al. *Whole-body cryotherapy does not augment adaptations to high-intensity interval training.* Scientific Reports 9.1 (2019): S. 1–11

72 Faude, Oliver. *Kälteapplikation im Spitzensport: eine Bestandsaufnahme der wissenschaftlichen Evidenz.* Sportverl. Strauß (2010)

Kälte, Immunfunktion und Gesundheit

1 Lowen, Anice C., et al. *Influenza virus transmission is dependent on relative humidity and temperature.* PLoS pathogens 3.10 (2007): S. e151

2 Cannell, J. J., et al. *Epidemic influenza and vitamin D.* Epidemiology & Infection 134.6 (2006): S. 1129–1140

3 Johnson, Claire, Eccles, Ronald. *Acute cooling of the feet and the onset of common cold symptoms.* Family Practice 22.6 (2005): S. 608–613

4 Eccles, Ronald, Wilkinson, J. E. *Exposure to cold and acute upper respiratory tract infection.* Rhinology 53.2 (2015): S. 99–106

5 Dowling, Harry F., et al. *Transmission of the common cold to volunteers under controlled conditions. III. The effect of chilling of the subjects upon susceptibility.* American journal of hygiene 68.1 (1958): S. 59–65

6 Douglas, Jr, Gordon, R., Lindgren, Keith M., Couch, Robert B. *Exposure to cold environment rhinovirus common cold: failure to demonstrate effect.* New England Journal of Medicine 279.14 (1968): S. 742–747

7 Leppäluoto, J., et al. *Effects of long-term whole-body cold exposures on plasma concentrations of ACTH, beta-endorphin, cortisol, catecholamines and cytokines in healthy females.* Scandinavian Journal of Clinical and Laboratory Investigation 68.2 (2008): S. 145–153

8 Goedsche, Katrin, et al. *Serielle Kaltwasserreize (Kneipp'scher Oberguss) bei Patienten mit chronisch obstruktiver Bronchitis (COPD).* Complementary Medicine Research 14.3 (2007): S. 158–166

9 Janský, L., et al. *Immune system of cold-exposed and cold-adapted humans.* European Journal of Applied Physiology and Occupational Physiology 72.5-6 (1996): S. 445–450

10 Buijze, Geert A., et al. *The effect of cold showering on health and work: a randomized controlled trial.* PloS one 11.9 (2016): S. e0161749

11 Eccles, Ronald. *Acute cooling of the body surface and the common cold.* Rhinology 40.3 (2002): S. 109–114

12 Kneipp, Sebastian. *Meine Wasserkur.* Georg Thieme Verlag (2010, Datum der Erstveröffentlichung: 1886)

13 Müller, Werner A., Frings, Stephan. *Tier- und Humanphysiologie: eine Einführung.* Springer-Verlag, Berlin, Heidelberg (2009)

14 Huttunen, Pirkko, Kokko, Leena, Ylijukuri, Virpi. *Winter swimming improves general well-being.* International Journal of Circumpolar Health 63.2 (2004): S. 140–144

15 Guillot, Xavier, et al. *Cryotherapy in inflammatory rheumatic diseases: a systematic review.* Expert Review of Clinical Immunology 10.2 (2014): S. 281–294

16 Wojtecka-Lukasik, E., et al. *Cryotherapy decreases histamine levels in the blood of patients with rheumatoid arthritis.* Inflammation Research 59.2 (2010): S. 253–255

17 Bonaz, Bruno, Sinniger, Valérie, Pellissier, Sonia. *Anti-inflammatory properties of the vagus nerve: potential therapeutic implications of vagus nerve stimulation.* The Journal of Physiology 594.20 (2016): S. 5781–5790

18 Leppäluoto, J., et al. *Effects of long-term whole-body cold exposures on plasma concentrations of ACTH, beta-endorphin, cortisol, catecholamines and cytokines in healthy females.* Scandinavian Journal of Clinical and Laboratory Investigation 68.2 (2008): S. 145–153

19 Brenner, I. K. M., et al. *Immune changes in humans during cold exposure: effects of prior heating and exercise.* Journal of Applied Physiology 87.2 (1999): S. 699–710

20 Janský, L., et al. *Immune system of cold-exposed and cold-adapted humans.* European Journal of Applied Physiology and Occupational Physiology 72.5-6 (1996): S. 445–450

21 Leppäluoto, J., et al. *Effects of long-term whole-body cold exposures on plasma concentrations of ACTH, beta-endorphin, cortisol, catecholamines and cytokines in healthy females.* Scandinavian Journal of Clinical and Laboratory Investigation 68.2 (2008): S. 145–153

22 Jastrząbek, Robert, et al. *Effects of different local cryotherapies on systemic levels of TNF-α, IL-6, and clinical parameters in active rheumatoid arthritis.* Rheumatology International 33.8 (2013): S. 2053–2060

23 Straub, Rainer H., et al. *Acute cold stress in rheumatoid arthritis inadequately activates stress responses and induces an increase of interleukin 6.* Annals of the Rheumatic Diseases 68.4 (2009): S. 572–578

24 Lubkowska, Anna, et al. *The effect of prolonged whole-body cryostimulation treatment with different amounts of sessions on chosen pro-and anti-inflammatory cytokines levels in healthy men.* Scandinavian Journal of Clinical and Laboratory Investigation 71.5 (2011): S. 419–425

25 Scheller, Jürgen, et al. *The pro-and anti-inflammatory properties of the cytokine interleukin-6.* Biochimica et Biophysica Acta (BBA)-Molecular Cell Research 1813.5 (2011): S. 878–888

26 Dugué, B., Leppanen, E. *Adaptation related to cytokines in man: effects of regular swimming in ice-cold water.* Clinical Physiology 20.2 (2000): S. 114–121

27 Straub, Rainer H., et al. *Acute cold stress in rheumatoid arthritis inadequately activates stress responses and induces an increase of interleukin 6.* Annals of the Rheumatic Diseases 68.4 (2009): S. 572–578

28 Guillot, Xavier, et al. *Cryotherapy in inflammatory rheumatic diseases: a systematic review.* Expert Review of Clinical Immunology 10.2 (2014): S. 281–294

29 Westerlund, Tarja. *Thermal, circulatory, and neuromuscular responses to whole-body cryotherapy.* Oulun yliopisto, 2009

30 wholebody-cryotherapy.com/kaeltekammer-ganzkoerperkaeltetherapie/gkkt-bei-110-c.html

Kälte für Körper, Geist und Seele

1 Pääkkönen, Tiina, Leppäluoto, Juhani. *Cold exposure and hormonal secretion: a review.* International journal of circumpolar health 61.3 (2002): S. 265–276

2 Stratz, T., et al. *Biochemische und hormonelle Reaktionen unter der Ganzkörperkältetherapie.* Generalisierte Tendomyopathie (Fibromyalgie). Steinkopff, 1991, S. 299–306

3 Suzuki, Koji, et al. *Responses of the hypothalamic–pituitary–adrenal axis and pain threshold changes in the orofacial region upon cold pressor stimulation in normal volunteers.* Archives of oral biology 52.8 (2007): S. 797–802

4 Gerra, G., et al. *Sex-related responses of beta-endorphin, ACTH, GH and PRL to cold exposure in humans.* European Journal of Endocrinology 126.1 (1992): S. 24–28

5 Zagrobelny, Z., et al. *Hormonal and hemodynamic changes caused by whole body cooling in patients with rheumatoid arthritis.* Polskie Archiwum Medycyny Wewnetrznej 87.1 (1992): S. 34–40

6 Hirvonen, Jorma, et al. *Plasma catecholamines, serotonin and their metabolites and beta-endorphin of winter swimmers during one winter. Possible correlations to psychological traits.* International Journal of Circumpolar Health 61.4 (2002): S. 363–372

7 Stratz, T., et al. *Biochemische und hormonelle Reaktionen unter der Ganzkörperkältetherapie.* Generalisierte Tendomyopathie (Fibromyalgie). Steinkopff, 1991, S. 299–306

8 Hirvonen, Jorma, et al. *Plasma catecholamines, serotonin and their metabolites and beta-endorphin of winter swimmers during one winter. Possible correlations to psychological traits.* International Journal of Circumpolar Health 61.4 (2002): S. 363–372

9 Šrámek, P., et al. *Human physiological responses to immersion into water of different temperatures.* European Journal of Applied Physiology 81.5 (2000): S. 436–442

10 Westerlund, Tarja. *Thermal, circulatory, and neuromuscular responses to whole-body cryotherapy.* Oulun yliopisto, 2009

11 Bouzigon, Romain, et al. *Whole-and partial-body cryostimulation/cryotherapy: Current technologies and practical applications.* Journal of Thermal Biology 61 (2016): S. 67–81

12 Papenfuß, Winfried. *Die Kraft aus der Kälte – Ganzkörperkältetherapie bei -110 °C. Eine physikalische Kurzzeittherapie mit Langzeitwirkung.* Verlag Edition k, Regensburg (2015), 3. Auflage

13 Kugler, Michael. *Neuromodulation in der Schmerztherapie: Epidurale und subkutane Nervenstimulation – Intrathekale Medikamentengabe.* Georg Thieme Verlag (2013)

14 Muzik, Otto, Reilly, Kaice T., Diwadkar, Vaibhav A. *Brain over body – a study on the willful regulation of autonomic function during cold exposure.* NeuroImage 172 (2018): S. 632–641

15 www.fibromyalgie-fms.de/fibromyalgie/therapie/physikalische-therapien/kaeltekammer

16 Papenfuß, Winfried. *Die Kraft aus der Kälte – Ganzkörperkältetherapie bei -110 °C. Eine physikalische Kurzzeittherapie mit Langzeitwirkung.* Verlag Edition k, Regensburg (2015), 3. Auflage

17 ebd.

18 Lunt, Heather C., et al. *Cross-adaptation: habituation to short repeated cold-water immersions affects the response to acute hypoxia in humans.* The Journal of Physiology 588.18 (2010): S. 3605–3613

19 www.vice.com/de/article/wdkb5m/iceman-153

20 Kohler, Ole, et al. *Inflammation in depression and the potential for anti-inflammatory treatment.* Current Neuropharmacology 14.7 (2016): S. 732–742

21 Rymaszewska, Joanna, et al. *Influence of whole body cryotherapy on depressive symptoms– preliminary report.* Acta Neuropsychiatrica 15.3 (2003): S. 122–128

22 Rymaszewska, Joanna, Ramsey, David, Chładzińska-Kiejna, Sylwia. *Whole-body cryotherapy as adjunct treatment of depressive and anxiety disorders.* Archivum immunologiae et therapiae experimentalis 56.1 (2008): S. 63–68

23 Huttunen, Pirkko, Kokko, Leena, Ylijukuri, Virpi. *Winter swimming improves general well-being.* International Journal of Circumpolar Health 63.2 (2004): S. 140–144

24 Shevchuk, Nikolai A. *Adapted cold shower as a potential treatment for depression.* Medical hypotheses 70.5 (2008): S. 995–1001

25 Moret, Chantal, Briley, Mike. *The importance of norepinephrine in depression.* Neuropsychiatric Disease and Treatment 7. Suppl 1 (2011): S. 9

26 Carreno, Flavia R., Frazer, Alan. *Vagal nerve stimulation for treatment-resistant depression.* Neurotherapeutics 14.3 (2017): S. 716–727

27 Englot, Dario J., Chang, Edward F., Auguste, Kurtis I. *Vagus nerve stimulation for epilepsy: a meta-analysis of efficacy and predictors of response: a review.* Journal of Neurosurgery 115.6 (2011): S. 1248–1255

28 Harding, Edward C., Franks, Nicholas P., Wisden, William. *The Temperature Dependence of Sleep.* Frontiers in Neuroscience 13 (2019)

29 Zulley, Jürgen, Wever, Rütger, Aschoff, Jürgen. *The dependence of onset and duration of sleep on the circadian rhythm of rectal temperature.* Pflügers Archiv 391.4 (1981): S. 314–318

30 Harding, Edward C., Franks, Nicholas P., Wisden, William. *The Temperature Dependence of Sleep.* Frontiers in Neuroscience 13 (2019)

31 Lan, Li, et al. *Local body cooling to improve sleep quality and thermal comfort in a hot environment.* Indoor air 28.1 (2018): S. 135–145

32 Schaal, Karine, et al. *Whole-body cryostimulation limits overreaching in elite synchronized swimmers.* Medicine & Science in Sports & Exercise 47.7 (2015): S. 1416–1425

33 Al Haddad, Hani, Parouty, Jonathan, Buchheit, Martin. *Effect of daily cold water immersion on heart rate variability and subjective ratings of well-being in highly trained swimmers.* International Journal of Sports Physiology and Performance 7.1 (2012): S. 33–38

34 Kräuchi, Kurt. *The human sleep–wake cycle reconsidered from a thermoregulatory point of view.* Physiology & behavior 90.2-3 (2007): S. 236–245

35 Kräuchi, Kurt, et al. *Physiology: warm feet promote the rapid onset of sleep.* Nature 401.6748 (1999): S. 36

36 Sung, Eun-Jung, Tochihara, Yutaka. *Effects of bathing and hot footbath on sleep in winter.* Journal of Physiological Anthropology and Applied Human Science 19.1 (2000): S. 21–27

37 Kim, Hyun-Joo, Lee, Yaelim, Sohng, Kyeong-Yae. *The effects of footbath on sleep among the older adults in nursing home: A quasi-experimental study.* Complementary Therapies in Medicine 26 (2016): S. 40–46

38 Haghayegh, Shahab, et al. *Before-bedtime passive body heating by warm shower or bath to improve sleep: A systematic review and meta-analysis.* Sleep Medicine Reviews (2019)

39 Harding, Edward C., Franks, Nicholas P., Wisden, William. *The Temperature Dependence of Sleep.* Frontiers in Neuroscience 13 (2019)

40 Scheer, Frank AJL, et al. *Impact of the human circadian system, exercise, and their interaction on cardiovascular function.* Proceedings of the National Academy of Sciences 107.47 (2010): S. 20541–20546

41 Kräuchi, Kurt, et al. *Physiology: warm feet promote the rapid onset of sleep.* Nature 401.6748 (1999): S. 36

42 Mäkinen, Tiina M. *Human cold exposure, adaptation and performance in a northern climate.* University of Oulu, 2006

43 Bittel, J. *The different types of general cold adaptation in man.* International Journal of Sports Medicine 13.S 1 (1992): S. 172–176

44 Mäkinen, Tiina M. *Human cold exposure, adaptation and performance in a northern climate.* University of Oulu, 2006

45 Leppaluoto, J., Korhonen, I., Hassi, J. *Habituation of thermal sensations, skin temperatures, and norepinephrine in men exposed to cold air.* Journal of applied physiology 90.4 (2001): S. 1211–1218

46 Young, Andrew J. *Homeostatic responses to prolonged cold exposure: Human cold acclimatization.* No. USARIEM-TR-T94-11. Army Research Inst of Environmental Medicine Natick MA, (1994)

47 ebd.

48 Castellani, John W., Young, Andrew J. *Human physiological responses to cold exposure: Acute responses and acclimatization to prolonged exposure.* Autonomic Neuroscience 196 (2016): S. 63–74

49 van der Lans, Anouk AJJ, et al. *Cold acclimation recruits human brown fat and increases nonshivering thermogenesis.* The Journal of Clinical Investigation 123.8 (2013): S. 3395–3403

50 Schutte, Nicola S., Malouff, John M. *A meta-analytic review of the effects of mindfulness meditation on telomerase activity.* Psychoneuroendocrinology 42 (2014): S. 45–48

51 Arai, Yasumichi, et al. *Inflammation, but not telomere length, predicts successful ageing at extreme old age: a longitudinal study of semi-supercentenarians.* EBioMedicine 2.10 (2015): S. 1549-1558

52 Lubkowska, Anna, Dołęgowska, Barbara, Szyguła, Zbigniew. *Whole-body cryostimulation-potential beneficial treatment for improving antioxidant capacity in healthy men-significance of the number of sessions.* Plos one 7.10 (2012): S. e46352

53 Dugué, B., et al. *Acute and long-term effects of winter swimming and whole-body cryotherapy on plasma antioxidative capacity in healthy women.* Scandinavian journal of clinical and laboratory investigation 65.5 (2005): 395-402

54 Siems, Werner G., et al. *Uric acid and glutathione levels during short-term whole body cold exposure.* Free Radical Biology and Medicine 16.3 (1994): S. 299–305

55 Hohenauer, Erich, et al. *The effect of post-exercise cryotherapy on recovery characteristics: a systematic review and meta-analysis.* PLoS one 10.9 (2015): e0139028

56 Taormina, Giusi, et al. *Longevity: Lesson from model organisms.* Genes 10.7 (2019): S. 518

57 Epel, Elissa S., Lithgow, Gordon J. *Stress biology and aging mechanisms: toward understanding the deep connection between adaptation to stress and longevity.* Journals of Gerontology Series A: Biomedical Sciences and Medical Sciences 69. Suppl_1 (2014): S. S10–S16

58 Peretti, Diego, et al. *RBM3 mediates structural plasticity and protective effects of cooling in neurodegeneration.* Nature 518.7538 (2015): S. 236

59 Rose, Giuseppina, et al. *Two variants located in the upstream enhancer region of human UCP1 gene affect gene expression and are correlated with human longevity.* Experimental Gerontology 46.11 (2011): S. 897–904

60 Rose, Giuseppina, et al. *Further support to the uncoupling-to-survive theory: the genetic variation of human UCP genes is associated with longevity.* PLoS One 6.12 (2011): S. e29650

61 Evaluate, EP Vantage. *Top 10 Pharmaunternehmen nach prognostiziertem Umsatz im Jahr 2019 (in Milliarden US-Dollar).* Statista, Statista GmbH, 13. Dez. 2018, de.statista.com/statistik/daten/studie/246872/umfrage/-umsatzstaerkste-pharmaunternehmen-weltweit/

62 BMBF, *Bundesausgaben für Wissenschaft, Forschung und Entwicklung nach Förderbereichen von 2014 bis 2018 (in Millionen Euro).* Statista, Statista GmbH, 6. Juni 2018, de.statista.com/statistik/daten/studie/153527/umfrage/bundesausgaben-fuer-forschung-und-entwicklung-nach-foerderbereichen/

REGISTER

BILDNACHWEIS

Seite 7, 14, 15 o., 18 o., 23 o., 68 re., 85 li., 91 li., 141, 143 li. o., 146 o., 164: Josephine Worseck

Seite 9, 17 o., 139 o.: Kasper van der Meulen

Seite 12: Shutterstock/Dudarev Mikhail

Seite 15 u.: Leon Rammert

Seite 16: Marco Gasparic (u.), Maximilian Gotzler, privat (o.)

Seite 17 u.: Jeannette Ottesen, privat

Seite 18 u.: Tim Böttner, privat

Seite 19: Dr. Matthias Marckhoff (o.), Kay Rathschlag (u.)

Seite 20: Kai-Nicolas Steimer (o.), Sabine Thiem (u.)

Seite 21: R. Lehmann-Lullies (o.), Anne Rödiger (u.)

Seite 22: Andreas/KTC LAB (o.), Bart Scholtissen, privat (u.)

Seite 23 u.: ProCitare Physiotherapie GmbH

Seite 24: Grit Burmeister (u.), Monique (o.)

Seite 25: Guri Greiff, privat (o.); Matthias Weissengruber, Weissengruber Fotografie/Bregenz (u.)

Seite 26: Shutterstock/kovop58

Seite 29: Shutterstock/gritsalak karalak

Seite 30: Shutterstock/Achiichiii

Seite 33: Shutterstock/Emre Terim (u.); Wikimedia Commons (creativecommons.org/licenses/by/4.0), www.scientificanimations.com (o.)

Seite 36: Shutterstock/tommaso79

Seite 37: riva Verlag unter Verwendung von Shutterstock/Steven McDowell und Shutterstock/vetpathologist

Seite 38: Wikimedia Commons (creativecommons.org/licenses/by/4.0), Simon Troeder

Seite 42: Wikimedia Commons (creativecommons.org/licenses/by/4.0), Hellerhoff

Seite 43, 63, 84, 87 li. o.: Douwe van den Berg

Seite 45, 116 o., 116 u.: Shutterstock/VectorMine

Seite 56: Shutterstock/Onishchenko Natalya

Seite 59: Wikimedia Commons (creativecommons.org/licenses/by/4.0), aus: Friedrich Eduard Bilz. *Das neue Naturheilverfahren. Lehr- und Nachschlagebuch der naturgemäßen Heilweise und Gesundheitspflege*. Dresden, Radebeul, 1894 (li. o.); Wikimedia Commons (creativecommons.org/licenses/by/4.0), Wilhelm Dreesen (re. o.); Wikimedia Commons (creativecommons.org/licenses/by/4.0), Aufnahme von 1914 aus: *Sanatorium St. Blasien. Heilanstalt für Lungenkranke,* C. A. Wagner, Freiburg (u.)

Seite 61: Shutterstock/DK-ART

Seite 65: Zimmer MedizinSysteme GmbH

Seite 66: Robert Rafels

Seite 68 li.: mecoTec GmbH

Seite 73: riva Verlag unter Verwendung von Shutterstock/Chipmunk131

Seite 75, 143 li. Mi., 143 u.: Michal Wawrzonek

Seite 79: Shutterstock/Lightspring

Seite 81: Shutterstock/Sodel Vladyslav

Seite 82: Wikimedia Commons (creativecommons.org/licenses/by/4.0), Ds13

Seite 83: Sebastian Steude

Seite 85 re.: Julie Hjelm Jacobsen

Seite 87: mit freundlicher Genehmigung von E.COOLINE pervormance international GmbH, Ulm (u.), Shutterstock/Fotos593 (re. o.)

Seite 90: Shutterstock/Max Bauerfeind (li.), Shutterstock/Robert Przybysz (re.)

Seite 91 re.: Medner Germany GmbH & Co. KG

Seite 92: Shutterstock/HDesert

Seite 93: Wikimedia Commons (creativecommons.org/licenses/by/4.0), Imagenx

Seite 94: Shutterstock/Blazej Lyjak

Seite 101: Shutterstock/Lordn

Seite 106: Dr. Dennis Cronk

Seite 107, 146 u., 163: Erin White

Seite 110: Shutterstock/Raland

Seite 118: riva Verlag unter Verwendung von Shutterstock/VectorMine und Shutterstock/extender_01

Seite 120: Shutterstock/Inga Gedrovicha

Seite 126: Archiv W. Papenfuß

Seite 128: Shutterstock/Kichigin

Seite 139: Shutterstock/Kristi Blokhin (Mi.), Shutterstock/Ninja SS (u.)

Seite 143 re.: John Carstairs

Seite 151: Shutterstock/Amy Laughinghouse (re.), Shutterstock/Gladskikh Tatiana (li.)

Seite 153: Shutterstock/Sinisa Botas

Seite 155: Wikimedia Commons (creativecommons.org/licenses/by/4.0), Sgt. Anthony Ortiz

Seite 161: Tanit Karolys

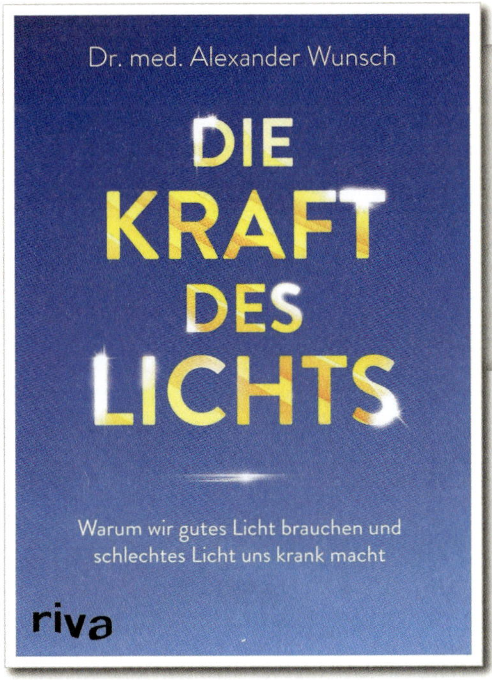

Auch als **E-Book** erhältlich

256 Seiten
19,99 € (D) | 20,60 € (A)
ISBN 978-3-7423-0911-2

Dr. med. Alexander Wunsch

Die Kraft des Lichts

Warum wir gutes Licht brauchen und schlechtes Licht uns krank macht

Wie Pflanzen und die meisten Tiere brauchen wir Menschen Licht, um zu leben. In unserer immer künstlicher werdenden Umwelt können wir nur gesund bleiben und unsere Leistungsfähigkeit erhalten, wenn wir mit Sonnenlicht und Kunstlicht richtig umgehen. Der Arzt und führende Lichtexperte Dr. med. Alexander Wunsch beschreibt, wie gutes Licht die Gesundheit fördert, den biologischen Rhythmus im Gleichgewicht hält und präventiv und heilend eingesetzt werden kann. Zudem erklärt er ausführlich, warum uns schlechtes Licht krank macht, gibt Anleitungen, wie die eigenen vier Wände und der Arbeitsplatz ideal beleuchtet werden können und worauf man beim Umgang mit Computern, TV-Geräten und Smartphones achten sollte.

riva

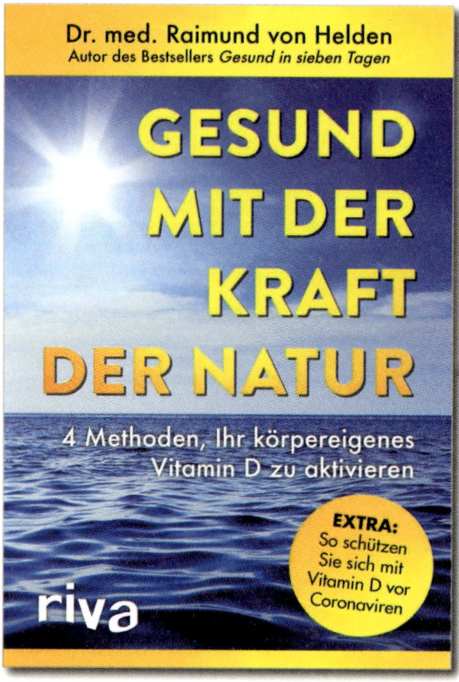

Auch als **E-Book** erhältlich

176 Seiten
14,99 € (D) | 15,50 € (A)
ISBN 978-3-7423-1544-1

Dr. med. Raimund von Helden

Gesund mit der Kraft der Natur

4 Methoden, Ihr körpereigenes Vitamin D zu aktivieren

Dass gesundheitliche Beschwerden oft auf Vitamin-D-Mangel zurückzuführen sind, ist mittlerweile bekannt. Fehlendes Vitamin D ist häufig die Ursache für anhaltende Infekte. Auch chronische Müdigkeit oder Depressionen können daraus resultieren – doch wie lässt sich das vermeiden oder behandeln? Wie viel Vitamin D brauchen wir täglich, um gesund zu bleiben? Und wie wird nun Vitamin D aktiviert? Der Allgemeinarzt und Bestsellerautor Dr. med. Raimund von Helden gibt Antworten auf diese Fragen. Er erklärt, wie durch ausreichend körperliche Bewegung, Kaltwasseranwendungen sowie eine kalzium- und phosphatarme Ernährung das körpereigene Vitamin D auf natürliche Weise angeregt werden kann. So wird nicht nur ein Schutz gegen Virusinfekte erlangt, sondern auch langfristig das Wohlbefinden verbessert.

riva

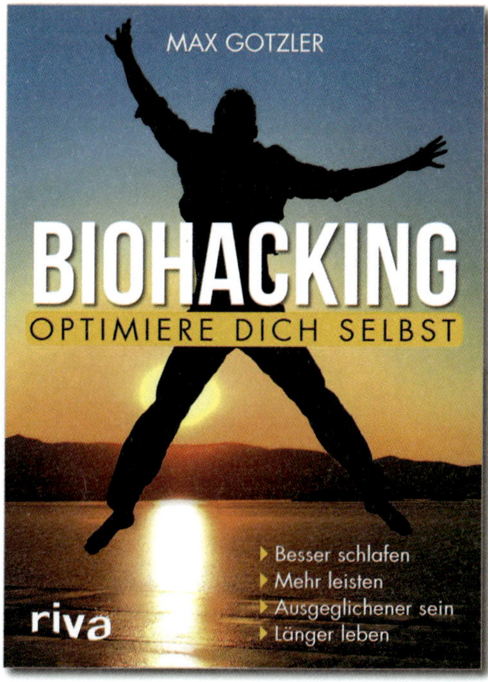

Auch als **E-Book** erhältlich

192 Seiten
19,99 € (D) | 20,60 € (A)
ISBN 978-3-7423-0102-4

Max Gotzler

Biohacking – Optimiere dich selbst

Besser schlafen. Mehr leisten. Ausgeglichener sein. Länger leben.

Ein schneller Lebenswandel, ein sich ständig veränderndes Umfeld, permanente Erreichbarkeit und hohe Mobilität bestimmen unseren Alltag. Wie schaffen wir es, diesen dynamischen Anforderungen angemessen zu begegnen? Biohacker Max Gotzler hat einen Fahrplan entwickelt, um Körper und Geist auf die Belastungen unserer Zeit einzustellen und das eigene Lebensumfeld entsprechend zu gestalten. In diesem Buch führt er den Leser durch sechs (Lebens-)Bereiche: Ernährung, Bewegung, Erholung, Balance, Fokus und Umfeld. Biohacks sind zum Beispiel intermittierendes Fasten, die Nutzung von (Rot-)Licht für besseren Schlaf, Neurofeedback, Meditation, eine besondere Atemtechnik zur Energiegewinnung, die Anwendung von Kälte und hochintensives Intervalltraining. Das Buch enthält die besten Biohacking-Methoden, die einfach anzuwenden sind und mit denen jeder sein Leben optimal einrichten kann.

riva